现代医院综合管理实践

主 编 黄俊谦 喻允奎 高 杰 杨 菲 李 岩 周水红

XIANDAI YIYUAN
ZONGHE GUANLI SHIJIAN

黑龙江科学技术出版社

图书在版编目（CIP）数据

现代医院综合管理实践 / 黄俊谦等主编. -- 哈尔滨:
黑龙江科学技术出版社, 2018.2
ISBN 978-7-5388-9733-3

Ⅰ.①现… Ⅱ.①黄… Ⅲ.①医院—管理学 Ⅳ.
①R197.32

中国版本图书馆CIP数据核字(2018)第114620号

现代医院综合管理实践
XIANDAI YIYUAN ZONGHE GUANLI SHIJIAN

主　　编	黄俊谦　喻允奎　高　杰　杨　菲　李　岩　周水红
副 主 编	孙祖莹　万文俊　孙斐斐　高亚峰
	单琳琳　李恒慧　周　岩　张雪娟
责任编辑	李欣育
装帧设计	雅卓图书
出　　版	黑龙江科学技术出版社
	地址：哈尔滨市南岗区公安街70-2号　邮编：150001
	电话：（0451）53642106 传真：（0451）53642143
	网址：www.lkcbs.cn www.lkpub.cn
发　　行	全国新华书店
印　　刷	济南大地图文快印有限公司
开　　本	880 mm×1 230 mm　1/16
印　　张	12.25
字　　数	372 千字
版　　次	2020年5月第1版
印　　次	2021年1月第2次印刷
书　　号	ISBN 978-7-5388-9733-3
定　　价	88.00元

前　言

随着社会经济的发展和人民群众对医疗服务需求和期望的提高，医院的功能与任务随之发生了较大的变化，并由此带来了医院管理理论和方法的创新与变革。医院管理者必须关注医院管理的发展趋势与公立医院的改革方向，主动调整医院的经营理念和发展战略，完善医院内部管理，以适应社会经济发展的需要、人民群众对医疗服务的需求和期望以及政府对医疗服务宏观调控的要求。

本书编写的宗旨是系统介绍近年来我国医院管理实践中应用广泛或正在逐步引入的医院管理理论与方法，内容涉及了医院管理学相关的基础内容、医院科教管理、医院财务管理、医院经济运行精细化管理、医院信息科等相关内容。本书编写力求理论与实践的结合，以适应我国卫生管理专业的学员、医院管理者、卫生行政管理者和医院管理教学与研究者的学习和运用需求。

在编写过程中，由于作者较多，写作方式和文笔风格不一，再加上时间有限，难免存在疏漏和不足之处，望广大读者提出宝贵的意见和建议，以便再版时修订，谢谢。

编　者
2018 年 2 月

目　录

第一章

管理学与医院管理学

第一节　管理学概述

管理是人类社会活动的重要组成部分之一，是一切有组织的社会劳动必不可少的活动过程。解决有限资源与相互竞争的多种目标之间的矛盾是管理的基本任务，如何将有限的资源在相互竞争的多种目标之间合理分配，如何有效组织、控制和协调资源，如何领导和激励生产实践活动中最重要的人力资源，这些都是管理者面对的重要问题。

一、管理的概念

从字面上讲，管理就是管辖和处理的意思。管理作为一个科学概念，到目前为止还没有一个统一的为大多数人所接受的定义。国内外专家学者由于研究管理时的出发点不同，他们对管理所下的定义也就不同，但都从某个侧面反映了管理的不同内涵。强调工作任务的人认为，管理是由一个或多个人来协调其他人的活动，以便收到个人单独活动所不能收到的效果。强调管理者个人领导艺术的人认为，管理就是领导，基于组织中的一切有目的的活动都是在不同层次的领导者的领导下进行的，组织活动是否有效，取决于这些领导者个人领导活动的有效性。强调决策作用的人认为，管理就是决策。

还有许多专家学者对管理下了很多定义，如哈罗德·孔茨在其《管理学》一书中指出，管理就是设计和保持一种良好环境，使人在群体里高效率地完成既定目标；斯蒂芬·P·罗宾斯认为，管理是指同别人一起，或通过别人使活动完成得更有效的过程；丹尼尔·A·雷恩认为，管理是指管理者为有效地达到组织目标，对组织资源和组织活动有意识、有组织、不断地进行的协调活动。

管理要解决的本质问题是有限资源与组织目标之间的矛盾。管理通常是指在特定环境下，通过计划、组织、控制、激励和领导等活动，协调人力、物力、财力和信息等资源，以期更好地实现组织目标的过程。这包含以下四层含义：管理采取的措施是计划、组织、控制、激励和领导这五项基本活动，又称之为管理的五大基本职能；通过五项基本活动，对人、财、物、信息、时间等组织资源进行有效的协调与整合；管理作为一种有目的的活动，必须为有效实现组织目标服务，以使整个组织活动更加富有成效，这也是管理活动的根本目的；管理活动是在一定的环境中进行的，环境既给管理创造了一定的条件和机会，同时也对管理形成一定的约束和威胁，有效的管理必须充分考虑组织内外的特定条件。

管理具有必然性。管理是共同劳动的产物，在社会化大生产条件下得到强化和发展，广泛适用于社会的一切领域，已成为现代社会极为重要的社会功能。随着生产力的发展和人类社会的进步，资源与目标之间的矛盾越来越复杂，管理的重要性也更加突出，管理越来越成为经济社会发展的关键因素。当今世界，各国经济社会发展水平的高低很大程度上取决于其管理水平的高低。

管理具有两重性。一种是与生产力相联系的管理的自然属性，另一种是与生产关系相联系的管理的社会属性。管理的自然属性是指通过组织生产力、协作劳动，使生产过程联系为一个统一整体所必需的活动，并取决于生产力发展水平和劳动社会化程度。同时管理又是管理者维护和巩固生产关系，实现特定生产或业务活动目的的一种职能，这是管理的社会属性，取决于社会关系的性质和社会制度。

管理具有不确定性。影响管理效果的因素往往很多，而许多因素是无法完全预知的。其中最难以精确把握的就是人的因素，包括人的思想、个性和人际关系等，都是管理的主要对象，但同时又都是不确定和模糊的。所以类似这种无法预知的因素造成管理结果的不确定性。

管理具有系统性。组织作为一个整体是由各要素的有机结合而构成的。在进行管理时，经常需要考虑各要素之间的关系，以及单个要素变化对其他要素和整个组织的影响，以全局和联系的方式来思考和解决问题。

管理既是科学又是艺术。管理是一门科学，它具有科学的特点，即客观性、实践性、理论系统性、真理性和发展性，管理的科学性在于其强调客观规律，研究对象和管理规律均客观存在。管理也是一门艺术，能够像艺术一样，熟练地运用知识并且通过巧妙的技能来达到某种效果，具有实践、创新、原则性和灵活性等特点，符合艺术的特点。

二、管理学理论

管理的观念与实践已经存在了数千年，但管理形成一门学科才有一百多年的历史，以 19 世纪末 20 世纪初泰勒的科学管理理论的产生为标志，可简单划分为古典管理理论、中期管理理论和现代管理理论等阶段。

（一）古典管理理论

自从有了人类历史就有了管理，管理思想是，随着生产力的发展而发展起来的。在古典管理理论出现之前，管理者完全凭自己的经验进行管理，没有管理规范与系统制度，被称为经验管理或传统管理。在 19 世纪末至 20 世纪初，随着生产力的发展，管理理论开始创立与发展，以泰勒的科学管理和法约尔一般管理为代表。

科学管理理论。其创始人泰勒 1856 年出生在美国费城一个富裕家庭，主要代表著作有 1895 年的《计件工资制》、1903 年的《车间管理》和 1911 年的《科学管理原理》。《科学管理原理》奠定了科学管理理论的基础，标志着科学管理思想的正式形成，泰勒也因此被西方管理学界称为"科学管理之父"。泰勒的主要思想和贡献是：管理的中心问题是提高劳动生产率，工时研究与劳动方法的标准化，科学的挑选与培训工人，实行差别计件工资制，管理职能与业职能分离，强调科学管理的核心是"一场彻底的心理革命"。

一般管理理论。在以泰勒为代表的一些人在美国倡导科学管理的时候，欧洲也出现了一些古典的管理理论及其代表人物，其中影响最大的要属法约尔及其一般管理理论。法约尔将企业的全部活动概括为六种：技术性工作，商业性工作，财务性工作，会计性工作，安全性工作，管理性工作。法约尔在 1916 年出版了《工业管理与一般管理》一书，提出了一般管理理论。法约尔的主要管理思想与贡献是：对企业经营活动的概括，最早提出管理的职能，系统地总结管理的一般原则，对等级制度与沟通的研究，重视管理者的素质与训练。

（二）中期管理理论

人际关系理论。尽管泰勒的科学管理理论与法约尔的一般管理理论在 20 世纪初对提高企业的劳动生产率产生了很大作用，但是仅通过此种理论和方法解决提高生产率的问题是有难度的。一个以专门研究人的因素来达到调动人的积极性的学派——人际关系学派应运而生，为以后的行为科学学派奠定了基础，也是由科学管理过渡到现代管理的跳板。该学派的代表人物是美国哈佛大学的心理学教授梅奥，代表作为《工业文明的人类问题》。人际关系理论是从著名的霍桑试验开始的，试验结果表明，生产率提高的原因不在于工作条件的变化，而在于人的因素；生产不仅受物理、生理因素的影响，更受社会环境、社会心理因素的影响。梅奥认为企业中的人首先是"社会人"，即人是社会动物，而不是早期科学管理理论所描述的"经济人"；生产效率主要取决于职工的工作态度和人们的相互关系；重视"非正式组织"的存在与作用。

系统组织理论。巴纳德 1886 年出生，1906 年进入哈佛大学经济系学习，是对中期管理思想有卓越贡献的学者之一，是社会系统学派的创始人。该理论认为，社会的各个组织都是一个合作的系统，都是社会这个大协作系统的某个部分或方面；组织不论大小，其存在和发展都必须具备三个条件：即明确的目标、协作的意愿和良好的沟通；同时必须符合组织效力和组织效率这两个基本原则，所谓组织效力是指组织实现其、目标的能力或实现目标的程度，所谓组织效率是指组织在实现其目标的过程中满足其成员个人目标的能力或程度。

（三）现代管理理论

现代管理理论产生与发展的时期为 20 世纪 40 年代末到 70 年代，这是管理思想最活跃、管理理论发展最快的时期，也是管理理论步入成熟的时期。第二次世界大战以后，世界政治趋于稳定，生产社会化程度的日益提高，现代科学技术日新月异的发展，人们对管理理论普遍重视，出现许多新的管理理论和学说，并形成众多学派，称为"管理理论丛林"，其代表性学派如下：

管理过程学派。以亨利、厄威克、古利克、孔茨、奥唐奈等为代表，该学派认为，无论是什么性质的组织，管理人员的职能是共同的。法约尔认为管理有五种职能，包括计划、组织、人员配备、指挥和控制，它们构成一个完整的管理过程。管理职能具有普遍性，即各级管理人员都执行着管理职能，但侧重点不同。

行为科学学派。是在人际关系理论的基础上发展起来的，代表人物和代表作有：马斯洛及《激励与个人》，赫兹伯格及《工作的推动力》，麦格雷戈及《企业的人性方面》，该学派认为管理是经由他人达到组织目标，管理中最重要的因素是对人的管理，所以要研究如何调动人的积极性，并创造一种能使下级充分发挥力量的工作环境，在此基础上指导他们的工作。

决策理论学派。从社会系统学派发展而来，主要代表人物是曾获诺贝尔经济学奖的赫伯特·西蒙，其代表作为《管理决策新科学》。该学派认为，管理就是决策。管理活动全部过程都是决策的过程，管理是以决策为特征的；决策是管理人员的主要任务，管理人员应该集中研究决策问题。

除上述代表性学派外，现代管理科学理论还包括伯法的数理学派、伍德沃德的权变理论学派、德鲁克和戴尔的经验主义学派、卡斯特和卢森特的系统管理学派等。20 世纪 80 年代后，随着社会经济的迅速发展，特别是信息技术的发展与知识经济的出现，世界形势发生了极为深刻的变化。面对信息化、全球化、经济一体化等新的形势，管理出现了一些全新的发展，这些理论代表了管理理论的新趋势，包括有企业文化、战略管理思想、企业流程再造、学习型组织和虚拟企业等。同时，现代管理也出现了战略化、信息化、人性化和弹性化等趋势。

（黄俊谦）

第二节 医院管理学概述

一、医院管理及医院管理学的概念

（一）医院管理的概念

医院管理是指根据医院的环境和特点，运用现代管理理论和方法，通过计划、组织、控制、激励和领导等活动，使医院的人力、物力、财力、信息、时间等资源得到有效配置，以期更好地实现医院整体目标的过程。医院管理活动的目的是要在有限的医疗卫生资源条件下，以充分实现医院的最佳社会效益和经济效益，发挥医院的整体效能并创造出最大的健康效益。医院管理的主要任务是认真贯彻执行国家的卫生方针政策，增进医院发展活力，充分调动医院及医务人员的积极性，不断提高医院服务质量和效率，更好地为人民健康服务，为构建社会主义和谐社会服务。

（二）医院管理学的概念

医院管理学是运用现代管理科学的理论和方法，研究并阐明医院管理活动的规律及其影响因素的应用学科。医院管理学是管理学的一个分支和理论性、实践性、综合性较强的学科，既与医学科学相联系，又与其他社会科学及自然科学紧密相连，是医学和社会科学的交叉学科。医院管理学与管理学、组织行为学、社会学、公共政策学、经济学、卫生事业管理学、卫生经济学、卫生法学、卫生统计学、流行病学等许多学科有着十分密切的关系。

二、医院管理研究的主要任务与研究对象

（一）医院管理研究的主要任务

医院管理研究的目的是发现医院管理活动的客观规律，完善和发展医院管理科学理论，指导医院管理活动实践。医院管理研究的主要任务是研究医院系统的管理现象和运行规律，医院系统在社会系统中的地位、功能和制约条件，医院管理体制，监督、补偿、治理和运行等机制，医院内部组织领导、经营管理、质量控制和资金、人力、物流、信息等要素的组织协调等。

医院管理研究是卫生政策与管理研究的重要领域，是研究医院管理现象及其发展规律的科学，综合运用政策学、经济学、管理学的原理和方法，研究影响医院发展的宏观管理体制、运行机制和提高医院内部管理水平、运营效率的理论和方法，其目的是要促进医院实现组织目标、提高医院工作效率和效果。

（二）医院管理学的研究对象

医院管理学的研究对象主要是医院涉及的要素、医院系统及各子系统的管理现象和规律，系统之间的关系、定位、作用和制约机制，医院运行的过程以及影响其运行的内外环境，同时也要研究医院系统在社会大系统中的地位、作用和制约条件。

三、医院管理学的研究内容和学科体系

（一）医院管理学的研究内容

医院管理学的研究内容主要包括，医院管理的基本理论和方法，与医院管理紧密相关的卫生发展战略与卫生政策、卫生服务体系、卫生资源及筹资体系等卫生管理内容，医院人力资源管理、质量管理、信息管理、财务管理、经营管理、后勤保障管理、绩效管理等内部运行管理内容。

也有将医院管理研究分为理论研究、宏观政策研究、服务体系研究、微观运行管理研究等内容。理论研究包括医院管理思想、管理原则、医院管理研究方法论、研究对象、学科体系、医院管理职能等。宏观政策研究包括运用系统论思想，研究医院在卫生体系中的地位、作用及运行规律，管理体制、运行机制、监管机制，以探索医院整体发展思路和战略目标等宏观战略研究；法律法规、政策、税收、支付等政策环境，群众卫生服务需要、需求等社会环境，经济环境，竞争环境等环境研究。服务体系研究包括医疗服务体系、区域医疗规划及资源配置、城乡医疗服务网、医院分级管理等。微观运行管理研究主要包括，运用管理学基本理论，研究医院管理的各个环节，领导，计划，决策，控制，效率（人员、设备的利用），医院业务流程管理等；组织人事管理，经营管理，质量管理，财务管理，信息管理，后勤管理等。

（二）医院管理学的学科体系

医院管理学的研究内容非常广泛，有必要对其学科体系进行划分，明确该学科的研究对象、研究范畴及其之间的有机联系，促进医院管理学的学科建设和发展。关于医院管理学的学科体系目前国内外还没有形成完全一致的看法，有以医院科室和部门设置为基础进行分类的，如医疗科室管理、医技科室管理、护理管理、病案管理等；也有划分为业务管理、行政管理、经济管理等；这些分类方法概念不够清晰，难以形成理论体系。为了突出医院管理的理论性、整体性、层次性、实践性及实用性等特点，多数医院管理研究者将其分为综合理论和应用管理两大部分。

1. 综合理论部分　也称之为医院管理学总论，主要研究医院管理的基本原理与医院概论等基本理论问题，包括医院管理学的概念、研究对象、学科体系与发展，医院管理职能和方法、医院管理的政策等。

医院概论主要从社会角度来研究医院这个特定系统的一般规律，主要包括医院的发展历史、定义和类型、性质、地位、工作特点、任务和功能、医院管理的方针政策、医院发展趋势、医疗法规等。

此外，还要研究医院体系的管理，包括医院管理体制、治理机制、补偿机制、运行机制和监管机制一、医院服务体系的布局与发展规划、医院资源的筹集与使用（如医疗保障制度、医院支付方式改革等）、城乡医疗服务网建设和医院之间协作等。

2. 应用管理部分　也可以称为医院管理学各论，主要研究医院管理这个系统中既相互联系又有区别的各个要素及其之间的关系等。这些要素管理主要有组织及人力资源管理、质量管理（医疗管理、技术管理、质量改进、安全管理）、信息管理、财务与经营管理（即经济管理）、科教管理、后勤管理（包括物资设备、后勤保障）等。由这些要素形成各个专业的管理，有些专业管理又可以分为若干子系统。

（1）组织管理：为了实现医院目标，将医院的人员群体按照一定的功能分工划分成相应的组织机构并有机结合，使其按一定的方式与规则进行活动的集合体。医院组织机构设置是医院进行各项活动的基本条件，医院组织管理也是整个医院管理的基础。

（2）人力资源管理：人力资源是任何组织中的第一资源，在医院中则更为重要。医院人力资源管理包括人员的录用、培养、使用等相关的体制和激励约束机制、人员的编配、职权的划分、医德医风建设等。

（3）质量管理：对医院活动全过程进行组织、计划、协调和控制，从而提高技术水平、医疗质量和技术经济效果，包括医疗服务的及时性、有效性、安全性，患者的满意度，医疗工作效率，医疗技术经济效果等内容，可以具体划分为医疗管理、技术管理、质量改进和安全管理。

（4）信息管理：信息处理、信息系统的建立和情报资料的管理，例如医院统计、病案管理、资料管理等。它作为一项专业管理，贯穿在各项专业及其相互联系中。

（5）财务管理：进行经济核算和成本核算，降低医疗成本，避免浪费。管好用好资金，合理地组织收入和支出，以较少的财力和物力发挥较大的医疗技术经济效果，保证医疗业务的开展以及发展业务的需要。

（6）经营管理：从医院经济实体性的角度，将医院经济活动与医疗服务活动相结合，社会效益与经济效益相统一基础上的经济管理过程。医院经营主业是医疗业务，同时有科研、教学、预防保健服务、医药器材物品生产与加工，以及其他生产经营活动。

（7）科教管理：将现代管理学原理、方法应用于医院的科技活动以及教学中，调动临床科技人员和医院有关部门的积极性，实现在科技活动中各要素的最佳组合并发挥最大效能。内容包括医院科研规划及实施管理、科研制度管理、科研人才管理、科研经费管理、临床医学、教育管理、住院医师规范化培训、继续医学教育管理等。

（8）后勤管理：围绕医院的中心任务，对医院的能源供给、环境卫生、保养维修、车辆调度、生活服务、药品器材、医疗设备等进行计划、组织、协调和控制，以保障医院工作的顺利进行，可以划分为总务保障管理、物资管理和设备管理。

医院管理系统各部分可以有各自的目标，但医院作为一个整体系统则有一个总的目标，医院各个子系统的运行和各项专业的管理都必须围绕医院总体目标的实现而进行。医院各项专业管理各有特点，但又密切联系，在实际管理工作中相互交叉、难以分割。不同历史时期，医院管理学研究的内容也各有侧重。在新的形势下，"以人为本"的服务观与"以患者为中心"的医疗观已成为医院管理研究的主旋律。如何完善医疗服务体系，改革医院管理体制和治理、运行、补偿和监管机制，转变医院发展模式，加强医院内部管理，减轻患者负担等已经成为当前医院管理研究的重要内容。而关于医院质量管理、医院经营管理、医学科技与教育、职业道德建设、医院管理理论等的研究，则是医院管理学研究的长久课题。

四、医院管理学的研究方法

目前我国医院管理正处于从经验管理向科学管理的转变之中，医院管理实践中产生许多新的问题，迫切需要从医院管理学学科发展的角度进一步研究，这就必然需要了解医院管理学的一般研究方法，属于方法论中一般科学方法论和具体科学方法论的范畴。医院管理学是一门交叉学科，其研究方法多为借鉴管理学、社会学、经济学和医学等学科的理论和方法，结合医院管理的特点和规律，研究解决医院管理中的问题。主要方法可以分为定性研究和定量研究。

（一）定性研究方法

定性研究方法是社会学常用的一种探索性研究方法，多运用在关于事物性质的研究。通常是根据研究者的认识和经验确定研究对象是否具有某种性质或某一现象变化的过程及原因。定性研究方法主要是通过特定的技术或方式获得人们的一些主观性信息，对特定问题的研究具有相当深度，通常是定量研究的先前步骤。常用的定性研究方法有：

1. 观察法　是社会学研究的最基本方法之一，它不同于日常生活中的一般观察，而是一种有意识的系统行为。定性观察法是指在自然状态下对研究对象的行为和谈话进行系统、详细的观察，并记录其一言一行。

2. 访谈法　是指研究者在一定的规则下，按照事先确定的目的和内容，面对面地询问被访者并通过与其交谈获取有关信息的方法。可以分为非结构式访谈、半结构式访谈和结构式访谈，通常与观察法结合使用。

3. 专题小组讨论法　也称焦点小组讨论法，是由一个经过训练的主持人以一种无结构的自然形式召集一小组同类人员（通常不超过 12 人），对某一研究专题在主持人协调下展开讨论，从而获得对讨论问题的深入了解的一种定性研究方法。该方法常用于收集目标人群中较深层次的信息，定性了解人们对某问题的看法和建议等。经常作为定量调查的补充。

4. 选题小组讨论法　是一种程序化的小组讨论过程，召集 6～10 人来讨论某个特定问题的有关方面及原因，并对其进行收集判断，以确定优先方案，该方法既提供了表达个性和权威的机会，也照顾到了大多数人的意见，常用于社会需求评估。

5. 文献分析方法　是通过查阅有关文献资料或记录，在较短时间内尽快了解某个研究问题相关情况的一种方法，是开展各种研究通常必不可少的一种重要方法。

6. 德尔菲法　是一种预测和决策的方法，通过匿名方式，让专家独立地针对一个问题进行思考，并采用信函方式与研究者建立信息联系。研究者对信函信息汇总整理并将主要，结果反馈给各位专家，供专家再次分析判断，反复多次后，专家意见趋于一致。该方法通常用于预测领域，也可广泛应用于各种评价指标体系的建立和具体指标的确定过程。

7. 新发展的研究方法　主要有头脑风暴法、SWOT 分析法、利益相关者分析法、情景分析法等。

（二）定量研究方法

定量研究方法是指运用概率论及统计学原理对社会现象的数量特征、数量关系及变化等方面的关系进行研究，并能用定量数据表示结论的一种研究方法。该方法使人们对社会现象的认识趋向精确化，与定性研究相结合以进一步准确把握事物发展的内在规律。

常用方法有：系统分析法、预测分析法、投入产出分析法、统计分析法和层次分析法等。

（黄俊谦）

第三节　医院管理学的方法论与基本原则

一、医院管理学的方法论

方法论是指认识世界和改造世界的一般方法，在不同层次上有哲学方法论、一般科学方法论、具体科学方法论之分。关于认识世界、改造世界、探索实现主观世界与客观世界相一致的最一般的方法理论是哲学方法论；研究各门学科，带有一定普遍意义，适用于许多有关领域的方法理论是一般科学方法论；研究某一具体学科，涉及某一具体领域的方法理论是具体科学方法论。三者是互相依存、互相影响、互相补充的对立统一关系。哲学方法论在一定意义上带有决定性作用，它是各门科学方法论的概括和总结，是最为普遍的方法论，对一般科学方法论和具体科学方法论有着指导意义。

每一门学科都有其方法论，也就是总的指导思想和原则。研究我国医院管理，其方法论应该包括，必须从我国的国情和医院发展的实际，出发，掌握有关社会科学、现代管理科学和医学科学等知识，并以此为基础，运用一般科学研究的基本方法，如定性调查的方法、统计和实验等定量的方法、综合分析的方法等。同时要研究现代管理科学在医院管理中的应用，紧密结合国情和实际，借鉴国外一切先进的科学管理理论和经验。重视我国医院管理的实践经验，全面理解医院作为社会事业重要组成部分的性质，坚持社会效益第一的原则和促进人民健康的根本宗旨，合理运用医院管理的相关理论和方法。

二、医院管理学的基本原则

医院管理学作为一门科学，其发展既要遵循哲学层面的普遍客观规律、也要遵循管理科学的一般规律，还要紧密结合本学科领域的特点。医院管理学的发展应坚持以下原则：

（一）遵循医院管理客观规律

马克思主义认为，规律是事物、现象或过程之间的必然关系。规律具有本质性的内部联系，也是现象间的必然关系，是现象中的普遍东西。管理作为一门科学，存在不以人们意志为转移的客观规律。医院管理者的责任就是要正确认识并把握医院管理的客观规律，运用科学管理方法，使医院良好运行并实现其发展目标。切忌脱离客观实际、主观随意。

（二）坚持发展的观点

一切客观事物都处在不断运动、发展、变化之中，因此医院管理必须与不断发展变化着的客观实际相适应。医院管理的对象是发展、运动着的，新情况、新问题不断出现，发展观点强调管理上的动态性、灵活性和创造性。要始终坚持发展的观点，改革创新，切不可满足、现状，墨守成规，停滞不前，思想僵化。

（三）坚持系统的观点

所谓系统，一般是指由相互作用和相互依赖的若干组成部分相结合而成为具有特定功能的有机整体，任何系统都不是孤立的，它总是处在各个层次的系统之中，它在内部和外部都要进行物质、能量、信息的交换。所谓系统的观点，就是把所研究的事物看作是一个系统。医院正是这样一个系统，因此研究医院管理必须坚持将医院作为一个整体系统加以研究。医院作为一个系统，由人员、设备、物资、经费、信息等要素组成，并按功能划分为若干子系统及更小的子系统，形成层次结构。

（四）坚持"以人为本"的理念

人是一个系统中最主要、最活跃的要素，也是一切活动的最重要资源。重视人的因素，调动人的积极性，已成为现代管理的一条重要观点。传统管理以管理事务为主体，现代管理则发展到以人为主体的管理，即只有充分调动人的积极性、主动性、创造性，才能实现管理的目标。在医院系统中，服务提供者是医院员工，服务对象是病患中的人，这就要求在医院管理中既要充分调动医院员工的积极性、主动性和创造性，又要切实尊重患者，服务患者，真正做到"以人为本"。

（五）遵循医疗行业特点

医疗行业作为一个服务行业，有其显著特点。医院是一个劳动、知识和资金密集型兼有的组织，对生产诸要素中劳动力素质的依赖更为明显；医疗服务具有明确的区域性、连续性、协调性和可记性等特点，且调节供需矛盾的方法少、效果差、难度大和周期长；医疗服务的产出直接依赖消费者的协作，医疗服务消费者严重依赖提供者；由于医疗服务的需求弹性较小，医疗服务的价格和服务的效用、意愿之间的关系并不紧密。医院提供的服务是直接面对消费者的即时性供给，具有明显的不确定性、专业性、垄断性和不可替代性，同时责任重大、客观上要求无误和完整，还有部分福利性的特点。医疗服务的需求者具有明确的目的性，即以较少的花费治愈疾病；但其寻求服务的过程则是盲目的、被动的和不确定的；同时医疗服务要求公益性和公平性，往往表现为第三方付费。

医疗服务具有其他服务性行业难以比拟的复杂性，医院管理者要认真研究。

（六）坚持一切从实际出发

医院管理研究在我国还是一门新兴学科，其理论体系、研究方法还很不完善，大多是直接学习和借鉴其他一些学科的理论和方法，尚未形成独立的学科体系。在这样一个阶段，我们必须加强医院管理理论的研究，同时又要认真总结我国医院改革发展的经验和教训，紧密结合医药卫生体制改革的实际，坚持理论研究与医院实践相结合。在研究方法上，要坚持定性与定量研究相结合，针对研究问题，采取适宜研究方法。在推进医院改革发展中，要坚持借鉴国际经验与开拓创新相结合，既要从中国国情出发、坚持走中国特色的创新之路，又要学习借鉴国际的先进经验，同时避免其已走过的弯路。

（黄俊谦）

第四节　医院管理的职能

所谓职能是指人、机构或事物应有的作用。管理职能是管理系统功能的体现，是管理系统运行过程的表现形式。管理者的管理行为，主要表现为管理职能，每个管理者工作时都在执行这些职能中的一个或几个。医院管理的职能主要是管理职能在医院工作实践中的运用，通常包括计划职能、组织职能、控制与协调职能、激励职能、领导职能等。现结合医院管理的具体内容，逐一做出说明。

一、计划职能

计划是管理的首要职能。计划是对未来方案的一种说明，包括目标、实现目标的方法与途径、实现目标的时间、由谁完成目标等内容，是管理工作中必不可少的重要内容。计划贯穿于整个管理工作中，具有如下特点：目的性，即计划工作为目标服务；第一性，管理过程中的其他职能都只有在计划工作确定了目标后才能进行；普遍性，计划工作在各级管理人员的工作中是普遍存在的；效率性，计划要讲究经济效益；重要性，计划是管理者指挥的依据，进行控制的基础。

计划工作也是医院管理的首要职能，主要包括确定医院目标、实现目标的途径和方法等，而目标又可分为医院的整体目标和部门的分目标。按照计划所涉及的时间分类，可以分为长期计划、中期计划和短期计划。长期计划是战略性计划，它规定医院在较长时期的目标，是对医院发展具有长期指导意义的计划；短期计划通常是指年度计划，它是根据中长期计划规定的目标和当前的实际情况，对计划年度的各项活动所做出的总体安排。中期计划介于长期计划和短期计划之间，是指今后一段时间内，医院的发展步调、重点任务等。

按照计划内容来分，可分为整体计划和部门计划。整体计划是对整个医院都具有指导意义的计划，如医院总体发展规划。部门计划是医院科室和部门的工作计划，如医疗计划、药品计划、财务计划、人员调配计划、物资供应计划、设备购置计划、基建维修计划等。

计划工作是一种特定的管理行为，是医院各级管理者所要完成的一项劳动，是一种预测未来、设计目标、决定政策、选择方案的连续程序。所以在制订计划和目标时，要进行调查研究和预测，并在此分析比较的基础上，做出最优的选择。

二、组织职能

组织是为达到某些特定目标，经由分工和合作及不同层次的权利和责任制度而构成的人的集合。实现计划目标，要建立有效的、连续性的工作系统。这个系统包括体制、机构的建立和设置，工作人员的选择和配备，规定职务、权限和责任，建立工作制度和规范，同时建立有效的指挥系统，使单位的工作有机地组织起来，协调地发展。组织有以下基本含义：目标是组织存在的前提，组织是实现目标的工具，分工合作是组织运转并发挥效率的基本手段，组织必须具有不同层次的权利和责任制度，组织这一工作系统必须是协调的。

医院组织是指为了实现医院目标，以一定的机构形式，将编制的人员群体进行有机的组合，并按一定的方式与规则进行活动的集合体。医院组织是组成医院的基本机构，是医院进行各项活动的基本条件，也是整个医院管理的基础。医院组织设置的原则主要考虑以下几点：管理宽度原则，一个领导者有效指挥下属的人数是有限的；统一指挥原则，一个人只能接受一个上级的命令和指挥；责权一致原则，赋予责任的同时，必须赋予相应的权力；分工协作的原则，按照不同专业和性质进行合理分工，各部门也要协调和配合；机构精简原则，保证机构正常运转情况下配置少而精的管理人员。

医院组织机构的设置，要从医院的工作性质和任务规模出发；适应自身的职能需要。组织工作就是为了实现医院的共同目标，需要建立有效的、连续性的工作系统，而建立这个系统所采取的行动过程。医院组织工作的一般程序为确定医院目标、设置组织结构、合理配置资源、授予相应权责利、协调沟通各方关系等。

三、控制与协调职能

控制是指组织在动态变化过程中，为确保实现既定的目标，而进行的检查、监督、纠偏等管理活动。控制就是检查工作是否按既定的计划、标准和方法进行，若有偏差要分析原因，发出指示，并做出改进，以确保组织目标的实现。它既是一次管理循环过程的重点，又是新一轮管理循环活动的起点。按照控制活动的性质分，可分为预防性控制、更正性控制；按照控制点的位置分，可以分为预先控制、过程控制、事后控制；按照信息的性质分，可以分为反馈控制、前馈控制；按照采用的手段分，可以分为直接控制、间接控制。

医院不论是惯性运作还是各项工作计划的执行，都必须在有控制的条件下进行。医院内的控制通常可以分为三种，一是事前控制，又称前馈控制，是指通过情况观察、规律掌握、信息收集整理、趋势预测等活动，正确预计未来可能出现的问题，在其发生之前采取措施进行防范，将可能发生的偏差消除在萌芽状态，如制订实施各种规章制度，开展医疗安全、药品安全、预防医院感染等活动。二是过程控制，又称事中控制，是指在某项经济活动或者工作过程中，管理者在现场对正在进行的活动或者行为给予指导、监督，以保证活动和行为按照规定的程序和要求进行，如诊疗过程、护理过程等。三是事后控制，又称后馈控制，是指将实行计划的结果与预定计划目标相比较，找出偏差，并分析产生偏差的原因，采取纠正措施，以保证下一周期管理活动的良性循环，如医疗事故处理等。

医院进行控制的方式主要有利用医院信息系统，进行各类绩效考核等。控制，是一种有目的的主动行为。医院的各级管理人员都有控制的职责，不仅对自己的工作负责，而且必须对医院整体计划和目标的实现负责。控制工作离不了信息的反馈，在现代化医院中建立医院信息系统将会成为管理者进行控制工作，保证管理工作沿着医院的目标前进的一种重要手段。

协调就是使组织的一切工作都能和谐地配合，并有利于组织取得成功。协调就是正确处理组织内外各种关系，为组织正常运转创造良好的条件和环境，促进组织目标的实现。包括组织内部的协调、组织与外部环境的协调、对冲突的协调等。协调也可以说是实现控制的一种重要手段，与控制相比有更好的管理弹性。

四、激励职能

激励是指人类活动的一种内心状态，它是具有加强和激发动机，推动并引导行为使之朝向预定目标的作用。激励有助于激发和调动职工的积极性，这种状态可以促使职工的智力和体力能量充分地释放出来，产生一系列积极的行为；有助于将职工的个人目标与组织目标统一起来，使职工把个人目标统一于组织的整体目标，激发职工为完成工作任务做出贡献，从而促使个人目标与组织目标的共同实现；有助于增强组织的凝聚力，促进内部各组成部分的协调统一。

医院管理者要对职工进行培训和教育，充分激励职工的积极性、创造性，不断提高业务。水平，更好地实现目标。正确的激励应遵循以下原则：目标结合的原则，将医院组织目标与个人目标较好的结合，使个人目标的实现离不开实现组织目标所做的努力；物质激励与精神激励相结合的原则，既要做好工资、奖金等基本物质保障的外在激励，也要做好满足职工自尊心和自我实现的内在发展激励；正负激励相结合的原则，即运用好奖励和惩罚两种手段进行激励约束。

目前医院激励职工的手段与方法包括：物质激励。在物质激励中，突出的是职工的工资和奖金，通过金钱的激励作用满足职工的最基本需要。职工参与管理。参与管理是指在不同程度上让职工和下级参与组织决策和各级管理工作的研究和讨论，能使职工体验到自己的利益同组织利益密切相关而产生责任感。职工代表大会是目前医院职工参与管理的主要形式之一。工作成就感。使工作具有挑战性和富有意义，满足职工成就感的内在需求，也是激励的一种有效方法。医院文化建设。通过建设富有特色的医院文化，增强职工的凝聚力和归属感，从精神上激励职工产生自尊和责任感。

五、领导职能

领导是在一定的社会组织或群体内，为实现组织预定目标，领导者运用法定权力和自身影响力影响被领导者的行为，并将其导向组织目标的过程。领导的基本职责，是为一定的社会组织或团体确立目标、制订战略、进行决策、编制规划和组织实施等。

领导职能是领导者依据客观需要开展一切必要的领导活动的职责和功能，医院领导的基本职能包括规划、决策、组织、协调和控制等。有效的领导工作对于确保医院高效运行并实现其目标至关重要。在医院经营管理活动的各个方面都贯穿着一系列的领导和决策活动。例如：办院方针、工作规划、质量控制、人事安排、干部培训、财务预算、设备更新等都要做出合理的决定。从我国医院管理现状来看，领导者在现代医院管理中的作用越来越大，地位也越来越重要。领导的本质是妥善处理好各种人际关系，其目的是形成以主要领导者为核心、团结一致为实现医院发展目标而共同奋斗的一股合力。

我国医院的领导体制也在不断变化之中。自1991年以来，我国公立医院的领导体制多实行院长负责制，也有少部分为党委领导下的院长负责制；而在一些股份制医院、民营医院、合资医院则有不少实行的是董事会领导下的院长负责制。院长负责制是目前我国医院领导体制的主体形式，在该体制下医院院长对医院行政、业务工作全权负责，党委行使保证监督的职能，职工通过职工代表大会参与医院的民主管理与民主监督。公立医院院长受政府或其下属机构委托全权管理医院，对行政、业务工作全面负责，统一领导。当前，新一轮的医药卫生体制改革正在全面深化的过程中，我国医院的领导和管理体制也必将会随之发生相应的改变。

（黄俊谦）

第二章

医政管理与医疗服务监管

第一节 医政管理与医疗服务监管概述

一、医政管理的基本概念

医政管理是指政府卫生行政部门依照法律法规及有关规定对医疗机构、医疗技术人员、医疗服务及其相关领域实施行政准入并进行管理活动的过程；医疗服务监管是指政府卫生行政部门制订医疗机构、医疗服务、医疗质量监督管理的绩效考核评价体系并对医疗机构医疗服务实施监督管理的过程。

医政管理与医疗服务监管的行政主体是政府各级卫生行政部门，医政管理与医疗服务监管密切相关，2013年国家卫生和计划生育委员会将原卫生部的医政司和医管司合并组成医政医管司，相应各省、市、自治区卫生厅（局）设医政医管处，各市（地）卫生局设医政科，各县（旗）、县级市、市辖区卫生局设医政股（科）。

医政管理与医疗服务监管的实质就是医疗卫生工作的政务管理，以下统称为医政管理。与医院管理不同，医政管理是政府卫生行政机关对医疗卫生机构和医疗服务的管理，体现国家政策、法律和公共政策的强制性，属于公共行政管理。而医院管理是应用现代管理手段，使医院的人力、物力、财力等资源得到有效配置，达到医疗服务的最佳社会效益与经济效益，属于经营管理和公共事业管理。

二、医政管理的内容

医政管理内容主要体现在以下四个方面：对各级各类医疗机构的管理和评价；对各类医疗卫生人员的管理；对各项医疗工作的管理；对与医疗相关的各种卫生组织及其活动的行政管理。

医政管理对象是为社会提供医疗预防保健服务的各级各类医疗机构、采供血机构及其从业人员和执业活动。

医政管理任务是为广大人民群众提供质量优良、价格合理的医疗预防保健服务。

三、医政管理的职能范围

政府各级卫生行政部门行使医政管理的职能，主要包括：

（1）拟订医疗机构、医疗技术应用、医疗质量、医疗安全、医疗服务、采供血机构管理等有关政策规范、标准并组织实施。

（2）拟订医务人员执业标准和服务规范并组织实施。

（3）指导医院药事、临床实验室管理等工作，参与药品、医疗器械临床试验管理工作。

（4）拟订医疗机构和医疗服务全行业管理办法并监督实施，监督指导医疗机构评审评价，建立医疗机构医疗质量评价和监督体系，组织开展医疗质量、安全、服务监督和评价等工作。

（5）拟订公立医院运行监管、绩效评价和考核制度，建立健全以公益性为核心的公立医院监督制度，承担推进公立医院管理体制改革工作。

（6）其他相关医疗政务的综合管理。

（喻允奎）

第二节　卫生行业许可和准入管理

一、医疗机构准入管理

1994 年 2 月，国务院颁布《医疗机构管理条例》（以下简称《条例》），同年 8 月，原卫生部（现国家卫生和计划生育管理委员会）根据《条例》制订了《医疗机构管理条例实施细则》（以下简称《细则》），9 月发布《医疗机构设置规划》及《医疗机构基本标准（试行）》，严格医疗机构准入管理。2006 年 11 月和 2008 年 7 月对《细则》做了部分修订。依据《条例》和《细则》的规定，医疗机构是指经登记取得《医疗机构执业许可证》的机构。

（一）医疗机构的类别

医疗机构包括以下几类：

（1）综合医院、中医医院、中西医结合医院、民族医医院、专科医院、康复医院。

（2）妇幼保健院。

（3）社区卫生服务中心、社区卫生服务站。

（4）中心卫生院、乡（镇）卫生院、街道卫生院。

（5）疗养院。

（6）综合门诊部、专科门诊部、中医门诊部、中西医结合门诊部、民族医门诊部。

（7）诊所、中医诊所、民族医诊所、卫生所、医务室、卫生保健所、卫生站。

（8）村卫生室（所）。

（9）急救中心、急救站。

（10）临床检验中心。

（11）专科疾病防治院、专科疾病防治所、专科疾病防治站。

（12）护理院、护理站。

（13）其他诊疗机构。

（二）医疗机构设置规划

依据《医疗机构设置规划》，医疗机构的设置以千人口床位数（千人口中医床位数）、千人口医师数（千人口中医师数）等主要指标为依据进行宏观调控，遵循公平性、整体效益、可及性、分级、公有制主导、中西医并重等主要原则建立以下医疗服务体系框架。

（1）按三级医疗预防保健网和分级医疗的要求，一、二、三级医院的设置应层次清楚、结构合理、功能明确，建立适合我国国情的分级医疗和双向转诊体系总体框架，以利于发挥整体功能。

（2）大力发展中间性医疗服务和设施（包括医院内康复医学科、社区康复、家庭病床、护理站、护理院、老年病和慢性病医疗机构等），充分发挥基层医疗机构的作用，合理分流患者，以促进急性病医院（或院内急性病部）的发展。

（3）建立健全急救医疗服务体系。急救医疗服务体系应由急救中心、急救站和医院急诊科（室）组成，合理布局，缩短服务半径，形成急救服务网络。

（4）其他医疗机构纳入三级医疗网与三级网密切配合、协调。

（5）建立中医、中西医结合、民族医医疗机构服务体系。

根据以上设置规划要求，单位或者个人申请设置医疗机构，应当提交下列文件：

（1）设置申请书。

（2）设置可行性研究报告。

（3）选址报告和建筑设计平面图。

县级以上地方人民政府卫生行政部门根据医疗机构设置规划，自受理设置申请之日起30日内，做出批准或者不批准的书面答复；批准设置的，发给设置医疗机构批准书。

（三）医疗机构的登记

1. 医疗机构执业登记　医疗机构执业，必须进行登记，领取《医疗机构执业许可证》（以下简称《许可证》）。申请医疗机构执业登记，应当具备下列条件：

（1）有设置医疗机构批准书。

（2）符合医疗机构的基本标准。

（3）有适合的名称、组织机构和场所。

（4）有与其开展的业务相适应的经费、设施、设备和专业卫生技术人员。

（5）有相应的规章制度。

（6）能够独立承担民事责任。

申请医疗机构执业登记须填写《医疗机构申请执业登记注册书》，并向登记机关提交下列材料：

（1）《设置医疗机构批准书》或者《设置医疗机构备案回执》。

（2）医疗机构用房产权证明或者使用证明。

（3）医疗机构建筑设计平面图。

（4）验资证明、资产评估报告。

（5）医疗机构规章制度。

（6）医疗机构法定代表人或者主要负责人以及各科室负责人名录和有关资格证书、执业证书复印件。

（7）省、自治区、直辖市卫生行政部门规定提供的其他材料。

申请门诊部、诊所、卫生所、医务室、卫生保健所和卫生站登记的，还应当提交附设药房（柜）的药品种类清单、卫生技术人员名录及其有关资格证书、执业证书复印件以及省、自治区、直辖市卫生行政部门规定提交的其他材料。

县级以上地方人民政府卫生行政部门自受理执业登记申请之日起45日内进行审核。审核合格的，予以登记，发给《许可证》。

2. 医疗机构校验　床位不满100张的医疗机构，其《许可证》每年校验1次；床位在100张以上的医疗机构，其《许可证》每3年校验1次。医疗机构应当于校验期满前3个月向登记机关申请办理校验手续。逾期不校验仍从事诊疗活动的，由县级以上人民政府卫生行政部门责令其限期补办校验手续；拒不校验的，吊销其《许可证》。具体校验手续参见卫生部2009年6月颁发的《医疗机构校验管理办法（试行）》。

3. 医疗机构变更及注销登记　医疗机构改变名称、场所、主要负责人、诊疗科目、床位的，必须向原登记机关办理变更登记。医疗机构歇业，必须向原登记机关办理注销登记；医疗机构非因改建、扩建、迁建原因停业超过1年的，视为歇业；经登记机关核准后，收缴《许可证》。

4. 医疗机构评审　根据《条例》规定，国家实行医疗机构评审制度，由专家组成的评审委员会按照医疗机构评审办法和评审标准，对医疗机构的执业活动、医疗服务质量等进行综合评价。1989年11月卫生部印发《有关实施医院分级管理的通知》和《综合医院分级管理标准（试行草案）》，1995年发布《医疗机构评审办法》，初步规范了我国医院评审工作实施行为。1998年8月，卫生部印发《卫生部关于医院评审工作的通知》，暂停医院评审工作，第一周期医院评审工作结束。新医改方案中明确要求探索建立医院评审评价制度，2011年9月卫生部发布《医院评审暂行办法》（以下简称《办法》）。医院评审是指医院按照《办法》要求，根据医疗机构基本标准和医院评审标准，开展自我评价，持续改进医院工作，并接受卫生行政部门对其规划级别的功能任务完成情况进行评价，以确定医院等级的过程。《办法》规定新建医院在取得《许可证》，执业满3年后方可申请首次评审。医院评审周期为4年。

医院在等级证书有效期满前 3 个月可以向有评审权的卫生行政部门提出评审申请，提交材料：

（1）医院评审申请书。

（2）医院自评报告。

（3）评审周期内接受卫生行政部门及其他有关部门检查、指导结果及整改情况。

（4）评审周期内各年度出院患者病案首页信息及其他反映医疗质量安全、医院效率及诊疗水平等的数据信息。

（5）省级卫生行政部门规定提交的其他材料。

5. 医疗机构工商登记　医疗机构的工商登记是一种经营资格的行政许可。2000 年 9 月卫生部、财政部、国家计委联合发布《关于城镇医疗机构分类管理的实施意见》，医疗机构进行设置审批、登记注册和校验时，卫生行政部门会同有关部门根据医疗机构投资来源、经营性质等有关分类界定的规定予以核定，在执业登记中注明"非营利性"或"营利性"。营利性医疗机构是指医疗服务所得收益可用于投资者经济回报的医疗机构。取得《许可证》的营利性医疗机构，按有关法律法规还需到工商行政管理、税务等有关部门办理相关登记手续。

（四）医疗机构审批管理

为进一步规范和加强医疗机构审批管理，2008 年 7 月发布《卫生部关于医疗机构审批管理的若干规定》，内容有：严格医疗机构设置审批管理；规范医疗机构登记管理；规范医疗机构审批程序；加强医疗机构档案和信息化管理；严肃查处违规审批医疗机构的行为。各级卫生行政部门根据管理规定严格医疗机构等医疗服务要素的准入审批，切实加强对医疗机构执业活动的日常监管。

二、医疗卫生专业技术人员准入管理

医疗卫生专业技术人员是指受过高等或中等医疗卫生教育或培训，掌握医疗专业知识，经卫生行政部门审查合格，从事医疗、预防、药剂、医技、卫生技术管理等专业的专业技术人员。国家卫生行政主管部门对每一种卫生专业技术人员都从执业角度做了规定，这里主要介绍医师和护士的准入管理。

（一）医师准入管理

医师是指取得执业（助理）医师资格，经注册在医疗、预防、保健机构（包括计划生育技术服务机构）中执业的专业医务人员。我国医师类别有临床医师、中医师、口腔医师、公共卫生医师。每类医师又分为执业医师和执业助理医师两个级别。

1998 年 6 月中华人民共和国第九届全国人民代表大会常务委员会通过《中华人民共和国执业医师法》，配套文件有 1999 年《医师资格考试暂行办法》《医师执业注册暂行办法》，2000 年《医师资格考试报名资格暂行规定》《医师资格考试考务管理暂行规定》，2003 年《乡村医师从业管理条例》，2006 年《传统医学师承和确有专长人员医师资格考核考试办法》以及《医师资格考试报名资格规定（2006版）》。

国家实行医师资格考试制度，考试方式分为实践技能考试和医学综合笔试。考试成绩合格的，授予执业医师资格或执业助理医师资格，由省级卫生行政部门颁发卫生部统一印制的《医师资格证书》。

国家实行医师执业注册制度，取得《医师资格证书》后，向卫生行政部门申请注册。经注册取得《医师执业证书》后，方可按照注册的执业地点、执业类别、执业范围，从事相应的医疗、预防、保健活动。获得执业（助理）医师资格后 2 年内未注册者，申请注册时，还应提交在省级以上卫生行政部门指定的机构接受 3 至 6 个月的培训并经考核合格的证明。

已注册执业的医师需要定期考核，卫生部 2007 年 7 月发布《医师定期考核管理办法》，2010 年发布《关于进一步做好医师定期考核管理工作的通知》。医师定期考核每两年为一个周期，考核包括业务水平测评、工作成绩和职业道德评定。卫生行政部门将考核结果记入《医师执业证书》的"执业记录"栏，并录入医师执业注册信息库。对考核不合格的医师，卫生行政部门可以责令其暂停执业活动 3 个月至 6 个月，并接受培训和继续医学教育；暂停执业活动期满，由考核机构再次进行考核。

另外，对于外国及港澳台医师行医也有相应的执业注册规定。1992年卫生部发布《外国医师来华短期行医暂行管理办法》规定外国医师来华短期行医必须向卫生行政部门申请注册，审核合格者发给《外国医师短期行医许可证》，有效期不超过一年。2009年发布《台湾地区医师在大陆短期行医管理规定》《香港、澳门特别行政区医师在内地短期行医管理规定》，规定港澳台医师在内地从事不超过3年的短期行医，应进行执业注册，取得《港澳医师短期行医执业证书》或《台湾医师短期行医执业证书》，执业类别可以为临床、中医、口腔三个类别之一。

（二）护士准入管理

护士是指按照相关法律规定取得《中华人民共和国护士执业证书》并经注册在医疗、预防、保健机构（包括计划生育技术服务机构）中从事护理工作的护理专业技术人员。

1993年3月原卫生部发布的《中华人民共和国护士管理办法》对护士的考试、注册、执业等做了具体规定，建立了我国的护士执业资格考试制度和护士执业许可制度。2008年1月中华人民共和国国务院发布《护士条例》，同年5月原卫生部发布《护士执业注册管理办法》，2010年7月原卫生部、人力资源社会保障部联合发布《护士执业资格考试办法》。

国家护士执业资格考试原则上每年举行一次，包括专业实务和实践能力两个科目。考试一次性通过两个科目为考试成绩合格，考试成绩合格者才可申请护士执业注册。

护士执业，应当经执业注册取得护士执业证书。护士执业注册申请，应当自通过护士执业资格考试之日起3年内提出；逾期提出申请的，还应当在符合卫生主管部门规定条件的医疗卫生机构接受3个月临床护理培训并考核合格。护士执业注册有效期为5年，应在有效期届满前30日，向原注册部门申请延续注册。

三、医疗技术应用准入管理及手术分级管理

（一）医疗技术应用准入管理

医疗技术，是指医疗机构及其医务人员以诊断和治疗疾病为目的，对疾病做出判断和消除疾病、缓解病情、减轻痛苦、改善功能、延长生命、帮助患者恢复健康而采取的诊断、治疗措施。2009年3月原卫生部发布《医疗技术临床应用管理办法》，明确了国家建立医疗技术临床应用准入和管理制度，对医疗技术实行分类、分级管理。

医疗技术分为三类：

第一类医疗技术是指安全性、有效性确切，医疗机构通过常规管理在临床应用中能确保其安全性、有效性的技术。

第二类医疗技术是指安全性、有效性确切，涉及一定伦理问题或者风险较高，卫生行政部门应当加以控制管理的医疗技术。

第三类医疗技术是指具有下列情形之一，需要卫生行政部门加以严格控制管理的医疗技术：

（1）涉及重大伦理问题。

（2）高风险。

（3）安全性、有效性尚需经规范的临床试验研究进一步验证。

（4）需要使用稀缺资源。

（5）卫生部规定的其他需要特殊管理的医疗技术。

卫生部负责第三类医疗技术的临床应用管理工作，省级卫生行政部门负责第二类医疗技术临床应用管理工作，第一类医疗技术临床应用由医疗机构根据功能、任务、技术能力实施严格管理。

医疗机构开展通过临床应用能力技术审核的医疗技术，经相应的卫生行政部门审定后30日内到核发其《医疗机构执业许可证》的卫生行政部门办理诊疗科目项下的医疗技术登记。经登记后方可在临床应用。

（二）手术分级管理

为加强医疗机构手术分级管理，规范医疗机构手术行为，2012年8月卫生部发布《医疗机构手术

分级管理办法（试行）》（以下简称《办法》）。《办法》中手术是指医疗机构及其医务人员使用手术器械在人体局部进行操作，以去除病变组织、修复损伤、移植组织或器官、植入医疗器械、缓解病痛、改善机体功能或形态等为目的的诊断或者治疗措施。医疗机构应当开展与其级别和诊疗科目相适应的手术，根据风险性和难易程度不同，手术分为四级：

一级手术是指风险较低、过程简单、技术难度低的手术。

二级手术是指有一定风险、过程复杂程度一般、有一定技术难度的手术。

三级手术是指风险较高、过程较复杂、难度较大的手术。

四级手术是指风险高、过程复杂、难度大的手术。

《办法》规定医疗机构按照《医疗技术临床应用管理办法》规定，获得第二类、第三类医疗技术临床应用资格后，方可开展相应手术。

《办法》还规定三级医院重点开展三、四级手术；二级医院重点开展二、三级手术；一级医院、乡镇卫生院可以开展一、二级手术，重点开展一级手术。社区卫生服务中心、社区卫生服务站、卫生保健所、门诊部（口腔科除外）、诊所（口腔科除外）、卫生所（室）、医务室等其他医疗机构，除为挽救患者生命而实施的急救性外科止血、小伤口处置或其他省级卫生行政部门有明确规定的项目外，原则上不得开展手术。遇有急危重症患者确需行急诊手术以挽救生命时，医疗机构可以越级开展手术，并做好以下工作：

（1）维护患者合法权益，履行知情同意的相关程序。

（2）请上级医院进行急会诊。

（3）手术结束后24小时内，向核发其《医疗机构执业许可证》的卫生行政部门备案。

四、大型医疗设备配置准入管理

大型医用设备是指在医疗卫生工作中所应用的具有高技术水平、大型、精密、贵重的仪器设备。1995年7月卫生部发布《大型医用设备配置与应用管理暂行办法》，配套有《卫生部关于X射线计算机体层摄影装置CT等大型医用设备配置与应用管理实施细则》。2004年12月原卫生部、发展改革委和财政部联合发布《大型医用设备配置与使用管理办法》，规定大型医用设备规划配置，并向社会公布；实行大型医用设备配置专家评审制度，组织专家开展大型医用设备规划配置评审；大型医用设备上岗人员要接受岗位培训，取得相应的上岗资质。大型医用设备管理品目分为甲、乙两类，甲类由国务院卫生行政部门管理，乙类由省级卫生行政部门管理。医疗机构获得《大型医用设备配置许可证》后，方可购置大型医用设备。

另外，对于首次从境外引进或国内研发制造，经药品监督管理部门注册，单台（套）市场售价在500万元人民币以上，但尚未列入国家大型医用设备管理品目的医学装备，2013年卫生部又制订了《新型大型医用设备配置管理规定》，规定新型大型医用设备应当经过配置评估后，方可进入医疗机构使用；新型大型医用设备配置试用期为设备安装调试完成后1年；配置试用评估期间，停止受理配置申请，配置评估结束后制订并公布大型医用设备配置规划。

（喻允奎）

第三节　医疗质量控制与管理

一、医疗质量管理概述

狭义的医疗质量，主要是指医疗服务的及时性、有效性和安全性，又称诊疗质量；广义的医疗质量，不仅涵盖诊疗质量的内容，还强调患者的满意度、医疗工作效率、医疗技术经济效果以及医疗的连续性和系统性，又称医疗服务质量。

（一）医疗质量管理主要内容

医疗质量管理包括的主要内容有：诊断是否正确、及时、全面；治疗是否及时、有效、彻底；诊疗时间的长短；有无因医、护、技和管理措施不当给患者带来不必要的痛苦、损害、感染和差错事故；医疗工作效率的高低；医疗技术使用的合理程度；医疗资源的利用效率及其经济效益；患者生存质量的测量；患者的满意度等。

（二）医疗质量管理的特点

1. 敏感性　由于医疗质量管理是以事后检查为主要手段的管理方法，所以医务人员容易产生回避与抵触情绪；患者因为缺乏医疗服务知识、盲目担心医院诊治不周，引起不必要的纠纷，亦会对此产生敏感情绪。

2. 复杂性　由于不同病种、病情及医疗技术本身的复杂性给质量分析判定及管理造成难度，提示质量管理需要高度的科学性和严谨性。

3. 自主性　医疗服务的对象是人，不同于一般产品，标准化程度、控制程度有限，医疗人员的主观能动性，自主的质量意识和水平难以统一。

（三）医疗质量管理基本原则

（1）患者至上，质量第一，费用合理的原则。

（2）预防为主，不断提高质量的原则。

（3）系统管理的原则，强调过程，全部门和全员的质量管理。

（4）标准化和数据化的原则。

（5）科学性与实用性相统一的原则。

（四）医疗质量评价

对医疗质量评价可以从以下几个方面进行：

1. 安全性　医疗服务安全是第一要素。只有建立在安全基础上的医疗服务，患者才有可能进行医疗服务消费。

2. 有效性　患者到医疗服务机构就医，是由于需要解决病痛，医疗机构应当最大限度地提供有效的医疗服务，使患者的病痛得到解释、缓解或解决。

3. 价廉性　能得到同样效果的医疗服务，以价廉者为质优。

4. 便捷性　医疗服务机构应当以最快捷的方式向患者提供服务，方便患者。患者有常见疾病能就近诊疗，急救能得到及时处置，方便和快捷要统一。

5. 效益性　就医疗服务机构而言，效益表现在经济效益和社会效益两个方面。如果投入与产出成正比，则该项服务有效益，有可持续性。

6. 舒适性　患者不仅自己的问题得到较好的解决，同时在整个就医过程中感觉很舒适，在精神上有满足感、价值感。

7. 忠诚性　患者通过就医过程的感受，对该医疗服务机构提供的医疗服务质量深信不疑，且乐于向周围群众做正面的宣传，更好地树立该医疗机构的形象。

其中前四项是一般的质量要求，应当达到；如果某项医疗服务不仅达到了前四项要求，还达到了后三项要求，那么该医疗服务质量可判定为优质。

二、医疗质量管理方法

（一）全面质量管理

全面质量管理就是以质量为中心，以全员参与为基础，使顾客满意和本组织所有成员及社会受益的管理。

1. 全面质量管理的特点

（1）全面性：质量的含义不仅包括产品和服务质量，而且还包括技术功能、价格、时间性等方面的特征，具有全面性。是全过程的质量管理，全员参与的质量管理，管理方法具有多样化的特点。

（2）服务性：服务性就是顾客至上，"以患者为中心"，把患者的要求看作是质量的最高标准。

（3）预防性：认真贯彻预防为主的原则，重视产品（服务）设计，在设计上加以改进，消除隐患。对生产过程进行控制，尽量把不合格品（医疗差错、事故隐患）消灭在它的形成过程中。事后检验也很重要，可以起到把关的作用，同时把检验信息反馈到有关部门可以起到预防的作用。

（4）科学性：运用各种统计方法和工具进行分析，用事实和数据反映质量问题，在强调数据化原则时，也不忽视质量中的非定量因素，综合运用定性和定量手段，准确判断质量水平。

2. 全面质量管理的过程　全面质量管理采用一套科学的办事程序即 PDCA 循环法，该法分为四个阶段。

（1）第一个阶段称为计划阶段：又叫 P 阶段（plan），这个阶段的主要内容是通过市场调查、用户访问、国家计划指示等，摸清用户对产品质量的要求，确定质量政策、质量目标和质量计划等。具体包括分析现状，找出存在的质量问题；分析产生质量问题的各种原因或影响因素；找出影响质量的主要因素；针对影响质量的主要因素，提出计划，制订措施。

（2）第二个阶段为执行阶段：又称 D 阶段（do），这个阶段是实施 D 阶段所规定的内容，如根据质量标准进行产品设计、试制、试验、其中包括计划执行前的人员培训。

（3）第三个阶段为检查阶段：又称 C 阶段（check），这个阶段主要是在计划执行过程中或执行之后，检查执行情况，是否符合计划的预期结果。

（4）第四个阶段为处理阶段：又称 A 阶段（action），主要是根据检查结果，采取相应的措施，成功的经验加以肯定，并予以标准化，或制订作业指导书，便于以后工作时遵循。对于没有解决的问题，应提给下一个 PDCA 循环中去解决。

在应用 PDCA 时，需要收集和整理大量的资料并进行系统分析。最常用的七种统计方法是排列图、因果图、直方图、分层法、相关图、控制图及统计分析表。

（二）ISO 9000 族标准

ISO 9000 族标准是国际标准化组织质量管理和质量保证技术委员会于 1987 年首次发布的关于质量管理和质量保证的系列标准，并定期修订再版。

1. ISO 9000 族标准质量管理原则

（1）顾客第一：组织依存于顾客，因此，组织应当理解顾客当前和未来的需求，满足顾客要求并争取超越顾客期望。

（2）领导作用：领导者确立组织统一的宗旨及方向，他们应当创造并保持使员工能充分参与实现组织目标的内部环境。

（3）员工参与：各级人员都是组织之本，只有他们的充分参与，才能使他们的才干为组织带来效益。

（4）过程方法：将活动和相关的资源作为过程进行管理，可以更高效地得到期望的结果。

（5）管理的系统性：将相互关联的过程作为系统加以识别、理解和管理、有助于组织提高实现目标的有效性和效率。

（6）持续改进：改进是指为改善产品质量以及提高过程的有效性和效率所开展的活动，当改进是渐进的且是一种循环的活动时，就是持续改进。

（7）以事实为决策的依据：有效决策是建立在数据和信息分析的基础上的。

（8）供方互利原则：组织与供方是相互依存的，互利的关系可增强双方创造价值的能力。

2. ISO 9000 族标准构成　ISO 9000 族标准包括四个核心标准及其他支持性标准和文件。四个核心标准包括 ISO 9000《质量管理体系——基础和术语》、ISO 9001《质量管理体系——要求》、ISO 9004《质量管理体系——业绩改进指南》、ISO 19011《质量和/或环境管理体系审核指南》；支持性标准和文件有包括 ISO 10012《测量控制系统》、ISO/TR 10006《质量管理——项目管理质量指南》、ISO/TR 10007《质量管理——技术状态管理指南》、ISO/TR 10013《质量管理体系文件指南》、ISO/TR 10014

《质量经济性管理指南》、ISO/TR 10015《质量管理——培训指南》等。

3. ISO 9000 族标准在卫生服务质量管理中的应用特点

（1）组织结构及服务过程的特点：不同级别卫生服务机构的组织结构不同，要求质量管理接口严密和一体化管理，并根据不同的卫生服务过程分别策划、分解和编制控制程序。

（2）顾客的特点：顾客是患者，质量管理体系应考虑患者的特殊性，包括医疗需求的特殊性、医患关系的特殊性和满意度监测的特殊性等。

（3）服务及服务实现的特点：主要表现在策划的多层次以及实现过程的个体化、多样化和过程控制的复杂性，体现了卫生工作较高的专业化要求。

（4）"合同评审"的特殊性：卫生服务机构"合同评审"的特点是多元化、多次性，以及法律证据获得的严肃性，如病历、诊断证明书、知情同意书等。

（5）预防措施的特点：质量管理体系的预防措施标准除了一般过程中的预防措施要求外，还必须分别建立感染预防措施标准和风险防范预案。

（6）安全控制的特殊重要性：不安全的卫生服务危及人的健康和生命，是医疗服务的客观存在，也是质量管理首先要控制的问题。

（三）循证医学

循证医学即遵循证据的医学，包括慎重、准确、合理地使用当今最有效的临床依据，对患者采取正确的医疗措施；也包括利用对患者的随诊结果对医疗服务质量和医疗措施的投入效益进行评估。

1. 循证医学的证据质量分级　循证医学的证据质量分级有以下几种划分方法：

（1）美国预防医学工作组的分级方法

Ⅰ级证据：自至少一个设计良好的随机对照临床试验中获得的证据。

Ⅱ-1级证据：自设计良好的非随机对照试验中获得的证据。

Ⅱ-2级证据：来自设计良好的队列研究或病例对照研究（最好是多中心研究）的证据。

Ⅱ-3级证据：自多个带有或不带有干预的时间序列研究得出的证据。非对照试验中得出的差异极为明显的结果有时也可作为这一等级的证据。

Ⅲ级证据：来自临床经验、描述性研究或专家委员会报告的权威意见。

（2）英国的国家医疗保健服务部的分级体系

A级证据：具有一致性的、在不同群体中得到验证的随机对照临床研究、队列研究、全或无结论式研究、临床决策规则。

B级证据：具有一致性的回顾性队列研究、前瞻性队列研究、生态性研究、结果研究、病例对照研究，或是A级证据的外推得出的结论。

C级证据：病例序列研究或B级证据外推得出的结论。

D级证据：没有关键性评价的专家意见，或是基于基础医学研究得出的证据。

总的来说，指导临床决策的证据质量是由临床数据的质量以及这些数据的临床"导向性"综合确定的。尽管上述证据分级系统之间有差异，但其目的相同：使临床研究信息的应用者明确哪些研究更有可能是最有效的。

2. 循证医学的方法

（1）系统评价：系统评价基本过程是以某一具体卫生问题为基础，系统全面地收集全球所有已发表和未发表的研究结果，采用临床流行病学文献评价的原则和方法，筛选出符合质量标准的文献，进一步定性或定量合成，得出综合可靠的结论。同时，随着新的研究结果的出现及时更新。

（2）Meta分析：Meta分析是一种统计方法，用来比较和综合针对同一科学问题所取得的研究成果。Meta分析实质上就是汇总相同研究目的的多个研究结果，并分析评价其合并效应量的一系列过程。

3. 循证医学在卫生服务质量管理中的应用　循证医学在卫生服务质量管理中的应用包括对影响卫生服务质量要素的管理和质量评价标准的循证制订，目前主要集中在质量要素的管理中，如循证诊断、循证治疗、循证护理、药品和技术设备的循证管理、循证预防、循证预后估计等。

（四）JCI 标准

JCI 是国际医疗卫生机构认证联合委员会用于对美国以外的医疗机构进行认证的附属机构。JCI 认证是一个严谨的体系，其理念是最大限度地实现可达到的标准，以患者为中心，建立相应的政策、制度和流程以鼓励持续不断的质量改进并符合当地的文化。JCI 标准涵盖 368 个标准（其中 200 个核心标准，168 个非核心标准），每个标准之下又包含几个衡量要素，共有 1 033 小项。JCI 标准具有如下特点：

（1）广泛的国际性。

（2）标准的基本理念是基于持续改善患者安全和医疗质量。

（3）编排以患者为中心，围绕医疗机构为患者提供服务的功能进行组织，评审过程收集整个机构在遵守标准方面的信息，评审结论则是基于在整个机构中发现的对标准的总体遵守程度。

（4）评审过程的设计能够适应所在国的法律、文化或宗教等因素。

（5）现场评审工作对日常医疗工作干扰小。

（6）以患者为中心的评审过程，采用"追踪法"进行检查，具体体现在评审过程更加关注患者在医疗机构的经历。

（五）卫生服务质量差异分析法

服务质量的差异分析可以帮助管理人员发现质量问题产生的原因，以便采取相应的措施，缩小或消除这些差异，使得服务的质量符合顾客的期望，提高服务满意度。服务质量主要有以下五类差异：管理人员对顾客期望的理解存在差异；管理人员确定的质量标准与管理人员对顾客期望的理解之间存在差异；管理人员确定的服务质量标准与服务人员实际提供的服务质量之间存在差异；服务人员实际提供的服务与机构宣传的服务质量之间存在差异；顾客感知的服务质量或实际经历的质量与期望质量不同。

（六）其他质量管理方法和工具

质量管理方法还有分类法（分层法）、排列图法、因果分析图法、相关图法、控制图法、六西格玛管理、决策程序图法等。

三、医疗质量控制体系

在"质量控制"这一短语中，"质量"一词并不具有绝对意义上的"最好"的一般含义，质量是指"最适合于一定顾客的要求"；"控制"一词表示一种管理手段，包括四个步骤即制订质量标准，评价标准的执行情况，偏离标准时采了纠正措施，安排改善标准的计划。

（一）三级质量控制

医疗质量控制分为三级质量控制：

1. 基础质量控制（前馈控制）　指满足医疗工作要求的各要素所进行的质量管理，包括人员、技术、设备、物资和信息等方面，以素质教育、管理制度、岗位职责的落实为重点。

2. 环节质量控制（实时控制）　对各环节的具体工作实践所进行的质量管理，是全员管理，以病例为单元，以诊疗规范、技术常规的执行为重点。

3. 终末质量控制（反馈控制）　主要是参考各种评审、评价指南及标准，以数据为依据综合评价医疗终末效果的优劣，以质量控制指标的统计分析及质量缺陷整改为重点。

（二）医疗质量控制办法

1. 质控网络　卫生行政部门逐步建立和完善适合我国国情的医疗质量管理与控制体系，国家卫生和计划生育管理委员会负责制订医疗质量控制中心管理办法，并负责指导全国医疗质量管理与控制工作；各级卫生行政部门负责对医疗质量控制中心的建设和管理，建立区域质控网络，并根据法律、法规、规章、诊疗技术规范、指南，制订本行政区域质控程序和标准；医院设置专门质控机构，建立和完善院科两级医疗质量控制体系。

2. 质量考评　卫生行政部门及医疗机构自身定期和不定期进行质量考评。考评结果与机构、科室、个人利益挂钩。

3. 单病种质量控制与临床路径管理 确立控制病种，统一控制指标，建立考评制度。2009 年 12 月原卫生部发布《临床路径管理试点工作方案》，临床路径管理体系已在全国推广实践中。

4. 行政督查 各级卫生行政部门列入常规性工作计划，并按照医疗机构分级管理权限组织实施。经常性检查和突击检查相结合，指导医疗机构进行医疗质量管理，保证医疗质量和安全。

5. 行政处罚 对医疗机构质量方面存在的问题，依据有关法规进行行政处罚，树立正确的医疗质量观，依法保护医患双方的合法权益。

6. 质量评价 充分应用同行评价、质量认证、医院评审、绩效评估等手段，对医疗机构的服务质量进行评价，以促进医疗质量的提高。

7. 社会公示 将医疗机构的质量指标评价结果与费用公示于众，接受群众监督，正确引导医疗消费，以达到提高医疗质量的目的。

（喻允奎）

第四节 医疗安全管理

一、医疗安全

医疗安全是指在医疗服务过程中，通过管理手段，规范各项规章制度，提高医务人员的责任感，保证患者的人身安全不因医疗失误或过失而受到伤害，即不发生医务人员因医疗失误或过失导致患者死亡、残疾以及身体组织、生理和心理健康等方面受损的不安全事件，同时避免因发生事故和医源性医疗纠纷而使医疗机构及当事人承受风险，包括经济风险、法律责任风险以及人身伤害风险等。

为切实保障医疗安全，国家制订了各种管理规范，如《医疗机构消防安全管理》《医疗机构基础设施消防安全规范》《医疗器械临床使用安全管理规范（试行）》《食品安全风险监测管理规定（试行）》《卫生部食品安全事故应急预案（试行）》《消毒产品卫生安全评价规定》《医院感染管理办法》《手术安全核查制度》《医疗机构临床用血管理办法》《抗菌药物临床应用管理办法》《处方管理办法》等。

二、医疗纠纷

医疗纠纷是指医患双方对诊疗结果及其原因产生分歧的纠纷，纠纷的主体是医患双方，分歧的焦点是对医疗后果（主要是不良后果）产生的原因、性质和危害性的认识差距。

（一）医疗纠纷的原因

医疗纠纷的原因有医患两方面。

1. 医方原因

（1）医疗事故引起的纠纷：医院为了回避矛盾，对医疗事故不做实事求是的处理而引起。

（2）医疗差错引起的纠纷：常因患者和医生对是否是医疗事故的意见不同而引起。

（3）服务态度引起的纠纷：多因患方认为医务人员的服务态度不好而引起，特别当患者出现严重不良后果时，患方易与服务态度联系起来而发生纠纷。

（4）不良行为引起的纠纷：医务人员索要红包、开人情方等不良行为而引起。

2. 患方原因

（1）缺乏基本的医学知识。

（2）对医院规章制度不理解。

（3）极少数患方企图通过医闹来达到谋利目的。

（二）医疗纠纷的解决

医疗纠纷可以通过一定程序进行处理。首先是医疗机构和患者及家属进行协商解决；自行协商解决不成，可以通过调解来解决，调解的方式主要有：

1. 行政调解　由卫生行政部门出面召集纠纷双方，在自愿基础上协调双方的立场和要求，最终解决纠纷。
2. 律师调解　聘请律师，由律师进行调解。
3. 仲裁调解　由地位居中的民间组织依照一定的规则对纠纷进行处理并做出裁决。
4，诉讼调解　向人民法院起诉。

三、医疗事故

（一）医疗事故的概念

根据 2002 年 4 月中华人民共和国国务院令第 351 号《医疗事故处理条例》，医疗事故是指医疗机构及其医务人员在医疗活动中，违反医疗卫生管理法律、行政法规、部门规章和诊疗护理规范、常规，过失造成患者人身损害的事故。认定医疗事故必须具备下列五个条件：

（1）医疗事故的行为人必须是经过考核和卫生行政机关批准或承认，取得相应资格的各级各类卫生技术人员。

（2）医疗事故的行为人必须有诊疗护理工作中的过失。

（3）发生在诊疗护理工作中（包括为此服务的后勤和管理）。

（4）造成患者人身损害。

（5）危害行为和危害结果之间，必须有直接的因果关系。

（二）医疗事故的等级

根据对患者人身造成的损害程度，医疗事故分为四级：

一级医疗事故：造成患者死亡、重度残疾的。

二级医疗事故：造成患者中度残疾、器官组织损伤导致严重功能障碍的。

三级医疗事故：造成患者轻度残疾、器官组织损伤导致一般功能障碍的。

四级医疗事故：造成患者明显人身损害的其他后果的。

为了更科学划分医疗事故等级，2009 年 9 月原卫生部发布《医疗事故分级标准（试行）》，列举了医疗事故中常见的造成患者人身损害的后果，该标准中医疗事故一级乙等至三级戊等对应伤残等级一至十级。

（三）医疗事故的处置

医疗机构应当设置医疗服务质量监控部门或者配备专（兼）职人员，具体负责监督本医疗机构的医务人员的医疗服务工作。医疗机构应当制订防范、处理医疗事故的预案，预防医疗事故的发生，减轻医疗事故的损害。医务人员在医疗活动中发生或者发现医疗事故、可能引起医疗事故的医疗过失行为或者发生医疗事故争议的，立即向所在科室负责人报告，科室负责人向本医疗机构负责医疗服务质量监控的部门或者专（兼）职人员报告；负责医疗服务质量监控的部门或者专（兼）职人员接到报告后，立即进行调查、核实，将有关情况如实向本医疗机构的负责人报告，并向患者通报、解释。发生医疗事故的医疗机构应当按照规定向所在地卫生行政部门报告。

发生或者发现医疗过失行为，医疗机构及其医务人员应当立即采取有效措施，避免或者减轻对患者身体健康的损害，防止损害扩大。发生医疗事故争议时，病历资料应当在医患双方在场的情况下封存和启封；疑似输液、输血、注射、药物等引起不良后果的，医患双方应当共同对现场实物进行封存和启封，需要对血液进行封存保留的，医疗机构应当通知提供该血液的采供血机构派员到场，封存的病历及现场实物由医疗机构保管。需要检验的，应当由双方共同指定的、依法具有检验资格的检验机构进行检验；双方无法共同指定时，由卫生行政部门指定。患者死亡，医患双方当事人不能确定死因或者对死因有异议的，应当进行尸检，尸检应当经死者近亲属同意并签字，尸检应当由按照国家有关规定取得相应资格的机构和病理解剖专业技术人员进行。

（四）医疗事故的技术鉴定

医疗事故技术鉴定由双方当事人共同委托负责医疗事故技术鉴定工作的医学会组织鉴定。地（市）级医学会负责组织首次医疗事故技术鉴定工作；省（自治区、直辖市）地方医学会负责组织再次鉴定工作；必要时，中华医学会可以组织疑难、复杂并在全国有重大影响的医疗事故争议的技术鉴定工作。

医学会建立专家库，专家库由具备良好业务素质和执业品德，受聘于医疗卫生机构或者医学教学、科研机构并担任相应专业高级技术职务3年以上的医疗卫生专业技术人员或具备高级技术任职资格的法医组成。参加医疗事故技术鉴定的相关专业的专家，由医患双方在医学会主持下从专家库中随机抽取，涉及死因、伤残等级鉴定的，应当从专家库中随机抽取法医参加专家鉴定组。双方当事人提交进行医疗事故技术鉴定所需的材料、书面陈述及答辩，专家鉴定组认真审查，综合分析患者的病情和个体差异，做出鉴定结论，并制作医疗事故技术鉴定书。

（五）医疗事故的行政处理与赔偿

卫生行政部门依据医疗事故技术鉴定结论，对发生医疗事故的医疗机构和医务人员做出行政处理以及进行医疗事故赔偿调解。医疗事故赔偿计算包括医疗费、误工费、住院伙食补助费、陪护费、残疾生活补助费、残疾用具费等项目，并考虑医疗事故等级、医疗过失行为在医疗事故损害后果中的责任程度因素、医疗事故损害后果与患者原有疾病状况之间的关系等因素确定具体赔偿数额。经调解，双方当事人就赔偿数额达成协议的，制作调解书，双方当事人履行。医疗机构发生医疗事故的，由卫生行政部门根据医疗事故等级和情节，给予警告；情节严重的，责令限期停业整顿直至由原发证部门吊销执业许可证。对负有责任的医务人员依照刑法关于医疗事故罪的规定，依法追究刑事责任；尚不够刑事处罚的，依法给予行政处分或者纪律处分，并可以责令暂停6个月以上年以下执业活动，情节严重的，吊销其执业证书。

四、医疗损害责任

2009年12月由中华人民共和国第十一届全国人民代表大会会议通过并发布《中华人民共和国侵权责任法》，2010年7月起实施，对医疗损害责任做了新的规定，为依法行医、依法维权、依法解决医患纠纷提供了法律依据。该法规定的医疗损害责任主要有：患者在诊疗活动中受到损害，医疗机构及其医务人员有过错的；医务人员在诊疗活动中未向患者说明病情和医疗措施；医务人员在诊疗活动中未尽到与当时的医疗水平相应的诊疗义务；医疗机构违反法律、行政法规、规章以及其他有关诊疗规范的规定，隐匿或者拒绝提供与纠纷有关的病历资料，伪造、篡改或者销毁病历资料；因药品、消毒药剂、医疗器械的缺陷，或者输入不合格的血液造成患者损害；医疗机构及其医务人员泄露患者隐私或者未经患者同意公开其病历资料造成患者损害；医疗机构及其医务人员违反诊疗规范实施不必要的检查等。同时也规定，患者有损害，但因患者或者其近亲属不配合医疗机构进行符合诊疗规范的诊疗，或医务人员在抢救生命垂危的患者等紧急情况下已经尽到合理诊疗义务，或限于当时的医疗水平难以诊疗等情形，医疗机构不承担赔偿责任。医疗机构及其医务人员的合法权益受法律保护，干扰医疗秩序，妨害医务人员工作、生活的，应当依法承担法律责任。

五、医疗质量安全事件报告

2011年1月卫生部发布《医疗质量安全事件报告暂行规定》《医疗质量安全告诫谈话制度暂行办法》，并启用医疗质量安全事件信息报告系统。医疗质量安全事件分级及报告时限如下：

一般医疗质量安全事件：造成2人以下轻度残疾、器官组织损伤导致一般功能障碍或其他人身损害后果。医疗机构应当自事件发现之日起15日内，上报有关信息。

重大医疗质量安全事件：造成2人以下死亡或中度以上残疾、器官组织损伤导致严重功能障碍；造成3人以上中度以下残疾、器官组织损伤或其他人身损害后果。医疗机构应当自事件发现之时起12小时内，上报有关信息。

特大医疗质量安全事件：造成 3 人以上死亡或重度残疾。医疗机构应当自事件发现之时起 2 小时内，上报有关信息。

有关卫生行政部门对医疗机构的医疗质量安全事件或者疑似医疗质量安全事件调查处理工作进行指导，必要时可组织专家开展事件的调查处理。

医疗机构发生重大、特大医疗质量安全事件的；发现医疗机构存在严重医疗质量安全隐患的，卫生行政部门在 30 个工作日内组织告诫谈话，谈话对象为医疗机构的负责人。告诫谈话结束后，谈话对象应组织落实整改意见并提交书面整改报告，卫生行政部门对整改措施的落实情况及其效果进行监督检查。

六、小结

（1）医政管理是政府卫生行政部门依照法律法规及有关规定对医疗机构、医疗技术人员、医疗服务及其相关领域实施行政准入并进行管理活动的过程。本章阐述了医政管理的内容和职能范围。明确表述了国家对卫生行业的服务要素实行准入管理，包括医疗机构准入、医疗卫生专业技术人员准入、医疗技术应用准入管理及手术分级管理、大型医疗设备配置准入管理。

（2）医疗质量管理是一个严谨而全面的系统工程，要加快建立和完善适合我国国情的医疗质量管理与控制体系。本章介绍了目前常用的医疗质量管理与控制方法。

（3）医疗安全是医疗服务的生命线，要积极防范和依法处置医疗纠纷和医疗事故，针对医疗安全管理，文中分别对医疗事故的等级、医疗事故处置及技术鉴定，医疗事故的行政处理、医疗质量安全事件报告等做了介绍。依法依规行医、保障医疗质量和医疗安全是卫生管理的重中之重。

（喻允奎）

第三章

医院教学概论

第一节　新时期医学教育的要求

百年大计，教育为本。新中国成立60年来，我国的医学教育事业取得了瞩目成就，遵循医学教育的规律，逐步形成了医学教育的管理运行机制，建立了院校基础教育、毕业后教育和继续教育连续完整的医学教育体系，医学教育的规模、质量、效益有了显著提高。21世纪，随着医学科技的迅猛发展、疾病谱的不断变化、服务模式的重大变革以及人民群众对服务要求的日益增高，医学教育的发展面临着新形势和新问题，包括教育的理念、模式、方法等关键问题，都需要努力改进与不断完善，以适应社会发展的需求。

医学教育的根本目标是为社会培养合格、优秀的医疗卫生人才，新时期的医学教育要按照面向现代化、面向世界、面向未来的要求，适应全面建设小康社会、建设创新型国家的需要，以质量为核心，改革创新，推动医学教育事业在新的历史起点上科学发展。2007年10月，胡锦涛总书记在党的十七大上提出："要全面贯彻党的教育方针，坚持育人为本、德育为先，实施素质教育，提高教育现代化水平，培养德智体美全面发展的社会主义建设者和接班人。"

在卫生部、教育部联合印发的《关于加强医学教育工作提高医学教育质量的若干意见》中强调医学教育的核心是提高人才培养的质量，根据新时期医学模式和我国卫生服务的发展要求将德育和职业素质培养列为医学教育人才培养的重要内容，加强道德责任感，强化人际沟通能力和人文关怀精神的培养，要用科学发展观统领教育改革与发展，将以人为本的理念贯穿于教育的全过程，要改革医学教育的培养模式、课程体系、教学方法手段，加强毕业后教育和继续医学教育。国家新的医改方案也体现出对医学教育的高度重视，加大医学教育投入，完善住院医师规范化培训制度，大力推进临床医学教育的规范化、标准化，同时，要重视发展面向农村、社区的高等医学教育，为我们新时期医学教育的发展指明了方向，为医学人才的培养明确了目标。

（高　杰）

第二节　医院在医学教育中的地位

医学是一门实践性很强的学科，医学教育具有社会性、实践性和服务性的特点。临床医学专业的教学由两个部分组成，即基础医学和临床医学。基础医学的教学主要在大学（或医学院）内进行，而临床医学的教学则在附属医院、教学医院内进行。临床医学教学包括临床理论授课、见习和实习，是保证和提高医学人才培养质量的重要环节和必要手段，与此同时，国内外医学教育发展趋势强调医学生早期接触临床、促进基础与临床的融合，倡导从传统的"以学科为中心"向"器官系统为中心"的转变，进一步凸显临床教学的重要性。

医院担负着医疗、科研和医学人才培养的重任，在医学教育中起着非常重要的作用，根据医院与医学院的隶属关系、医院的规模以及学科的设置，医院可以分为附属医院、教学医院和实习医院，附属医院、教学医院是最主要的教学基地，其中附属医院因学科齐全、设施先进，拥有一大批优秀的著名专家教授和高水平青年医师，在教学和研究方面具有丰富的经验和良好的基础，在医学教育中具有非常特殊的地位和作用。医师是一个需要终身学习的职业，需要在实践中不断积累、感悟，院校教育只是医学入门的基础教育，而医院是医师获取知识、培养能力、提高素质的实践场所，对其今后职业生涯的影响举足轻重。目前我国大多数医学院校并入综合性大学，国际化进程加速，面对新形势，要充分认识到医院（尤其是附属医院）在医学教育中的重要作用，把教学建设要纳入附属医院发展的整体规划，要保证一支稳定、优秀的临床教学队伍，不断创新、完善医学实践教学体系，为社会培养合格、优秀的医学人才。

（高　杰）

第三节　医院教学工作的目标和特点

我国已经形成了医学院校的基础教育、毕业后教育和继续教育的医学教育体系，附属医院、教学医院承担着医学院校基础教育中的临床教学（理论授课、临床见习、实习），毕业后教育和继续医学教育必须在省市的各级医院开展，对象包括医学生、研究生、进修生、护士生、住院医师等。随着新医改方案的逐步实施，住院医师规范化培训制度将不断推进，分布在各附属医院、教学医院的培训基地将承担住院医师的规范化培训，医学生从学校毕业后，必须经过规范、系统的培训后再正式走上工作岗位，院校教育和毕业后教育的衔接必将更加紧密，因此，我们的医院教学工作在进一步强调医学生理论课教学、见习和实习基础上，还要增强对住院医师的教育和培训。

医学生完成基础医学课程后进入临床医学学习阶段，由医院承担教学工作包括理论授课、讲座、示教、查房、病案讨论等，在带教老师指导下，通过管理病床、参加医疗操作，使学生的基础理论知识与临床实践相结合，医院在保障患者合法权益的前提下，规范临床实践教学行为，在实践中提高医学生分析问题和解决问题的能力，提高临床技能，培养学生关爱患者、尊重他人、尊重生命的职业操守和团队合作精神，增强学生的道德责任感，将预防疾病、解除病痛和维护民众的健康利益作为自己的终身职业责任，从而为社会培养高素质的医学人才。

医院教学工作主要由一批博学多识、经验丰富的临床教师队伍承担，住院医师既是教学、培训的对象，也是医学生临床学习过程中的良师益友，他们同时还需要完成繁重的医疗和科研任务。医院教学工作与院校的基础医学教学相比具有以下特点：

1. 医院教学工作具有实践性　这是医院教学工作的一大特点，需要不断强化过程管理，完善实践教学环节。医学生在完成院校基础医学教育后，只是获得书本上的理论知识，真正临床知识、临床技能、专业素质是在上级医师的指导下，不断实践获得的，要经常接触患者，密切观察病情变化，注意患者饮食、睡眠等，定期记录病程；对危重患者应轮流守护，进行特别医疗护理，及时完成病志、病程记录以及执行各种医疗常规、进行严格的交接班制度等。尽管临床技能培训中心各种先进的模拟设施为培训提供了便利，有助于强化基本技能训练，但万不可因此忽视对患者的密切接触和观察，一定要通过床边教学、实习等环节，使学生有更多的实践机会，在实践中锻炼临床处理能力，强化临床思维，从而提高分析问题、解决问题的能力。

2. 医院教学工作具有服务性　医疗服务始终是医院的首要任务，医院教学工作主要在提供医疗服务的过程中进行，医学生在临床学习过程中需要与患者沟通交流，将患者的症状、体征、各种临床检查和化验资料加以收集和整理，教师在服务中教，学生在服务中学，培养学生的沟通能力、服务意识与奉献精神，同时，应当尊重患者的知情同意权和隐私权，不损害患者的合法权益，为此，卫生部、教育部联合颁发了《医学教育临床实践暂行规定》，指导医院的临床教学实践活动。

3. 医学教学工作还具有社会性　医学教育的目标是培养服务社会的优秀医学人才，将来服务对象是人，须加强沟通能力、人文道德等综合素质的培养，做人、做事、做学问，使医学生首先要做一个优秀的公民，学会处理好与上级医师、同事、患者的关系，才能逐步成为一名合格的新时期医学人才。

（高　杰）

第四节　医院教学工作与医疗、科研的关系

附属医院、教学医院大多数历史悠久，具有良好的学术氛围，在学科建设、人才培养和医院管理等有着坚实的基础，医院的规模、设备和条件也优于普通医院。

医疗工作既是医院的根本任务，也是医院生存发展的基础，与此同时，教学与科研的作用亦不可或缺。从医学发展的历史可以清晰地看到，科学研究是促进20世纪医学飞速发展的关键，而教学是包含在医疗和科研活动过程当中，密不可分，相互促进。

医院的教学工作可促使医疗工作规范化、正规化和标准化，使各种临床资料更为完整。教学相长，在教学活动中，临床教师需要学习理论，融会贯通，不断提高自己的知识与水平，善于思考，理论与实践结合，从而促进医院的医疗水平、学科建设和人才培养，所以，教学可以促进医疗。反之亦然，医疗可以辅助教学，医院优秀的临床教师队伍、高超的医疗技术水平是做好教学工作的根本保障。

医院开展教学工作有利于临床科研工作的开展和医学人才的培养。科学研究在新世纪医学发展中的重要性日益凸显，它离不开教育和人才培养，而良好的科研基础可以显著促进医疗和教学质量的提高，乃至引领发展的方向。

总而言之，医院医疗、教学、科研工作相辅相成，作为附属医院、教学医院，这三项任务是缺一不可的，正确处理三者之间的关系，才能使医院全面协调、可持续发展。

（高　杰）

第四章

医院教学工作的组织机构和分工

第一节　医院教学工作的组织机构

1992 年国家教育委员会、卫生部、国家中医药管理局颁发《普通高等医学院校临床教学基地管理暂行规定》（以下称"规定"），在印发"规定"的通知中指出："我国普通高等医学教育，尤其是以培养临床医师为目标的临床医学类、口腔医学类和中医学类专业的临床教学是重要的教学环节，新中国成立以来，各高等医学院校的临床教学基地，在医科高级专门人才培养方面发挥了重要作用。"由此可见，各级医院的教学组织机构是临床教学基地建设的必要条件，它将领导和实施由医学院校下达的临床教学任务。

一、医院

根据"规定"临床教学基地分附属医院、教学医院和实习医院三种类型，医院有承担一定教学任务的职责和义务，尤其是附属医院。

（一）附属医院

高等医学院校的附属医院是学校的组成部分。附属医院是独立法人单位，但人事、行政、组织管理仍归属学校。除了医疗和科研，临床教学工作也是附属医院必须承担的一项基本任务。附属医院的设置、规模、结构及其教学工作水平，是对高等医学院校进行条件评估的重要依据之一。目前国内许多高等医学院校已并入综合性大学，医学院及附属医院的建设也被列入了大学优秀评估的重要内容。因此，综合性大学的领导以及职能部门也必须充分重视附属医院的发展。附属医院担负的医疗、教学和科研三项任务，不仅面向社会开展医疗卫生服务，而且医学教育的临床教学主要在医院内进行，还涉及各层次人才培养和医学科学的各项研究，它不能等同于学校的其他附属单位，如工厂、校办三产等。附属医院的主要教学任务是临床课程教学、临床见习、临床实习。

附属医院应具备的基本条件：

（1）综合性附属医院应有 500 张以上病床（中医院应有 300 张以上病床），科室设置应该齐全，其中内、外（中医含骨伤科）、妇、儿病床要占病床总数的 70% 以上。口腔专科医院应有 80 张以上病床和 100 台以上牙科治疗椅。

（2）具有本、专科毕业学历的医师占医师总数的 95% 以上，其中具有正、副高级职称的人员占 25% 以上。

（3）应具有必要的临床教学环境和教学建筑面积，包括教学诊室、教室、示教室、学生值班室、学生宿舍和食堂等。

按全国医院分级标准，本科院校的附属医院应达到三级甲等水平，专科学校的附属医院应达到二级甲等以上水平。附属医院病床总数应不低于在校学生人数与病床数 1：0.5 的比例。附属医院的医疗卫生编制按病床数与职工 1：1.7 的比例配给。学校按教职工与学生 1：6 ~ 1：7 的比例配置附属医院教学编制。附属医院应保证对教学病种的需要，内、外、妇、儿各病房（区）应设教学病床，专门收治教学需要病种的患者。

附属医院直属于高等医学院校领导与管理，完成教学任务；同时，接受卫生行政部门的医疗卫生方面的业务指导。附属医院的卫生事业经费（包括经费、基建费、设备费、维修费等）由学校的主管部、委或学校所属的省、自治区、直辖市的卫生主管部门下拨，并由卫生主管部门负责解决附属医院建设和发展所需的投资。附属医院的一般教学仪器设备和按接纳每名学生 $8 \sim 10m^2$ 核算的教学用建筑面积，由学校主管部门解决。

附属医院一般应实行系、院合一的管理体制。临床医学系（院）的主任（院长）、副主任（副院长）应兼任附属医院的院长、副院长，并由学校任命。附属医院应设有专门的教学管理处、室，并配备足够数量的专职教学管理干部；医学院校的临床各科及医技各科教研室应设置在附属医院内，各教研室主任兼任临床科室或医技科室主任。近几年，由于医学院与综合性大学合并，医学院、系、医院之间的管理体制在某些学校出现不同于以上介绍的情况，有待于实践后总结。

（二）教学医院

高等医学院校的教学医院是指经卫生部、国家中医药管理局和国家教育委员会备案的并与高等医学院校建立稳定教学协作关系的地方、部门、工矿、部队所属的综合医院或专科医院，承担高等医学院校的部分临床理论教学、临床见习、临床实习和毕业实习任务。

教学医院应具备的基本条件：

（1）综合性教学医院应有 500 张以上病床（中医院应有 300 张以上病床），内、外、妇、儿各科室设置齐全，并有能适应教学需要的医技科室。专科性教学医院应具备适应教学需要的床位、设备和相应的医技科室。

（2）有一支较强的兼职教师队伍。具有本科、专科毕业学历的医师占医师总数的 70% 以上。有适应教学需要的医德、医风良好、学术水平较高的学科带头人和一定数量的技术骨干，包括承担临床课理论教学任务的具有相当于讲师以上水平的人员和直接指导临床见习、实习的住院医师以上人员。

（3）应具有必要的教室、阅览室、图书资料、食宿等教学和生活条件。

按照全国医院分级标准，教学医院应达到三级医院水平。教学医院的教师应能胜任临床课讲授、指导学习、进行教学查房、修改学生书写的病历、组织病案讨论、考核等工作，并结合临床教学开展教学方法和医学教育研究。

教学医院原来隶属关系不变，医疗卫生、科研任务不变。各省、自治区、直辖市教育卫生行政部门要扶持教学医院的建设，并监督和检查教学质量和教学管理工作。高等医学院校的上级主管部门，应定期拨给学校专项实习经费，以教学补贴费的形式统筹拨发教学医院，用以购置一般常用教学仪器设备。学校按标准向教学医院支付学生实习经费。教学医院应修建必要的教学专门用房，按每生 $4m^2$ 核算，所需经费主要由高等医学院校的上级主管部门拨款解决，同时教学医院的上级主管部门应给予适当的投入。

教学医院应有一名院领导负责教学工作，并设立教学管理机构，配备专职及兼职教学管理、学生思想政治教育和行政管理人员。

（三）实习医院

高等医学院校的实习医院是学生临床见习、临床实习、毕业实习和接受医药卫生国情教育的重要基地。实习医院是经学校与医院决定，与高等医学院校建立稳定教学协作关系的地方、部门、工矿、部门所属的医院，承担高等医学院校的部分学生临床见习、临床实习和毕业实习任务。实习医院由学校分别向学校主管部门、医院主管部门备案。

实习医院应具备的基本条件：

（1）综合性实习医院一般应内、外、妇、儿各科设备齐全，并有能适应各种实习需要的医技科室。专科性实习医院要具备适应学生实习所必需的床位、设备和相应的医技科室。

（2）有一支较强的卫生技术队伍，有一定数量的适应教学需要的技术骨干，能保证直接指导毕业实习的住院医师以上人员。

（3）具备必要的图书资料、食宿等教学和学生生活条件。

实习医院的教师应能胜任指导毕业实习、进行教学查房、修改学生书写的病历、组织病案讨论等工作。

实习医院隶属关系、任务建设投入、管理机构等要求均与前面叙述的教学医院类同，但修建教学专门用房按每生 $2.5m^2$ 核算。

二、教育处（或科教科）

不管是附属医院，还是教学医院、实习医院，医院承担临床教学任务应由职能部门，如教育处、科教科或医教科具体管理。现在综合性附属医院的教育处，下设教务科、继续教育科、学生科等。教育处负责医学院校临床教学（主要是本科教学）、毕业后教育和继续教育的具体管理，教学业务工作则由系（教研室）安排教学小组或参加教学工作的临床医师完成。一般由医学院教学管理部门（如教务处）将教学任务安排到各专业、系（教研室），如临床医学专业内科学、外科学、妇产科学、儿科学等。然后再由系（教研室）主任将教学计划和要求下达到医院的教育处教务科，由教育处教务科再将教学任务做安排，使其能良性运作，最后下达到各临床科室或参加教学工作的临床医师。

医院教育处（或科教科）受医院教学副院长直接领导。组织实施各项教学任务，按照教学计划要求检查各临床科室完成教学任务的情况，并听取实习医师意见不断改进教学运转，不断提高教学质量。同时也主动征求临床教学人员对教学计划和学生学习情况的意见，向有关专业、系或医学院教务主管部门反映意见，以期完善教学计划的安排。教育处（或科教科）要有管理干部经常深入教学课堂、病房、学生宿舍，了解学生的学习情况和生活情况，发现问题及时解决。在管好临床教学的同时也要重视教学档案的管理，并做好教学课堂、各种教学设备仪器以及学生宿舍的管理工作，以保证临床教学的正常运转。

三、系（或教研室）

最近几年，由于医学教学改革浪潮的推动，不仅医学院校与综合性大学合并，而且专业、系也开始合并，谋求学科之间的交叉、融合，因此，许多院校设立了新的系，同时也保留某些学科的教研室。基础医学学科中，新建立解剖与组织胚胎学系、病原生物学系、生理学与病理生理系、生物化学与分子生物学系等。临床医学学科中，如内科学系、外科学系、妇产科学系、儿科学系、眼科学系、耳鼻咽喉科学系、神经病学系、精神卫生学系、中西医结合学系等。

医学院校临床教学教研室设置有两种体制。一种是在医学院校内设置临床教研室属学校相关专业或系领导。有教学任务时，带领学生到医院进行教学。无教学任务时，则到医院相应科室参加一部分临床工作，但其人事编制在学校，组织上亦由学校专业、系、教研室管理。这种体制已不多见，国内大多数医学院校临床教学人员都已归并附属医院。另一种体制是临床各系（教研室）设在医学院校附属医院内，由临床医师负责临床课程的讲课、示教和医学生临床实习。临床教学的具体安排、运转都由医院教育处（或科教科）负责。医学教学任务安排到各临床科室，任务多的科室可以专门设立相应的教学小组。根据教学任务多少，抽调临床医师定期轮换，使临床医师避免长期脱离临床，既可全面提高临床医师的教学能力，又有利于教学与临床相结合，有利于培养临床教学的师资队伍。

（杨　菲）

第二节　医院教育机构的工作职责和职权

一、教学院长

医院教学工作由医学院校负责教学的院长和医院负责教学的副院长领导管理。医院教学工作必须坚持教书育人，培养学生具有良好的医德医风；坚持理论联系实际，重视医疗卫生的预防观念和群体观念教育，确保教学质量。具体职责如下。

（1）把握住医学教育的方向和要求，医院教学工作是教书育人，培养合格的医学人才。

（2）协调医院教育处与医院其他处（科）如医务处、科研处的关系，加强与医学院校及其他学院专业、系的沟通，以保证临床教学任务完成。

（3）重视临床学科的建设和临床师资队伍的培养，使临床医师的教学能力不断提高，教学与医疗、科研相结合，临床与基础相结合。

（4）负责审定系、教研室每学期任课教师，教学进度计划，教学大纲（或实习大纲）及教材、讲义，审定期末考试及毕业考试的考题。

（5）对临床教学人员的工作进行考核和评定，并对这些人员的选留、调动、晋级、进修、留学等提出具体意见，经党政联席会议讨论，报请医学院校领导审批。

（6）领导班主任和教师做好学生思想政治工作，开展适合学生特点的有益活动，使学生德、智、体、美等全面发展。做好毕业生的就业教育和就业指导工作。

（7）按规定处理学生的学籍和奖惩，提出具体意见，经党政联席会议讨论，报请医学院校领导审批。

（8）组织教学工作研讨会，交流临床教学经验。处理其他行政事务工作，包括对教师的教学课时津贴、教学用房的改建和扩建、教学仪器和设备的经费预算管理等。

（9）熟悉和了解医学科学发展的动向，医学教育改革的趋势，对临床教学改革做出前瞻性的思考，提出应对措施。

（10）抓好毕业后教育、继续教育，为医院人才梯队建设夯实基础，为医院进一步发展提供人力资源。

二、教育处

医院教育处（或科教科）在医院教育副院长领导下，以教学为中心，搞好临床教学，并实施毕业后教育和继续教育。目前，国内有的医院教育处（或科教科）也将研究生教育列入管理范围。

临床教学是教育处（或科教科）主要工作之一，具体职责如下：

（1）根据各系（教研室）的临床教学要求及具体教学条件，因地制宜，规划每学年每学期的各学制医学生的教学任务，安排好课程表及示教、见习和实习。

（2）协调各学院、专业、系（教研室）之间的教学关系，以保证教学任务顺利完成。

（3）深入教学实践，做好教学调查反馈，统计教学工作量、教学质量评估等工作，使教学质量监控机制正常运转，为临床各系（教研室）及临床医师提供教学质量反馈意见，有利于提高教学质量。

（4）做好学生成绩登记、学生品德评定、各类奖学金等奖励评审工作。

（5）加强学生就业指导：做好毕业生的推荐、见面等工作。

（6）部署教师与学生的思想政治工作及精神文明建设计划，不断提高政治、文化等素养，增强服务意识。

（7）制订和实施教育处（或科教科）提高行政管理工作水平。工作人员岗位职责，定期督促、检查执行情况。

（8）制订和实施各项规章制度，实现管理的制度化和规范化，使教学管理有序，保证医院教学任务完成。

（9）做好安全保卫、爱国卫生等工作。

（10）定期召开本处（或科）办公会议，沟通思想，讨论工作，安排教学进度等。

三、系、教研室

系、教研室（教学组）是医院教学的基层教学单位，它在完成临床教学任务和提高教学质量中起着十分重要的作用。在医学院校和医院的领导下，系、教研室主要把教学工作放在首位，按照教学计划，认真完成所承担课程的教学任务，进行教学改革，不断提高教学质量并努力开展科学研究，做好师资培养工作。

具体职责如下：

（1）领导和组织执行教学计划选编教材，拟定教学大纲、教案和试题、组织分析试卷，建立试题库。

（2）组织新任课教师的试讲、检查教案组织教学评估和检查性听课，监控教学质量。

（3）加强课程建设，根据临床教学需要，组织编写新教材、实习指导等，以不断更新教学内容。

（4）领导和组织制订科学研究计划并开展教学法研究，经常检查各课题的进行情况，积极开展学术活动，提高学术水平。

（5）领导和制订本教研室师资队伍建设规划，并定期检查落实情况每学期的任课教师名单由系、教研室审批。组织对本教研室成员进行考核，作为聘任、奖惩及晋级的条件。

（6）领导和组织住院医师的培养工作对新聘的住院医师要进行上岗培训，安排轮转培养。

（7）领导和组织研究生、进修生的培养工作。

（8）做好教学文件、教学资料的收集、整理和管理工作。

（9）主持教研室会议每月至少举行一次全体教研室成员会议，讨论教研室工作中的重要问题。

（10）系、教研室主任负责教研室全面工作可设副主任若干人，协助主任工作。根据需要还可设教学秘书、科研秘书、行政秘书，协助主任管理各项工作。

四、教师

临床教学及毕业实习是医学教育重要的阶段，临床教学的质量直接影响对医学生的医德医风培养和临床实际工作能力，而临床教师对保证临床教学质量起着关键性作用。具体职责如下：

（1）必须强化教学意识严谨治学，钻研业务，按照教学大纲，认真备课，写好教案，严密组织教学过程，不断改进教学方法，提高教学效果。

（2）提高临床示教质量加强对见习、实习学生的思想教育和业务指导，着重培养学生临床分析问题、解决问题的能力，加强学生动手操作和基本技术的训练。在临床教学过程中注意临床与基础结合。

（3）教书育人是教师的主要职责临床教师应该把医德教育与临床教学统一起来，寓德育于智育之中，对学生要敢于严格要求，积极引导学生德、智、体、美等全面发展。

（4）严格教学纪律保证各个教学环节按时按质完成，做好课程期末考试、毕业实习出科考核及综合评分工作。严于律己，在医疗工作中，发扬一切为了患者的精神，医德高尚，医风端正，医术精良，尽力解除患者病痛。注意教师的礼仪形象，言传身教，做学生的表率。

（杨　菲）

第五章

医院教学工作的实施

第一节　医院教学工作的实施依据

教学医院，无论是综合大学、医学院校的附属医院，还是作为临床的教学基地、教学点，都或多或少地参与并承担着本科生临床教学全过程的工作任务。从专业培养方案的确定、到培养方案的实施，直至实施效果的评价，其中的每个部分、每一环节都是医院本科教学工作的重要内容。医院本科教学目标的确定、教学工作的实施必须兼顾经济、政治、社会等多方面的因素，才能保证医院教学工作的质量，促进医院本科教学健康、稳定、可持续地发展。医院本科教学工作的实施需依据如下方面内容。

一、充分体现党和国家教育方针

教育方针是一个国家或执政党在特定历史时期关于教育的基本指导思想，它是对教育的性质、目的、任务、功能以及实现途径与要求的总方针，教育法规定我国的教育方针是教育必须为社会主义现代化建设服务，必须与生产劳动相结合，培养德、智、体、美全面发展的社会主义事业的建设者和接班人。这是制订专业培养目标，实施本科教学工作的首要依据。党的十七大对于新时期的教育方针有进一步的阐明："坚持育人为本、德育为先，实施素质教育，提高教育现代化水平，培养德智体美全面发展的社会主义建设者和接班人，办好人民满意的教育。"这又为教育的科学发展、可持续发展指明了方向。

二、充分体现我国的卫生工作方针

卫生工作方针是确定医院教学目标、实施医院教学工作的重要依据，高等医学院校培养的医学人才是为人民健康和社会主义现代化建设服务的，是我国卫生事业未来的建设者，教学工作实施的全过程应能充分体现我国的卫生工作方针。

1997 年 1 月 15 日颁布的中共中央、国务院《关于卫生改革与发展的决定》指出："新时期卫生工作方针是：以农村为重点，预防为主，中西医并重，依靠科技与教育，动员全社会参与，为人民健康服务，为社会主义现代化建设服务。"

三、充分体现社会发展和国情

由于社会经济的快速发展、居民健康意识的日益增强、人口老龄化问题日益显现以及计划生育政策的负面影响在城市的逐渐显露，再加之我国经济、卫生资源等在地域上和城乡间存在着极大差异，使社会对卫生服务实际需求发生了巨大的变化，对卫生人力的知识结构和工作职能提出了新的要求：①多层次的需求：既需要基础医疗，又要有高精尖的技术；既需要广覆盖的基本医疗，又需要满足特殊人群的特需医疗；既需要全科医生，又需要培养专科医生；既要考虑城市，又要更好重视农村。②多阶段的需求：出生、婴幼儿、少年、青年、壮年、老年、死亡是人生的自然过程，随着生活水平的提高，对生存质量也有了更高的要求，不再满足于活着，而且要活得好，活得健康，生活质量高。所以家庭病床、老人托所、临终关怀等服务应运而生。因此，在医院确定教学目标、实施教学工作时不仅要主动地去适应当前社会的需要，对卫生服务还应有长期的战略眼光，体现社会和国家的发展。

四、充分体现医学科学发展的方向

1. 学科的交叉和融合　科学技术的飞速发展，对医学科学的发展起了极大的推动作用，使生命学科从群体、个体、细胞直至分子水平的认识相继深入，促进了医学科学的高度分化和高度综合，分子生物学已经并将继续成为医学的带头学科，生物技术和生物医学工程技术将成为医学主导技术。医学与其他学科的结合日益紧密。

2. 医学模式的转变　1977 年世界卫生组织提出了"生物 - 心理 - 社会"医学模式，这远远超越了生物医学的范围，出现了社会医学、行为医学、康复医学、老年医学、医学心理学等一系列现代医学新学科，从而使传统医学的对象含义发生了巨大的变化，医学服务的对象再也不只是患者个体，而是应面向具有自然属性和社会属性的社会群体，医学的含义也扩大成为预防、治疗、康复、保健四位一体的医学卫生工作新观念。这就意味着医生不仅要具有生物医学知识，还要有人文科学、社会科学、行为医学、预防医学等一系列知识。

3. 人类疾病谱的变化　疾病谱的变化要求医生具有新的知识和能力结构。随着经济发展和社会进步，我国的疾病谱发生了很大的变化。20 世纪 70 年代末，我国死因前 3 位疾病是呼吸系统疾病、寄生虫病和传染病、意外伤害，到 2002 年，已经变为恶性肿瘤、脑血管疾病、心脏病。慢性非传染性疾病的发病率、患病率迅速上升。与此同时，一些曾经得到较好控制的传染病又有复燃趋势，而 AIDS、SARS 等新型疾病又威胁着人们的健康、经济的发展和社会的稳定。这一切，都是医院在确定教学目标、实施教学工作时需要加以考虑的问题。

4. 科学技术的发展　随着计算机技术的日益普及，信息高速公路的建立，医疗卫生服务的形式和内容将随之发生变化，全球性的 Internet 信息网络为医疗服务从单个或小范围扩大到全球性服务提供了可能，医学科学发展趋于国际化。另外，高新技术在教学中的应用使医学教学更加形象、生动，可及性更强。因此医院在教学工作实施时，应充分注意科学发展的新情况，在课程设置、教学内容、教学方法及教学进程设置时得到体现。

五、吸取国内外医学教育改革和实践的成功经验

国外的医学教育和医学教育改革历经百余年的探索，走出了一条卓有成效的实践之路。世界卫生组织早在1992 年提出了"五星级医生"的概念，并于 2001 年和世界医学教育联合会联合推荐了涵盖"教育计划"等 9 大领域的《本科医学教育国际标准》。国际医学教育专门委员会亦于 2002 年初出台了《全球医学教育最基本要求》，在承认各国家、地区和医学院校自身特殊性的基础上强调了全球医学教育的核心内容。世界各国都不断地根据人才培养要求进行了课程体系、教学内容、教学模式、教学方法的改革，诸如疾病教学螺旋模式、PBL 等教学方法应运而生。我国的医学教育的发展走过了一条曲折之路，在经历了一系列尝试和改革之后，初步确定了适合国情的医学教育发展方向，同时根据国际标准制订《中国本科医学教育标准》，成为我国本科医学教育的指南。

（杨　菲）

第二节　医院教学工作的实施内容和要求

医院的教学工作几乎涵盖了本科医学教育的全部内容，有的是部分参与的，诸如：专业教学培养方案的制订、课程的开设、教学大纲的编写、课程表的编制、教材的建设及考核等；有的是全程负责的，诸如：课堂授课、临床示教、见习、实习等。

一、教学培养方案

（一）教学培养方案的基本结构

各专业教学培养方案由学校教务处组织编制，医院的部分专家作为本科教育指导委员会的成员参与相关专业教学培养方案的制订。教学培养方案一般采取以下基本格式。

（1）培养目标及培养要求。

（2）修业年限。

（3）课程设置。

（4）指导性修读计划。

（5）必要的说明。

（二）基本内容

各种专业的教学培养方案应明确反映以下基本内容。

1. 培养目标　指出本专业在德、智、体、美应达到的要求，以及本专业应掌握的基础理论、专业知识和实际技能，明确培养层次。

2. 学制　我国现行的本科医学教育学制分为普通学制，包括5年和6年（针对留学生的MBBS）和长学制，包括7年和8年。学制的长短一方面取决于培养对象及其培养目标，另一方面又取决于社会对医学生的需求。

3. 课程设置　课程设置是教学培养方案中的实质性内容，是教学培养方案的重要组成部分。

4. 课程开设顺序　高等医学各专业课程的开设要保持一定的顺序，以保证教学有计划有顺序地进行。目前我国医学专业教育多采用公共基础课、医学基础课、临床基础课、临床医学课的顺序排列，也有部分学校在长学制学生的教育中尝试以临床问题或以系统器官为引导的整合式教学模式。

5. 教学学时数的分配与安排　时数的分配应该是根据培养目标的需要和各门学科的教学任务、教学要求来设定，它包括每门课程的总学时数、理论授课和临床示教的比例、每学期、每周的学时分配与安排。

（三）教学培养方案的类型

医学院校的教学培养方案主要有以学年为基础的培养方案和以学分为基础的培养方案。

1. 学年制教学培养方案　目前我国大多数医学院校采用的是此类培养方案，其特点是：

（1）专业年限十分严格，一般学生都按期毕业不能提前毕业。

（2）所有课程都严格分布在每个学期中，按照学期授课，顺序严格，不能更动。

（3）每门课都有严格的学时，学生必须按照学时上课，不得缺课。

（4）考核成绩多以百分制计，学完每学期规定应修课程，成绩合格，修业期满，即可毕业。

2. 学分制教学培养方案　学分制教学培养方案的主要内容与一般教学培养方案大致相同，特别是培养目标、培养要求、主要课程、修业年限都是根据国家颁布的专业目录的要求，根据各校的具体情况制订的。但同时具有其自身的特点：

（1）弹性制：相比于学年制，其在年限、课程、教学进程，随学生个体的差异有伸缩、调整。

（2）学习年限：对每个专业的学制是固定的，但对学生具体的学习年限可小于学制年限，也可长于学制年限，只要修习完规定的学分，就可毕业。具体年限各校不一，但一般最短和最长有一定限制。对于第二专业的学生更是不受该专业教学计划的学制限制。已学过的课程并获学分者，这些课程皆可免修，其他课程完成规定应获得的学分即可毕业获得证书。

（3）课程设置：必修课是固定的，选修课程门数超过学生选择课程门数的数倍，应分成若干课程群，一般医科分为以下七群：①思想政治和德育教育课程群；②体育、军训教育课程群；③社会、人文课程群；④公共基础课程群；⑤医学基础课程群；⑥专业基础课程群；⑦专业课程群。

（4）课程进程：学分制教学培养方案中也有课程进程，如5年制的学制专业，基本是在5年中学完所有的课程，可按期毕业。但是具有弹性，学有余力的学生可以不受学期课程的限制超前，跨学期、跨学年选课；相反另一些同学可以滞选课，当然必须遵照先基础后专业的顺序选课学习，循序渐进。在课程的开设上，由于有免听重修等选择，为了方便学生选课，一些主干课程会全学年开课，所以在学分制培养方案的执行过程中并不是单纯按教学课程进程来严格地按学期开设课程。

（5）学时：学分制培养方案中学时是作为计算学分的依据，如理论课，每周 1 学时为 1 学分，一般标准学期上课 18 周，18 个学时为 1 个学分。学分制对学生实行自由听课，因此只要能真正掌握规定的知识，通过严格的考试合格即获取学分与成绩，不一定要严格地按学时听课，所以在一定程度上淡化了学时。当然重要的实践性教学环节学生不得缺席，必须严格按学时进行学习。

（6）成绩考核：学分制中成绩考核结果，除有百分制成绩或绩点外，同时计算记载课程、学期、全部学业的绩点，完成学业的标志是在量上要修满规定的学分及课程群的学分，以及达到规定的平均绩点。

二、课程设置

狭义的课程指的是一门学科，广义的课程是指实现培养目标而规定的所有学科，以及这些学科在教学计划中的地位和开设顺序的总称。世界各国的医学课程，大体上分为公共基础课、医学基础课、临床基础课和临床医学课四大类（或将后二类合并为一类）。课程是实现培养目标的重要手段，是教学活动的重要内容，也是全面提高学生综合素质的重要途径，所以，课程改革是教学改革的核心。在本科医学教学中，医院的教师可以单独或联合申请开设课程，而课程是否开设，课程性质的最终是由本科教育指导委员会根据学科发展和人才培养目标予以审定。

（一）课程设置要体现培养目标

面向 21 世纪的高等教育应培养高素质、具有很强获取知识、运用知识能力的开拓性、创新型的医学人才，既要重视知识的传授，又要重视能力的培养，同时要求基础扎实、宽厚、知识面广，适应性强，这是医学科学高度分化又高度综合的发展要求，是医学模式转变的客观需求，是人才更好适应未来社会的需求。

（二）医学课程模式的分类

根据 WHO 和美国伊利诺斯大学医学教育研究中心报告，医学教育的课程模式（curriculum model）可分成三种类型，即以学科为中心的课程（subject centered curriculum）、整合性课程（integrated curriculum）和以能力为基础的课程（competency - based curriculum）。

1. 以学科为中心的课程　就是传统的课程设置，分三大"板块"（公共基础课、基础医学课、临床医学课）、三段式（先基础，后临床，再实习）方式，很多医学院校均采用此种模式。此模式历史悠久、系统性好，但它是以"生物医学模式"为基础的，它强调了学科系统性、完整性，忽视了整体统一性；重视了生物性，疏漏了社会性、心理性，使基础课程和临床课程脱节。使学生的思维方式和创造力受到了一定的限制，不利于学生综合能力的培养。在课程编排上容易造成三多三少的局面：必修课过多、选修课过少；课堂教学时数过多、学生自学时间过少；专业课过多、基础课过少。

2. 整合性课程　许多国家从"生物－心理－社会"医学模式的角度对课程体系的设置进行了改革，按照整体优化的原则，规划、设计新的教学内容和课程体系，通过重组课程，加强不同学科之间的交叉和融合。对课程结构按照淡化专业、强化课程、拓展基础、更新内容、重视实践、适应社会的思路进行重新整合，有横向和纵向两条线。横向整合——基础学科之间、临床学科之间按器官系统整合；纵向整合——基础与临床之间按临床专题整合，组成一些新的课程进行教学。综合性课程的特点是基础与临床联系紧密，教学方式比较活泼。但系统性差、教学难度大。其改革的目标为：

（1）鼓励学生按设定的教学目标进行独立学习并提供更多的自由支配时间。

（2）减少课时数，让学生进行主动的、独立的解决问题的学习，并提高实际工作能力的锻炼和培养。

（3）测试和评价学生的分析问题、解决问题的能力，而不是记忆能力。

（4）把基础课程和临床课程有机结合起来。

（5）鼓励学生选修拓展知识的选修课。

整合性课程的改革又分为：

（1）器官系统模式：其特点是打破传统的学科界限，将不同学科的内容，按人体器官系统在"正常"与"异常"的水平上做横向整合，组成跨学科的整合课程。

（2）问题引导模式：以问题为引导的医学教学模式，是根据医学是一门整体性、实践性很强的科学的特点，通过部分打破学科界限，早期接触临床，结合社区医疗、家庭病房、社会实践等，精心设计一套问题，让学生通过自学、讨论和实践相结合的教学，培养寻找、掌握和运用知识解决问题的能力。

荷兰林堡大学医学院是世界上坚持以从医疗实践中精选出来的大量病例和问题组织教学取得显著成效的医学院校。它的主要做法是将每学年分成 6 段，每段 6 周。每段围绕不同的专题如炎症、肿瘤、发热、失血等进行教学。每周围绕一个专题上 2 次课，讨论 2 个病例，讨论时学生可以自由提问、回答，教师进行启发式诱导。其余时间学生自学。

（3）以哈佛医学院为例的课程体系改革——核心课程、选修课程、必修课程的设立：20 世纪 80 年代初，美国哈佛大学医学院委员会提出了核心课程（core course）这一概念，核心课程目的是培养学生的智能和思维方式，通过核心课程的学习，学生可以了解获取知识、运用和分析知识的方式和手段。通过不断论证，最后确立了十个方面的课程为核心课程范围。核心课程为学生奠定一个广博的基础，为学生的专业学习提供认识问题分析问题的角度和方法，同时也为学生选修其他课程提供一定的参照。选修课为学生在专业课和核心课的基础上进一步发展其兴趣，更广泛地接触新的领域；核心课和选修课同时为学生选择专业提供指导；专业课也在一定程度上限定了学生选修课和核心课的范围。

3. 以能力为基础的课程　这种课程的特点是根据教学任务和教学目标，确定被培养者应具有的能力，再具体制订培养方案。这种模式目标明确，课程灵活。

三、教学大纲

课程教学大纲是按照专业教学培养方案的要求，根据课程在培养方案中的地位、作用及其性质、目的和任务规定课程内涵、教学要求、体系和范围的纲要。教学大纲是实施教育思想和教学培养方案的基本保证，是进行教学、考核和教学质量评估的指导性文件，也是编写（制）教材的依据。临床课程教学大纲的编制是医院参与、实施临床教学工作的重要一环。

（一）制订课程教学大纲的基本原则

1. 符合教学计划的要求，体现培养目标　教学大纲对教学内容的选定，首先要考虑专业目标的要求，并考虑学科自身的特点。大纲是以学科的科学体系为基础的，必须保持学科体系自身的系统性与完整性，并考虑课程体系的目的性和特殊性。要在实现教学培养目标的总前提下，辩证地处理好课程体系与学科体系的关系，注意教学计划中各门课程间的相互联系，既要相互衔接，又要避免遗漏与重复。

2. 有高度的科学性、思想性和实践性　教学大纲应能及时地反映科学研究的最新的进展，贯彻理论联系实际的原则，重视理论知识在实践中的运用和技术训练。

3. 按学科体系和教学法特点　教学大纲的编制既要符合课程的科学体系，又要接受教学原则的制约，遵循由易到难、由简到繁、由浅入深、由点到面循序渐进、由各论到总论的认识规律，并在此基础上科学合理地选择教材，编排教授顺序。

4. 贯彻"少而精，求实效"的原则　教学内容要以必需、够用为度，突出重点。教学大纲的编制应考虑学生的接受能力和学习负担，使编制的教学大纲既切合培养目标的要求，又符合学生的接受能力。

（二）教学大纲的内容和格式

教学大纲应包括大纲说明、讲课与示教（见习）的学时分配，教学内容和教学要求三个部分。

1. 第一部分：大纲说明

（1）课程的性质和任务。

（2）与相关课程的衔接、配合、分工。

（3）课程的教学基本要求。

（4）教学内容的重点。

（5）教材选编的原则和依据。

（6）教学方法和教学形式建议。

（7）课程教学要求的层次。根据课程的性质对教学内容做不同层次的要求。例如：有关定义、临床表现、诊断、鉴别诊断、治疗等内容可按"掌握、熟悉、了解"三个层次要求，并要注明不同教学层次所对应的要求。

2. 第二部分：讲课与示教（见习）的学时分配　列表说明讲课内容、各章节理论课学时数、示教（见习）学时数。

3. 第三部分：教学内容和教学要求　本部分是教学大纲的核心部分。它具体规定教学内容的范围、深度及其体系和结构，提出在基本理论、基本知识、基本技能（尤其是实习环节）、创造能力的培养和医学伦理等方面不同层次的教学要求。

（1）教学内容教学内容是指按本学科教学单元（也可以按章节顺序）列出的知识点。知识点要使用陈述句来表达，避免出现疑问句。除学术上有争议的知识点外，一般不必展开叙述。如需要指出的教学重点或难点，可列在教学内容后面注明，或者在知识点中标记特殊的符号。

（2）教学要求：教学目的与要求要明确、具体、层次清楚。

（3）复习思考题和参考资料。

以上所述为教学大纲的一般模式和基本内容，个别课程的教学大纲也可根据学科的特点，采取适当形式编写。但不论采取何种编写格式，三部分基本内容必须得以体现。作为教学指导性文件，教学大纲必须明确、扼要、层次清楚，切忌繁琐、冗长。

（三）制订教学大纲的一般步骤

（1）根据教学培养方案规定的培养目标、规格，结合社会需要，由开课的系（教研室）负责人组织所开课程教学大纲的编制。

（2）由相关专科的专家在总结教学实践经验、广泛征求各方面意见的基础上，形成各教学章节的教学大纲。

（3）由开课系（教研室）负责整合，形成该课程教学大纲初稿。

（4）通过教务处递交本科教育指导委员会审核后，施行。

（5）教学大纲要在教学实践中不断充实，适时修订，日臻完善。

教学大纲的修订工作需教务处批准后方可进行，以保证教学大纲的严肃性和稳定性。

四、课程表、进度表

编排课程表和进度表是教学运行管理的重要环节，是医院教学工作的重要内容。它是教学培养方案在一个学期中具体执行的工作时间表，也是把一个学期的教学计划中所规定的各项教学任务落实到人的教学管理文件。

（一）课程表

课程表的主要功能就是合理组织教学过程的时间、空间和人力，是教学过程的总调度。科学地编排课程表是医院教学工作正常运转，稳定教学秩序的保证。

编排课程表应符合以下原则：

1. 有利于提高教与学两方面的效率　课程安排可运用单科突进和全程安排相结合的方法，但要注意课程间的相互联系及循序渐进的规律，如诊断课程应先于其他临床课程安排。注意上下午的排课内容，一般来说早上精力充沛且医院病区工作繁忙，宜安排理论授课，下午多安排临床课程的示教（见习）和讨论及讲座等学术活动；同一门课程间隔安排，如排周一、周三、周五，这样有利于学生预习和复习；还应周密考虑选修课的时间安排，不要发生冲突。

2. 有利于教学设施的充分利用　课程表安排合理，既要考虑提高教室、示教室、教学设备等的充分利用，减少闲置和浪费，充分发挥最佳效益，也要注意教学条件的有限性。如临床示教（见习）分组人数，既要考虑教学质量，又要考虑患者耐受。

3. 有利于教师的医疗、教学、科研的全面安排　临床课程的授课教师均为临床医师，他们身兼医疗、教学、科研工作，课程表的合理安排，有利于医生合理安排工作。临床教学课程表的编排由教学管理部门（教育处或科教科）来完成，在编排前要充分征求各系（教研室）、临床科室的意见，临床教研室不同于其他教研室，其工作的开展要结合临床工作的情况，要充分注意临床教学的特殊性，要尽可能方便医生和患者，避免医疗、教学、科研工作的冲突，课程表初步排定后，要进行一次全面检查，尤其要注意几个专业同时开设课程，避免冲突。课程表一经排定，不得轻易变动，力求稳定。

（二）进度表

各门课程的进度表是该门课程进度的具体工作表，是把一个学期教学计划中所规定的各项教学任务落实到人的一种教学文件，其制订由教研室来完成。步骤为：

（1）按教学计划和教学大纲要求制订授课内容和示教（见习）内容。

（2）将授课内容编排在课程表规定的日期、星期、节次中。

（3）参照授课内容相应编排示教（见习）内容，注意不要超前，要紧接其后。

（4）将教学任务合理安排给有关教师，注意整门课程的授课教师职称比例，要适当考虑新的师资力量的培养。

（5）检查不同专业同一课程授课教师情况，避免发生冲突。

（6）教师和学生人手1份，并在教育处备案。

五、教材建设

教材是体现教学内容和教学方法的知识载体，是学生获得知识、训练智能和发展智能的主要工具，也是教师进行课程教学的基本依据。从广义说，教材是指课堂上和课堂外教师和学生使用的所有教学材料。

教材建设是高等医学院校的一项重要建设任务，是进行教学研究，深化教育教学改革，全面推进素质教育，培养创新人才的重要保证，当然也是医院教学工作的重要内容之一。

（一）教材的分类

（1）按用途分教科书、教学辅助教材、教学参考书等。

（2）按载体形式分文字教材、电子教材、实物教材（教具等）等。

（3）按编写性质分规划教材、一般教材、自编教材等。

（二）教材建设的原则

1. 坚持改革，促进发展　教材规划的制订要更新观念，立足改革。教材改革要反映教学改革的成果。教材规划要以新的专业目录为依据，要破除一本书教师教到底，学生学到底的教学模式。教材要适应多样化的教学需要，正确把握新世纪教学模式、教学内容、教学方法和课程体系的改革方向，为教学改革提供坚实的保障。在选择教材内容和编写体系时注意体现素质教育和创新能力与实践能力的培养，为学生知识、能力、素质协调发展创造条件。

2. 突出重点，保证质量　教材建设仍然要把重点放在抓好公共基础课、专业基础课和专业主干课的教材建设；特别要注意选择并安排一部分原来基础比较好的优秀教材，如面向21世纪的教材，逐步形成精品教材；要提倡并鼓励抓好体现新世纪教学内容和课程体系改革成果的教材，解决整合式教学急需填补空白的新教材，要通过专家论证，遴选高水平编者。对质量好、填补学科空白的新教材，要予以奖励。

3. 扩大品牌,合理配套 为适应全面推进素质教育的需要,必须扩大教材品种、实现教材系列配套。同一专业的基础课、专业基础课、专业主干课教材要配套;同一门课程的基本教材、辅助教材、教学参考书也要系列配套。有条件的应做到文字教材与电子教材同时规划,协调发展。同时,为了提高教学质量,也要注意适当安排教学指导书等教师用书的编写与出版。专家组织要从教材配套出发,设计好选题,处理好教材统一性与多样化,基本教材与辅助教材、教学参考书,文字教材与软件教材的关系。

4. 依靠专家,择优落实 在制订教材规范时要依靠各专业(课程)教学指导委员会的专家在调查研究本专业(课程)教材建设现状的基础上提出规划选题。要注重教材编者的梯队建设,在落实主编人选时,要引入竞争机制,通过申报、评审确定主编。书稿完成后要认真实行审稿程序,确保出书质量。

(三)教材的选用

教材的选用必须按照教学培养方案、培养目标和课程设置的要求,并结合教学改革的实际情况进行。在选用教材时要充分考虑教材的思想性、科学性、系统性、先进性、适用性和相对稳定性。

六、备课与试讲

(一)备课

备课是教师总结和交流教学经验、熟悉教学内容、提高讲课技巧、保证临床教学效果的重要手段,教师进行理论授课和示教(见习)课前均要进行备课,可以个人或集体进行。

1. 备课的目的
(1)熟悉课程内容和课程要求。
(2)确定教学形式。
(3)安排教学进程。
(4)选择和准备适当的教具。

2. 备课的步骤
(1)培养:教研室对即将参加教学的教师应及时给予培养,安排他们听老教授讲课,参加带教工作等,熟悉教学情况,学习讲课技巧等。

(2)熟悉教学文件:教师接受教学任务后,首先要阅读有关教学文件:教学培养方案、教学大纲,明确所授课程在专业中的地位和作用。

(3)熟悉讲课内容:先浏览教材,了解教材的整体性,再钻研讲课有关内容,并翻阅相关的参考书,查找教学资料(病历、图谱、录像、教学光盘等)以增加讲课的生动性,掌握最新的进展和研究方向及时补充到讲课内容中去。如讲课内容无成型教材,应及早编写。对于刚使用新教材的课程,特别要注意新旧版本的不同之处。课前要先了解学生学习的基本情况,做到心中有数,充分准备。

(4)编写教案和讲稿:在阅读教材和参考书的基础上编写教案和讲稿,教案包括本次讲课的对象、内容、重点、难点、时间分配、教具、教学方法等。讲稿则是该次上课具体的内容。教案和讲稿对于初次上讲台教学经验不丰富的教师来说尤为重要。

(5)确定讲课的方式:根据上课的内容,选择课堂授课、讨论、观看录像(VCD、DVD)教学片、参观、示教(见习)何种教学方式,正确地选择教学方式能起到事半功倍的效果。

(6)选择、制作适宜的教具:包括模型、患者、幻灯片、Powerpoint、视听教材、计算机课件等。

(7)教研室集体备课:教研室集体备课应形成制度。①开学前集体备课:为使教学工作有条不紊地进行,要抓好开学前的集体备课工作,布置本学期的教学任务,落实到每位教师,确定每位教师的讲课内容和范围,避免重复或遗漏;②学期间集体备课:交流备课情况,讨论和解决教师在备课时出现的问题,并及时反馈听课情况和学生意见、建议,可请有丰富教学经验的老教师一起参加;③期末时集体备课:总结本学期的教学工作,并为下学期的教学做准备。

（二）试讲

试讲是年轻教师初上讲台前必须经过的一环，也是师资培养的重要手段，一般由相关系（教研室）或医院教育处（科教科）组织。通过试讲可以让年轻的教师掌握必要的授课技巧、克服紧张情绪、发现并根除自身在授课中的顽疾，逐渐成长为一名有经验的临床授课教师。

1. 试讲的目的

（1）进一步熟悉并掌握授课内容。

（2）及时发现授课中的问题，掌握必要的授课技巧。

（3）克服不适宜、怯场等紧张情绪，提高讲授效果。

（4）培养年轻教师，完善教学梯队。

2. 试讲的步骤

（1）初次安排承担理论授课的教师按照培养目标、教学大纲的要求，参照教材编写教案。

（2）在熟悉了讲课内容后，向科室申请在科内预讲。

（3）通过科内预讲后，由科室向相关系（教研室）或医院教育处申请试讲。

（4）相关系（教研室）或医院教育处聘请专家，安排试讲。

（5）由专家组对其试讲课情况进行评价，提出建议，并最终判断其能否通过试讲。

（6）通过者可正式进行授课，不通过者改进后可继续申请试讲。

（7）连续两次未通过者，两年甚至多年内不得再申请试讲。

七、理论授课

理论授课是当前我国高等医学教学中最主要的授课形式，是理论教学的主要环节。随着本科医学教学改革的深入，许多新的授课方式应运而生，理论授课也被划分为传统的理论授课方式和新型的理论授课方式。

（一）传统的理论授课方式

传统的课堂授课是以老师为主角，采用讲和听的形式，通过老师讲的形式把知识灌输给学生，学生是被动地接受知识。这种授课方式有利于知识点的传授，但教学效果有赖于授课教师的授课水平、学生的接受能力，且不利于学生自主学习、分析问题、解决问题和创新思维能力的培养。

（二）新型的理论授课方式

1. "三明治"式授课　三明治式授课就是"授课＋自学＋授课"，它是对传统理论授课的一种改良，强调了学生的参与。对于临床课程来说可选择总论和部分各论已讲完的其他各论内容，如《内科学》中肾病总论、肾小球疾病等内容已上完课，可以尝试改变"肾盂肾炎"的上课方法。教师可提前几分钟时间将"肾盂肾炎"章节的要点、重点和讨论引导题介绍给学生，指导学生根据要点和讨论题掌握自学内容，学生可个人或自由分组自学，再班级讨论来强化自学内容，最后由教师总结。随着课程的进行，自学讨论次数的增加，可逐步培养学生根据教学大纲自己提出教学要点和讨论题，自己去把握自学内容的知识要点。这种学习方法，可以培养和提高学生自学能力、敢于发表意见的能力和相互交流、相互学习的精神。

2. 交流学习论文或读书报告　对于某些教学难点内容，或是因学时所限不能在课堂上深入展开的内容，可以列出几个专题供学生从中选择自己比较感兴趣的题目，在课外时间通过查阅文献、自学教材、请教高年医师、到病房直接寻找相关病例等方法写出学习论文或读书报告。教师批阅后选出优秀论文在一定场合进行交流，并可请来这几个方面的专家进行补充讲解。同时也可对学生论文进行评比，给予奖励。通过这种方法提高学生利用文献资料学习、撰写综述的能力和表达能力，并培养他们经常利用各类资料主动了解医学界的现状和发展方向的观念和能力，并能从中抓住敏感和热点问题，为今后从事科研工作打下基础。

3. 组织讲座　组织学生上讲台开设知识讲座。让学生自由组合分成若干学习小组，导师分组指导学生如何选题和组织讲稿，选题时注重内容的科学性、先进性、知识性和趣味性。确定题目后，学生自己开会分工布置任务，查阅资料，集体组稿，并由一位学生主讲。届时可请教师做点评，也可请全班同学做评委打分，评出"最感兴趣奖"、"内容最丰富奖"、"最佳表达奖"、"最佳组织奖"等单项奖，并给予精神和物质上的鼓励。这种教学方法能提高学生的学习兴趣，感觉学有所用，也能培养学生的团队协作精神，其表达能力、查阅文献能力等也会得到很大的提高。

4. 开展主题讨论会　主题讨论会可以是病例讨论会、临床思维讨论会。对于临床医学生的培养来说，不仅要培养他们掌握医学知识的能力，也要培养他们的临床思维能力，提高临床诊治疾病的水平。参加的主要对象为进入临床课程学习和实习的医学生。方法为：制订出教学目标，确定讨论内容，并编写教材。由副教授以上医师主讲，并邀请1～2位高年学生或研究生作助手一起协助主持，就某个专题进行讨论，如呼吸困难鉴别诊断的临床思维讨论、药物治疗的临床思维讨论等，并事先列出讨论要点告知学生做准备。这种授课方式穿插于临床实习过程中，紧密结合临床实践，有助于学生正确临床思维方式的养成，提高他们临床思辨能力。

5. PBL（problem - based learning）　以问题为基础的学习方法，20世纪60年代开始试行，目前已成为国际上较流行的一种教学方法。主要操作如下：

（1）编制教案：先找出要学生掌握的重要问题，每个问题由不同学科的教师合作写成一个PBL案例并确定该案例特定的学习目的。

（2）授课形式：8～15人为一小组，由教师组织讨论。

（3）学习方式：以一个实际（或模拟）的临床问题为起点，由此问题带出一系列相关的基础知识和临床技能方面的问题。学生在归纳出必须知道的有关问题后，即分头到图书馆或Internet网上查阅有关的参考书和文献，寻找答案。学生再次碰头时，各自把自己查到的结果与众人共享，互相补充，最终得到各个问题的满意答案。

（4）教师角色：在整个辅导过程中，其作用不是给学生提供参考答案，也不是回答学生的提问，而是启发学生的思考，引导学生提出问题，控制学生讨论的范围和时间，指导学生如何去查找有关问题的答案，记录各学生的表现，以便明确不同学生的弱点并给予相应的帮助。

6. 计算机、多媒体技术辅助教学　现代技术的飞速发展，特别是计算机的普及和应用，也给医学教育提供了先进的教学手段。观看一部内容丰富、声像俱全、制作精良的临床教学录像片、VCD和DVD片等，远远比上一堂枯燥单调的理论课效率高、效果好。所以可以多借鉴此种方法来进行教学。特别是一些大型的综合性医院中很少见的疾病如血吸虫病、狂犬病、猩红热等，这些片子更是好帮手。它也特别适用于口腔学、眼科学、耳鼻咽喉科学等操作视野小的学科的教学。

（三）新型理论授课方式的优点

（1）可以带动医学教学中其他各项教学环节的改革，并使之不断深化，从而尽快促进人才培养模式从知识继承性到知识创新型的转变。

（2）实现学生在学习中的角色转换：可使学生由配角到主角，由被动学习到主动获取知识。教学方法的改革不仅要使学生形成主动学习的态度，更要教会获取知识的方法，这对他们终生学习有极大的帮助和影响。

（3）转变教师的职责和角色：应使老师由单纯的传授知识转变到在传授知识的同时重点培养学生的能力和素质。

（4）提高了学生的综合能力和素质。

（5）提高了教学工作水平：新型的理论授课方式特别是PBL教学，对师资队伍提出了更高的要求，教师上课不只是知识的传授，更要注重学生能力的培养。教师的备课不能只局限于书本上的内容，而需要有扎实的基础知识和广博的临床知识，这样在给学生上课时才能游刃有余，给学生以更多的指导和帮助。

八、实验室教学

在教师指导下，学生借助于仪器、实验用品及其他专门设备，通过实验课来完成教学。学生通过观察和独立操作，获得感性知识和操作技能，不断提高医学生的独立分析问题和独立解决问题的能力。

（一）实验课根据其目的分为三种

1. 演示实验　通过演示实验引导学生认知尚未认识的新的知识，由教师进行操作或示范，或观看录像、VCD、DVD 等进行。可自成一课也可结合课堂授课同时进行，便于理论知识的理解和掌握。

2. 验证实验　学生先从书本或教师的讲授中获得理论知识，再做实验，从而巩固、加深和再认识所学的理论知识。

3. 设计性实验　这类实验能够探索新的知识，以培养学生初步的科学研究能力、创造性思维的一种方法。包括方案的设计、仪器的选用、实验的操作、结果的分析等。

（二）临床阶段的实验课

根据培养方案，进入临床学习阶段的医学生，实验课程较少，一般为《诊断学》中的实验诊断的实验部分，《外科学》中的动物实验部分。

1. 实验诊断实验　医学生通过实验诊断的实验课程了解医学检验工作的情况，了解血液、尿液、粪便、体液、骨髓等标本的采集，掌握实验诊断项目的适应证，并能准确阅读化验报告，结合临床分析化验结果。

2. 动物实验课程　主要是通过消毒、打结、切开、止血、结扎、缝合和拆线等实验内容使学生对无菌观念有较深入的理解，学会正确使用手术基本器械，并能较熟练地掌握胃穿孔修补术、阑尾切除术、脾切除术等基本手术操作，为今后的临床工作打下基础。

九、临床示教与见习

（一）临床示教

临床示教是教学工作的一个重要环节，是医学生从课堂进入病房的第一堂课。临床示教中，医学生第一次穿上白大衣，第一次进入病房或门诊，第一次接触患者，会对临床工作产生新鲜和好奇感，教师应抓住时机及时培养和引导，所以带示教教师的知识水平、带教能力、医学伦理素养尤为重要，它将可能对医学生今后的行医产生很大的影响。在临床示教过程中，医学生通过对患者的接触，对其今后职业的认识可能发生一个质的飞跃。

1. 临床示教的目的和意义

（1）将理论知识应用到实践，巩固所学的知识，扩大知识面。从书本知识到临床实践有一段很大的距离，通过临床示教可以加深对临床知识的理解，用基础知识解释临床现象能提高对疾病的发生、发展及转归全过程的认识。

（2）逐步培养临床思维能力。

（3）训练临床技能，注重病史采集、病历书写、无菌操作及体格检查等基本功的培养训练。

（4）学习怎样与患者交流，学会尊重患者及其家属，以极大的耐心倾听患者及其家属的陈述并予以足够的重视。

（5）树立良好的医学伦理观念。

2. 临床示教的安排

（1）内容的安排：示教内容的安排要根据教学大纲的要求并结合医院的教学条件来进行，内容编排上要与授课内容相辅相成，有利于理论知识的巩固与加强。

（2）病例的选择：根据教学内容选择典型的病例，示教前要与患者进行沟通，取得患者的同意和配合。

（3）带教形式：①床旁示教：锻炼学生与患者交流及病史采集、体格检查等基本功，并适时加以指导，熟练各项基本临床技能；②门诊示教：熟悉某些常见病的诊治流程，学习医患间的交流；③病例讨论：通过对典型病例的讨论，促进理论与实践相结合，逐步培养临床思维；④电子教材：通过视听教材或计算机软件进行生动形象的教学。

（4）临床带教老师的安排：医德、临床思维和基本功构成了临床带教老师的三大要素，带教老师正确的言传身教是保证整个医学教育质量的一个不可忽视的环节。

一名带教老师应当首先成为医德的表率，不仅要身体力行为学生提供医德的榜样，还要经常启发学生设身处地地替患者着想。另外，一名优秀的带教老师还应注意对学生的临床基本功进行传授、指导、训练和考查，注意对学生正确临床思维模式的培养，避免替代学生思维，将现成的结果告诉学生，应多给学生以思考机会。

（二）临床见习

临床见习是临床实习的前奏，作为临床示教和毕业实习之间一个临床实践的过渡阶段，通过这一阶段的教学，使学生初步熟悉内科、外科实习医生的工作内容、工作方法和工作职责。熟悉医院的规章制度和医务人员的道德规范，为临床实习打好基础。

1. 临床见习的科室　选择临床见习的科室可以根据教学大纲的要求和医院的条件来选择，一般可安排在内科、外科等二级学科进行，时间安排根据教学大纲要求。

见习期间要遵守医院的规章制度和医生的道德规范，完成见习计划规定的要求，并接受带教老师的考核和评分，可按"及格"与"不及格"计分，"不及格"者不能参加临床实习。

2. 临床见习的内容及要求　掌握病史询问及体格检查方法；学会常用检查项目、病史、病情变化的分析；掌握医疗护理技术，如测量体温、测量血压等；学会书写基本的医疗文件，如完整病史、病程记录等；见习常见的诊疗技术，如骨髓穿刺、腰穿、伤口换药、拆线等；掌握消毒隔离等方法。

3. 临床见习带教老师的安排　在病房大组长的领导下，制订一位高年住院医生负责具体的教学计划，病区内各级医护人员共同承担完成教学带教工作。

（三）床边教学

床边教学是一种特殊的临床示教和临床见习的形式，它是将临床示教和实习的时间合并同时用于某课程临床教学的临床见习模式，目前被许多医学院校所应用。它具有如下特点：

（1）临床见习与理论授课同时展开，一般上午安排见习，下午安排理论授课，有利于学生理论联系实际。

（2）学生以6~8人为一组，由专门的老师负责带教，进行病史询问、体格检查、病史书写、病例讨论及换药、穿刺等学习和操作，带教更具系统性，为成为一名合格的临床实习生做好充分准备，且小组学习气氛浓厚。

（3）床边带教一般都采取PBL等教学方式，有利于激发学生的能动性和自主学习的能力。

（4）床边教学的考核以学生的参与和表现情况为依据，强调过程评价，结果更具参考价值。

十、临床实习

医学生的临床实习阶段是理论应用于实践并在实践中提升、全面训练临床能力的关键时期。实习教学质量对学生毕业后能否成为一名合格的临床医生及对下一期能否接受更高、更深、更新的知识或技能均产生直接及潜在的影响。2008年，随着卫生部教育部《医学教育临床实践管理暂行规定》的颁布实施，各医院对于本科生临床实习的管理又有了进一步的规范。

（一）目的要求

毕业实习是医学教育过程中一个重要的学习阶段，要求学生完成各个学科的轮回实习，紧紧围绕着临床实践能力这一目标，从复杂而广泛的临床工作中认定，哪些是最常用、最基本、最具代表性的临床基本能力，巩固和掌握医学基础理论，掌握基本诊疗技术，培养良好的临床思维及独立工作能力。树立全心全意为患者服务的思想，学会做住院医师，为把自己培养成为一个优秀的临床医生打好坚实的基础。

（二）组织实施

1）由附属医院分管教学副院长领导，教育处根据医学院校临床医学专业的教学培养方案及医院的教学条件安排毕业实习

（1）审核各系（教研室）拟订的实习大纲。

（2）检查实习效果及实习计划的执行情况，研究解决实习中存在的问题，保证实习质量。

（3）建立立体实习教学管理和质量监控网。可在三级学科内遴选实习指导专家，制订聘任条件及责任范围，规范带教老师的教学活动，监控教学质量；实施教与学的双向评议制度；采用多种方法提高学生学习积极性和教学质量等。

2）由各医院负责教学的副院长、分管学生工作的老师及病房的带教医师共同负责学生的毕业实习期的思想政治工作和医学伦理教育。

3）临床各教研室、各科室具体实施实习计划

（1）由教研室或科室分管教学主任负责本科室实习医生的教学和思想教学工作。①优化实习方案，编写大纲，大纲应体现学科理论技能及学科间融合，体现医学技能素质培养的目标；②可指定教学秘书或教学干事协助主任工作，并组织全科室成员共同完成教学工作；③了解、检查学生毕业实习的完成情况，保证毕业实习计划的实施；④积极主动做好学生思想政治工作；⑤介绍医院的一般情况和实习工作有关的规章制度；⑥定期召开会议，检查实习情况并交流经验。

（2）各病区在主治医生指导下，由具有医师资格证书和执业证书的本院高年住院医生具体负责实习医生的带教。①介绍病区的一般情况，包括人员、制度、职责等，并分配工作，每位实习医生分管4~8张病床；②根据实习大纲制订具体的实习计划与教学日程，对学生进行辅导，指导诊疗工作、技术操作，检查修改病史等；③督促检查实习医生的工作，了解他们的服务态度、劳动纪律、学习成绩等，并及时向教研室或科室主任汇报；④实习结束时对实习医生德、智、体状况做出综合测评。

（三）科目安排

根据教学培养方案及医院的科室设置具体安排，如实习时间为48周，内科12周（心内、消化、呼吸、肾病等），外科12周（普外、胸外、泌尿、骨科等），妇产科4周，儿科4周，预防医学4周，神经、精神各2周，选科实习8周（包括医院内其他可供实习的学科）。

十一、考核

考核是指学生经过学校教育后，对其知识和能力掌握程度的评定。

（一）考核的职能

1. 反馈职能　通过考核，可以掌握学生对所学知识的掌握和运用程度，对教学效果和学生学习情况起一个反馈作用。通过纵向比较和横向比较，可以分析出教学质量的现状。在进行影响教学质量原因分析时，除了考虑教师教学质量因素外，还应充分考虑教学安排是否合理，学生的学习积极性是否高涨、教学管理水平等因素，客观地分析考核结果，才能有利于改进教学工作，提高教学质量。

2. 促进职能　不少研究表明，如果没有定期的考核而希望学生能经常自觉地、系统、认真地复习是很困难的，所以考核能督促学生复习知识。而且，考前复习的高效性已被广泛认可，它能使学生在短期内将近期所学的知识重新再理解、记忆并掌握。所以考核能促进学生的学习。

3. 导向职能　考核结果能对教师的教、学生的学产生导向作用。要积极地发挥这种作用，避免出现应试教育。

4. 评价职能　考核的结果在一定程度上是对教师教学效果和学生掌握知识和运用知识能力的评价，而且是目前比较主要的一种评价指标。它是学生能否继续深造、获奖学金、顺利就业的重要依据。

（二）考核的分类

1. 按考核的发生时间　分为过程考核、阶段考核和终末考核。

2. 按考核形式 分为笔试、口试、上机考、操作考。

3. 按考核作答的要求 分为闭卷考、开卷考。

（三）考核的方法

学生成绩的考核，常用的有考试法、观察法、调查法、自陈法等。而在医学院校中最常用的是考试法，现在各大院校都很重视双语教学，所以在考试内容中也可适当增加一定比例的英语题目。常见的考试方法有：

1. 固定应答题

（1）选择题：选择题一般由题干和4~5个选择答案组成。题干多为一段论述、一个问题或一份简短的病历（有时附有图片等），答案是对题干的回答或使题干的含义完整化。在4~5个答案中，有一个为最佳答案，其余为干扰答案。多选题的类型有多种：①单选题：A1型题——单句型最佳选择题，分为标准型、以上都不是型和否定型，此题型对基础、临床有较宽的适用性；A2型题——病例摘要型最佳选择题，多用来考查临床技能和知识，但对基础学科此题型也很适用。题干是一个叙述性主体（如简要的病历），有5个供选择的备选答案组成，也可以像A1一样，设成标准型和否定型；A3型题——病例组型最佳选择题，试题结构是以病历为中心的描述，然后提出2~3个相关的问题，每个问题均以此病历为背景，提出测试要点，每个测试要点（问题）由5个备选答案共同组成，但备选答案只有一个是正确的。试题也可以采用A1中的否定型；A4型题——病例串型最佳选择题，此题也同样适用于基础学科考试，试题以叙述一个病历为背景，然后根据病情发展提出4~9个相关问题，每问由5个被选答案组成，但只有一个标准答案，每个问题可以选用A1型题中讲的标准或否定型；B1型题——标准配伍题，用于临床、基础学科考试，可有效地测试各相关学科知识。试题首先给出5个备选答案，每问在备选答案中选一个正确答案，每个备选答案可被选用数次，也可以一次也不选；B2型题——扩展配伍题，该试题形式及答案选择基本同B1型题，只是备选答案由B1型的5个增到8个答案，因增加了备选答案，提高了试题的难度和可信度。②多选题：X型题——多项选择题，此题由一个题干和5个备选答案组成，选出的备选正确答案可以是2~5个，此题型可广泛用于基础和临床试题。用何种形式的题型应根据考试的要求和目的来选择。

选择题的优缺点：优点：①在相同时间内能进行较多题量的考核，保证了试题的广泛性；②评分客观；③容易阅卷，可用阅卷机等进行，操作简便；④如在计算机上进行考试，可直接出分数。缺点：①主要用于测量认知领域低层次的学习结果；②命题的技巧性强，费时；③有一定提示性，猜中率达20%。

（2）是非题：让学生判定题目的真伪，并也可对题目进行改错。其优点是命题容易，考核面广，但猜中率达50%。所以在医学考核中很少用。

（3）简答题和填空：属于"补缺型"试题，其优点是容易编制，没有猜的可能，缺点是考记忆性内容。

2. 自由应答题

（1）论述题：笔试的一种，学生对于论述题可以根据自己的思路回答问题，包括采用哪些资料、怎样组织等。其优点是可用来考核学生知识掌握和运用知识的能力、写作能力和表达能力等综合能力，但考核的涉及面太窄，不能完全反映学生对该科内容的掌握情况，且评分主观性较强。

（2）口试（面试）：口试在医院中主要应用于学生实习时出科考核，可采用病案分析等。带教老师选择一个较适合的病案，根据被考学生回答的情况层层提问，最后给一个等级评分，如优、良、中、差等。其优点是：①灵活性大，主试者可根据学生回答的情况要求考生做出补充说明，主考者可了解学生的思维过程；②考生不易作弊，成绩较真实。其缺点是：①费时间，不适宜量多；②评分标准难统一，影响合理打分；③易使考生造成紧张情绪，影响成绩。

（3）操作考试：医学是一门实践性很强的学科，医学生的培养也要注重动手能力的培养，所以操作性考试是非常重要的。操作性考试可以有无菌概念考核、换药考核、检体考试、抽胸腔积液、门诊手术等。可在实习结束时进行。

3. 新型的考试方法　客观结构化临床考试（objective structured clinical examination，OSCE）始于 1975 年，由英国 Dundee 大学的 Dr. R. M. Harden 提出。OSCE 并不是某一种具体的考核方法，它只是提供一种客观的、有序的、有组织的考核框架，在这个框架中每一个医学院、医院、医学机构或考试机构可以根据自己的教学大纲、考试大纲加入相应的考核内容与考核方法。

OSCE 考试是通过模拟临床场景来测试医学生的临床能力；同时也是一种知识、技能和态度并重的临床能力评估的方法。考生通过一系列事先设计的考站进行实践测试，测试内容包括：标准化患者（standardized patients，SP）、在医学模拟人上实际操作、临床资料的采集、文件检索、回答临床问题等。考站设置一般分为长站、短站，时间从 5 分钟到 20 分钟不等，由主考人或 SP 对考生进行评价。

虽然 OSCE 可结合考试的不同针对性，设置不同的考站内容，但要开展该项客观结构化考试，其基本一致的条件是：模拟设备和标准化患者，这是基础的硬件，也是目前医疗形势下考核医学生能力所必需的辅助角色。

有研究显示，设置 10 站以上的 OSCE 考试能比较客观、真实地反映考生的实际临床能力。OSCE 考试方法，避免了传统考试的偶然性和变异性，减少了主观性。而且，由于其众多的考试内容，使评价遍及教育目标分类学所包括的认知、情感和精神运动三个领域，充分发挥了考试的功能，被国外众多医学院校使用，但由于其费时费力，考试成本较高，在国内开展还不是非常广泛。

考核方法的选择要根据学生不同的学习阶段，考核的具体目标来选择，可将几种考核方法综合起来，取长补短，对学生的综合能力做出一个全面的、客观的评价。

（四）试题分析

试题分析是判断试题质量的重要依据，也是不断提高试题质量的主要方法。试题的质量包括难度和区别度。

1. 难度　难度是指试题的难易度。通常用全体考生对该试题做正确回答的百分比来表示。

根据难度的定义，可知 P 值越大，试题越容易。试题的难度以多大为好，应根据考核的目的而定，如诊断性考核，应偏易；如选择性考核，试题的难度应与录取率相近。为了区分学业成绩的优劣，中等难度的试题（P：0.5～0.7）题量应占 1/2，偏易（P＞0.7）和偏难（P＜0.5）试题可各占 1/4。

2. 区分度　指试题对考生学业成绩优良的鉴别程度。常用的方法有两端法和相关法。

（1）两端法：将所有考生的成绩按得分高低排序，高分和低分组各取 27%，分别计算高分组和低分组的试题难度，两者之差即为试题区分度。

（2）相关法：以每一考生该次考核的总分和每题得分的相关系数作为该题的区别度。区别度的绝对值从 1.0～0。"＋1"表示高分组的考生全答对，低分组的考生全答错，该试题将考生优劣完全区分开了；如为"－1"，则相反，该试题应认真分析，找出原因，做适当修改或淘汰，但在记分时该题应予剔除。一般认为两端法就算的试题区别度在 0.40 以上者为"优秀"试题；0.30～0.39 者为"良好"；0.20～0.29 者为"尚可"，但需改进；0.20 以下者则需淘汰或改进。

判断试题的质量应把难度和区别度结合起来进行分析，单纯根据难度或区别度都是片面的。试题的难度要适当分散，跨度要大一些，容易的试题在于把学习成绩差的学生区分出来，难的试题则用以区分学习优秀者。

（五）考核结果的质量评价

评价考核结果质量的指标很多，主要有信度和效度。

1. 信度　信度（可靠性）是指考核结果的稳定程度就如用尺测量某一物体的长度，虽反复测量多次，其结果相同或非常相近，则可认为该测量结果是可靠的。考试的可靠性是指考生考核得分的一致程度。如考生两次参加同一试卷的考核，如都获得几乎相同的分数，那么，就可以认为该考核的信度是高的，可靠的。信度的高低有两种表示方法，即信度系数和测量标准误。

（1）信度系数：①稳定性系数：是同一考核试卷在不同时间，对同一群体实施两次考核，这两次考核分数的相关系数，即稳定系数。它主要表示考生掌握知识的稳定程度，但易受间隔时间的长短及学习经验的累积等因素的影响。教师自编试题的考核很少采用。②等值性系数：是用两份等值（题数、题型、内容、难度、区别度相同或相近）但不同题目的试卷来考核同一群体考生。然后求出两次得分的相关系数。正式试卷和补考试卷应等值。等值性系数无法表示考生掌握考核内容的稳定程度，但可说明试题的取样是否有充分的代表性。③内部一致性系教：用来表示考核的各试题得分的一致程度。当各试题得分的相关性越高，则该考核的内部一致性（同质性）也越高。

在大规模的考核（如高考）中，一般要求信度系数在 0.90～0.95。而教师自编试题的考核，其信度系数要求也应在 0.55 以上。

影响信度系数的因素很多，除随机误差外，下列因素也会影响信度系数：①试题的数量：试题越多，信度越高。但试题数量超过一定限度，会造成考生的疲劳和厌倦，反而降低可靠性。②分数的分布：其他条件相同，分数的分布范围越广，信度系数越高。③试题的质量：试题太难或太易，都会降低试题区别度，从而缩小分数的分布范围，影响信度。

（2）测量标准误：测量标准误是用考生得分可能变动的范围来表示信度的高低。例如用同一内容对某一考生进行反复多次的考核，得分变动的大小和考核信度有关。信度高，则考生得分变动就小，信度低，变动就大，在教学实践中，虽然不能对每一个考生进行反复的考核，但可通过一次考核用统计学方法推算出考生得分的变动范围。

2. 效度 效度是衡量考核结果有效性的重要指标，是一次考核能测量到的知识和能力的程度。

（杨　菲）

第六章

医院教学的评估

第一节　医院教学评估的目的和意义

评估是对质量本身的评价。评估是试图收集整个一所高校的，或分别地收集该校核心活动的质量的数据、信息和证据，并对教育的输入、过程和输出的质量做出判断的活动。评估不必做出正式认证决定，而正式认证则需要以评估为基础。

教学评估作为教学管理过程的基本环节，是教学决策的基础，对于教学系统具有重要的反馈作用。其根本目的是促使各级教育主管部门重视和规范高等学校的教学工作；促进学校自觉地遵循教育规律，增强学校主动适应社会需要的能力，发挥社会对学校教育的监督作用，不断提高办学水平和教育质量。高等教育评估的基本任务是根据一定的教育目标和标准，通过系统地搜集被评学校的主要信息，准确地了解实际情况，对学校办学水平和教育质量做出评价。评估工作的重点是促进学校端正办学指导思想，深化教学改革，促进学校建设，提高管理水平。高等教育评估的基本方针是评估方案努力体现国家的教育方针和基本要求；遵循本科教育教学工作的基本规律；符合现阶段我国高等教育教学改革的实际；反映国内外高等教育的发展趋势；鼓励学校从实际出发办出特色。评估工作是一项系统性、科学性很强的工作，必须采取科学的手段，有计划、有步骤地获取在教育活动中的可靠信息，并依据既定的目标对其做出有科学价值的判断。评估方案要力求科学、简易、可行、注重实效，有利于调动各类学校的积极性，在保证基本教育质量的基础上办出各自的特色。

教学评估为加强和改善国家教育行政部门对高等学校教学工作的宏观管理和指导，推动各级教育主管部门重视和支持高等学校的教学工作，评估工作自始至终要贯彻"以评促建，以评促改，评建结合，重在建设"的原则。教学评估对医学教学各层面的意义如下。

1. 学校　促进高等学校以世界一流院校为标准，不断明确办学指导思想，加强学校整体条件建设，造就一大批学术造诣较深、在国内外有一定影响的学术带头人和骨干教师，保持一支相对稳定的优秀的教师队伍和管理人员；深化教育、教学改革，优化学科结构，确保较高的教育质量；加强教学、科研必需的基础设施建设，实验室建设和公共设施建设，创造更高的办学条件；加强科学研究工作，加强重点学科、重点研究基地建设，加快科学技术转化为生产力的步伐；推进办学体制改革，提高管理水平，深化学校内部管理体制的改革；增强高等学校国际交流与合作，创建自己的教育品牌，扩大在国际上的影响，从而更好地为社会主义现代化建设服务。

2. 院、系、医院　通过评估，可以掌握学校、学院和医院的教育现状，包括师资队伍、教学设施、教学管理模式、运行机制等情况，找到优势和不足，找出差距，加强相关建设，增强可持续发展能力。

3. 教研室　通过自评或上级部门的评估，增强教研室之间交流，找出差距，明确建设方向，提高硬件和软件的质量。

4. 教师　衡量教师知识水平和教学水平，有利于增强教学意识，提高教学积极性，提高教学质量，保持一支政治业务素质优良、结构合理、人员精干、相对稳定的教师队伍。

5. 学生　促进医院硬件、软件的建设，有利于高素质学生的培养。

（李　岩）

第二节　医学教学评估的内容

一、评估类型

（一）自我评估和他人评估

根据评估实施的主体，评估可分为自我评估和他人评估。

自我评估：自我评估是学校、医院内部评估，即学校、医院内部自行组织实施的自我评估，是加强学校管理的重要手段，其目的是通过自我评估，不断提高办学水平和教育质量，主动适应社会主义建设需要。学校主管部门应给予鼓励、支持和指导。其重点是思想政治教育、专业（学科）、课程或其他教育工作的单项评估，基础是经常性的教学评估活动。评估计划、评估对象、评估方案、评估结论表达方式以及有关政策措施，由学校根据实际情况和本规定的要求自行确定。学校应建立毕业生跟踪调查和与社会用人部门经常联系的制度，了解社会需要，搜集社会反馈信息，作为开展学校内部评估的重要依据。

他人评估：他人评估是由上级部门对学校、学院或医院进行的评估，包括国家各级教育主管部门、教育界、知识界、用人部门等。

他人评估根据其不同的评估目的又可分为：合格评估、办学水平评估、选优评估等。

（二）宏观评估和微观评估

根据评估的对象和内容可分为宏观评估和微观评估，两者是相对而言的。宏观评估通常指大规模的、高层次的、范围较广的综合性评估，例如对专业课程设置、教学计划等的评估。微观评估则是小规模的、低层次的、较小范围的评估，如对教学某个环节如教研室课程建设评估、教师授课质量评估、实验室建设评估等的评估。

（三）定量评估和定性评估

根据评估指标和评估结果，可将评估分为定量评估和定性评估。有些项目的评估可以制订具体的定量指标，如教师职称、教学床位、教学课时等可以进行定量评估，而教师教学态度、教学效果等指标则很难制订出确切的定量指标，则只能对其进行定性评估。

（四）办学水平评估、选优评估

根据评估目的，可分为办学水平评估、选优评估。

办学水平评估：这是对已经鉴定合格的学校进行的经常性评估，它分为整个学校办学水平的综合评估和单项评估。根据国家对不同类别学校所规定的任务与目标，由上级政府和有关学校主管部门组织实施，目的是全面考察学校的办学指导思想，贯彻执行党和国家的路线、方针、政策的情况，学校建设状况以及思想政治工作、人才培养、科学研究、为社会服务等方面的水平和质量。评估一般每四至五年进行一次（和学校领导班子任期相一致），综合评估结束后应做出结论，肯定成绩，指出不足，提出改进意见。单项评估，主要由国务院有关部门和省（自治区、直辖市）教育行政部门组织实施。目的是通过校际间思想政治教育、专业（学科）、课程或其他单项教育工作的比较评估，评估教育工作状况，交流教育工作经验，促进相互学习，共同提高。评估结束后应对每个被评单位分别提出评估报告并做出评估结论。1993 年 9 月开始进行的七年制高等医学教育评估、1996 年 5 月开始的本科教学工作合格评估以及 2001 年开始的本科教学工作水平评估均属于这类评估范畴。

选优评估：这是在普通高等学校进行的评比选拔活动，其目的是在办学水平评估的基础上，遴选优秀，择优支持，促进竞争，提高水平。选优评估分省（部门）、国家两极。根据选优评估结果排出名次或确定优选对象名单，予以公布，对成绩卓著或优秀者给予表彰、奖励。

二、评估方案的设计

评估方案指评估指标体系的选择和建立、评估的实施等，应根据不同的评估目标来制订。

（一）方案设计的指导思想

1. 坚持社会主义方向　我国的高等教育的目的归根结底是为社会主义现代化建设服务，因此在高等教育评估中必然要坚持社会主义方向。

2. 以"教育要面向现代化、面向世界、面向未来"为指导　改革开放以来，我国已经进入经济发展和竞争的大环境中，社会的发展为我国高等教育的人才培养提出了更高的要求，高等教育在社会发展中的地位和作用也日益明显。邓小平同志"三个面向"从战略高度为我国的高等教育指明了改革和发展的方向。所以高等教育和评估同样也要在"三个面向"的指导下，才能充分发挥教育评估的导向作用和调控作用，引导高等教育改革向着既定的目标发展。

3. 符合国内外高等医学教育改革发展的方向　人类社会已迈入了21世纪，如何培养适应21世纪医学人才是当前我国高等医学教育改革的首要问题。教学改革的根本目标，就是要主动适应社会主义现代化建设的需要。随着2003年《本科医学教育国际标准》（附录1）的正式公布，国际医学教育改革有了指南。因此，教育评估指标体系的建立，必然要符合国内外高等医学教育改革发展的方向。

（二）评估方案设计主要遵循的原则

1. 目的性原则　教学评估必须为学校的教育目的服务，这是因为评估指标体系具有突出的导向作用。要体现社会主义的办学方向和高等医学教育改革、发展的方向，同时注意克服那些带有普遍性的不良倾向。

2. 客观性原则　在教育评估中，必须采取实事求是的态度，不能主观臆测或掺杂个人感情。符合学校、医院的实际情况，使教学评估能较确切地反映出学校教学工作的真实水平，为学校教育决策提供较为可靠的依据。

3. 一致性原则　进行教育评估必须采用一致的标准、条件与基础相同，做到规范化。方案的设计尽可能根据教育目标，确定稳定一致的评估标准；评估方案中的评估内容、评估程序、评估方法等尽可能具有约束力，以利于评估人员遵照执行。

4. 可行性原则　评估方案的设计要考虑人力、财力、物力、时间等学校的实际，设计的方案要有能够实施的规定和可以操作的方法；评估的指标系统尽量避免繁琐，评估标准简明可测，使得教学评估工作尽可能简单易行。

三、评估指标体系的建立

制订评估指标是一个复杂的工作，它包括确定指标层次系统，确定指标的内涵和标准及参照性检查项目，确定各项指标的权重等等。下面介绍几种评估指标体系。

（一）授课质量评估体系

1. 目的　评估教师授课的质量和效果。

2. 内容　教学内容、教学方法、教学态度三大方面制订相关指标进行评估。

3. 评估人员　学生、同行和专家三个方面分别进行评估，评估表可以根据不同的评估人中略做修改。

4. 评估方法　通过听课并填写调查表的方式进行。

（二）课程建设评估体系

1. 目的　对课程设置做一总体评估，可作为评选优秀课程的标准。

2. 内容　教学条件、教学状态、教学成果三大方面制订相关指标进行评估。

3. 评估人员　由校教务处成立评估委员会进行。

4. 评估方法　通过听课、深入教研室现场查看、召开教师和学生的座谈会及参阅有关资料进行评估。

（三）医院教学工作评估

1. 目的　规范教学管理，明确教学方法，提高教学质量。

2. 内容　教学条件、教学状态、教学效果三个方面。

3. 评估人员　可由校教务处或医学院组织评估委员会进行评估。

4. 评估方法　医院自评、专家组评和实习学生评等相结合。

（四）本科教学工作评估

1. 目的　对学校教学水平和能力进行评估。

2. 内容　普通高等学校本科教学工作优秀评估方案从硬件和软件两条线，从学校、学院、教研室三个层次进行评估。

硬件——办学规模、办学条件

软件——办学思想、改革思路、师资队伍建设、教学质控、课程建设、教师与学生素质、教学效果（基本理论与基本操作）

指标体系共设 8 项评估要素，19 个评估指标，其中有 11 个为核心指标（＊号表示），每项评估指标均有优秀标准和合格标准的具体参照内容，评估结果必须具备以下三个条件才可评为优秀，即：①19个评估指标中达优者≥15 且被评为合格者≤3 项，无不合格指标；②11 个核心项目中达优者≥9 个且被评为合格者≤1；③教学特色鲜明。

3. 评估人员　由国家教委组织评估。

4. 评估方法　通过听取汇报、深入教学现场、召开教师和学生的座谈会及查阅有关资料进行评估。

5. 本科教学工作水平评估考察要点

1）办学思想：①学校的目标定位：包含学校发展目标和人才培养目标，反映了学校的治学方略和办学思想；学校的主要领导在辨识社会发展需要与学校自身现有条件和发展潜力的基础上对学校的发展有明确的目标；人才培养目标、模式，符合学校发展目标的定位。②本科教学及教学工作的地位：人才培养和教学工作在学校各种工作中的中心地位；本科教育的基础地位；科研的发展对教学质量提高的促进作用；本科教育、研究生教育、继续教育，三者相辅相成对本科教育教学发展的促进。③转变教育思想，深化教学改革。学校总体教育教学改革目标明确，思路清晰、规划切实可行，成效显著；学校领导对教师、学生教育思想观念转变的重视与落实；学校领导本身的教育思想观念转变。

2）师资队伍：教师是履行教育、教学职责的专业人员，是否有一支高水平的教师队伍是实现学校发展的人才培养目标的关键。①师资队伍的总体结构符合学校目标定位的要求，并有师资队伍调整建设规划，发展趋势良好。如：师生比、学历要求、人员结构等有利于形成一支学术水平高，敬业精神强，优化组合的高质、高效的队伍。②如何保证高水平的教师给本科生授课。③青年教学骨干队伍建设，年轻教师使用、培养和激励。

3）教学条件：学校是否具备实现目标所需要的资源条件，是学校优化育人环境、优化教育过程，提高教学质量的前提和基本保证，也是学校进一步发展的基础。在保证必要的基本教学条件情况下，特别要强调资源利用的优化配置和发挥高效的运行管理机制。①主要教学经费（包括本科教学业务费、教学差旅费、体育维持费、教学仪器维修费等）；②教学基地与设备（包括实验室、实习基地、图书馆、运动场等基本条件）；③现代化教育技术的开发与使用（结合学科的特点，有实效）。

4）专业建设与教学改革

（1）专业建设：①专业口径、专业结构、布局的建设与调整符合学校的目标定位及学校的面向、地位及任务；②培养方案反映学校所制订的培养目标对知识、能力及素质的要求，并在课程结构、调整、设置上得到保证，对课内外结合作统筹协调安排。

（2）课程建设：课程的总体设置、主要课程的体系与内容、教学方式方法等，集中体现了学校的办学思想和人才培养模式特征。①课程体系与教学内容改革与建设；主要基础课、主干课的改革、建设成果明显，授课质量高，注重在课程体系、结构整体优化的前提下，进行课程体系的重组、合并、调整，逐步形成一批特色明显的本校优质课程。②有能反映课程改革建设成果的高水平教材与相关的教学条件。③教学方法的改革有利于调动学生的学习积极性，提供较好的创新意识与能力培养的条件，加强师生的交流与交往。

（3）实践教学：在满足教学实践要求的基础上能给学生的自主发展、创造性思维的培养和综合素质的提高提供较好的条件（包括时间、空间、软、硬件等），对培养创造性人才，至关重要。①实验室与校内的实践基地；②开展多种形式、多渠道的实践训练：

5）教学管理：①管理队伍包括校、院（系）的水平、素质能适应于贯彻和落实学校实现自身目标所制订的规划、政策；能有力地组织学校的教学改革与发展且效果显著；②有一套科学、规范、高效的教学管理运行机制；形成具有自己特色的教学质量保证体系，运行效果良好。

6）学风：①校园的学术环境和文化氛围；②教师风范：教书育人、为人师表；爱岗、敬业；学术思想活跃；③学生风貌：文明、礼貌；勤奋学习、积极进取。

7）教学效果：①学生的思想文化道德素质；②基本理论与基本能力（包括基础理论、基本知识、基本技能、方法及适应、应变能力）；③学生的毕业设计（论文）；④体育、社会评价、就业情况等。

8）特色：在长期办学过程中积淀形成的，本校特有的，优于其他学校的独特优质风貌，特色应当对优化人才培养过程，提高教学质量作用大，效果显著。特色有一定的稳定性，并应在社会上有一定影响，得到公认。

学校的特色具体体现在几个方面：①体现在总体上的治学方略、办学观念、办学思路；②体现在教育上的特色一教育模式、人才特色；③体现在教学上的特色一课程体系、教学方法以及解决教改中的重点问题等；④体现在教学管理上的特色、科学、先进的教学管理制度、运行机制等。

四、医学教育评估的改进与发展

（一）医学教育评估应该纳入质量保证体系之中

医学教育质量保证体系以指定质量标准开始，经过质量评估，最后以质量认证结束。教育教学评估只是达到认证的一个环节和手段，因此必须将医学教育评估作为整个质量保证体系的一个有机组成部分，才能发挥作用。为此，必须做到：①在教育部和卫生部的领导下，在医学教育领域建立质量保证机构和质量认证制度；②根据世界教育联合会（WFME）提出的《本科医学教育国际标准》，在总结我国医学院校多年来评估经验的基础上，研究、制订符合中国实际的本科医学教育质量标准；③在医学院校建立内部质量保证体系，以自评和改进为主，侧重"过程评估"，"以过程求结果"、"以形成求总结"；④建立评估中介机构，从事以学校或专业认证为目的的外部评估；⑤建立医学教育评估信息数据库和评估专家库，逐渐实现评估数据化和数据透明化；⑥邀请卫生医药机构的管理人员和专业人员参与评估方案的制订和评估实地考察；⑦开展人员培训，将质量保证有关知识和方法在医学院校中推广。

（二）医学教育评估要以研制评估标准为起点

医学教育质量保证的前提是研究制订质量标准，没有质量标准整个质量保证工作就会失去质量评估的判断依据。因此，制订本科医学教育标准是教育管理部门的首要任务。

（三）医学教育评估需要提高教育国际化意识

进入 20 世纪 90 年代，在经济全球化的推动下，世界范围内兴起了新一轮的高等教育国际化浪潮，跨国交流与合作日益频繁。经济合作与发展组织（OECD）更是提出把教育国际化作为高校职能的新维度。医学和医学教育是国际性最强的领域，且其国际化进程早已开始，进入 20 世纪之后，推进速度加快。2003 年 WFME 正式公布《本科医学教育国际标准》；2004 年 WHO 和 WFME 联合发布《Task Force on Accreditation in Medical Education》；2005 年 WHO 和 WFME 联合发布《Accreditation of Medical Education Institutions》，旨在建立可持续的国际医学教育认证体系。鉴于此，必须加强医学教育评估的国际交流合作，积极参与国际教育评估事务，以一个大国的身姿加入到世界医学教育（评估）进程之中。

（四）医学教育评估必须以学校自评为基础

学校自评属于内部质量保证机制，它通过教学诊断实现教学改进，带有明显的形成性和内部导向性。在我国教育评估体系中，学校自评有如下作用：①为外部质量评价提供充分的信息；②通过自评能够在掌握大量资料、数据的基础上，对学校自身的教育教学工作状态做出符合实际的诊断，明确改进方向；③是动员利益方共同参与学校改革、建设的过程。放眼全球，当今世界所有国家及其质量保证机构所开展的教育评估是在学校自评的基础上进行的。"以评促建"是全球所有类型的教育评估的共同哲学。

（五）医学教育评估成败的关键是专家队伍

同行专家现场考察是人和我教育评估的固有部分，也是教育评估主观性最明显的部分。不同的专家对评估标准理解的深度、广度和准确度是不一样的，由此产生的评价结果的差异就是"系统误差"，因此在遴选评估专家时必须考虑其教学经验、工作作风及态度、对评估方案的把握程度等因素，以其在充当测量工具的角色中最大限度地保证公平和公正性。

（李 岩）

第七章

医院教学的改革和研究

第一节　医院教学改革和教学研究的必要性

医学教育是一项终身教育工程，通常包括三个阶段。第一阶段是基本医学教育（一般是指本科教育），在医学院校及其附属医院或教学医院中进行，培养具有从事医疗卫生工作必须的知识、技能和态度的基本专业人才。第二阶段是毕业后医学教育，通过住院医师/专科医师规范化培训（或研究生教育），培养住院医师/专科医师。第三阶段为继续医学教育，是获得中级及以上技术职称的医务人员终身继续学习，以获取新理论、新技术、新方法和新知识，从而与时俱进，跟上社会进步和医学科学发展的步伐。第二、第三阶段的教育通常都是在医院等医疗机构内进行。

任何医院尤其是附属医院或教学医院，势必要承担这三个阶段中的某些或全部教学任务，因而也势必要参与医学教学的改革和研究。

一、医院教学改革和教学研究的必要性

教学作为一门学问，作为一门科学是在不断运动和发展的，医院教学也不例外。医院教学改革和研究是科学发展的需要，是医学模式转变的需要，是社会发展变化的需要。

（一）医院教学改革和教学研究是科学发展的需要

21 世纪是一个知识爆炸的世纪，科学正以一种前所未有的速度、深度、广度进行着知识更新、知识交叉和知识融合。相关学科的发展毫无疑问地对医学产生着渗透、促进和激励等影响。现代医学正以日新月异的姿态，面目一新地展现在医务人员的面前，迫使我们不得不研究教学和改革教学，以适应发展和变化了的医学科学。

现代医学的研究在整体水平研究不断深入的同时，已从系统器官的水平深入到细胞和分子水平，从基因的角度去阐明生命现象和疾病的本质，基因诊断和基因治疗已走向临床，生物技术和生物工程技术包括人工智能如内镜手术器械控制系统等正掀开现代医学的崭新一页；不断更新换代的超声、CT、MRI、PET 和 DSA 等技术正在临床工作中发挥越来越大的作用；内镜治疗、显微外科、微创手术和介入治疗方兴未艾；电脑、网络技术及虚拟技术的发展，则已影响着现代医学的各个领域、各个部门，并在医院教学中崭露头角。

上述科学发展不仅在客观上推动了医学科研和医学临床，也在主观上要求我们不断做好医学教学的深化和改革，医院医学教学的深化和改革是时代赋予我们的课题。

（二）医院教学改革和教学研究是医学模式转变的需要

现代医学是建立在解剖学、组织学、胚胎学、病理学、生理学、生物化学、遗传学、细胞生物学和分子生物学等学科基础上的。人类社会的进步和自然科学的发展，为这些学科的崛起和拓展开辟了道路，而这些学科的发展又推动了临床医学的进步。但人们在津津乐道于现代医学进步并享受现代医学成果的同时，也必须清醒地意识到人类的健康和疾病不仅是一种生物学现象，也明显地受到人文社会等诸

多因素的影响。例如心理社会因素既可以是致病因素，又可以是疾病产生的后果，心理社会因素还可以是防病治病的手段和途径。医学模式早已从单纯生物学模式转变为生物－心理－社会医学模式，转变为群体保健、预防和主动参与的模式，社会对于医务人员的素质要求越来越高，这要求医务人员更多地掌握人文社会知识来处理医学问题。特别是心理学、伦理学、哲学、卫生经济学、预防和群体保健等已成为当代医生必修的课程。

（三）医院教学的改革和研究是社会需求变化的需要

当代社会对医务人员的要求也发生了显著的变化，在对诸如医师职业精神、社会科学、健康经济学、医学信息管理、人际交流技巧、科学思维、科学研究和预防保健等方面都有明确的、更高的要求。而这些要求则需要我们教学工作更好地与之适应，从而培养出素质高、能力强、有创新精神和实践能力、社会适应性强、基础扎实、专业知识口径宽的有用人才。为此，医院的教学安排包括课程设置、教学内容、教材、教学方法和教学评估整个过程中都必须相应调整，使新模式培养出来的医生不但能进行个体患者的处理，还能进行医学研究，并开展群体的预防医疗和服务包括社区医疗服务；不但可依靠医学科技知识和技能诊治疾病，还具有多学科和动员全社会的力量来为人类健康服务的能力。

二、综合性大学为医院教学改革和教学研究创造条件

著名的戈门报告（Gour man Report）指出 1993 年世界 1 353 所医学院中综合得分在 4.6～5.0 分的 37 所一流医学院校都设在综合性大学中。近年来我国不少医学院校已经融入综合性大学，这种办学模式为医学教学包括医院教学的发展创造了新的机遇，增添了活力。

（一）浓厚的人文氛围

综合性大学与医学专科院校的一个显著区别在于前者营造了一个十分浓厚的人文氛围，综合性大学学科门类多，理、工、医、农、文一应俱全，学生人数多，各种学术社团活动、论坛讲座等人文氛围浓郁，甚至一些塑像、展馆、警语都在散发着浓厚的人文气息。这种多学科环境所产生的人文影响是潜移默化的，对于学生拓宽视野，培养开拓和研究精神有很大帮助。学生在这样一种环境中所培养起来的人文素质，所构筑的人文知识结构，为今后进入医院，进行临床、教学和科研工作打下了良好的基础。

（二）学科门类齐全

综合性大学公共学科和基础学科强大，学科门类齐全，优势学科多，因此可供学生选修的科目众多，为加强学生人文知识和自然科学基础知识提供了条件。

（三）学科交叉和融合

综合性大学门类齐全而集中，有利于各学科之间交叉和融合，如医学与自然科学，医学和社会科学，有利于交叉学科和前沿学科的发展，也有利于将各学科包括教育学的最新成果和方法用于医学教学。

综合性大学教学环境的利用提高了医学生的人文素养，并有利于学科的交叉和融合，这一切有力地推动了医院教育的改革和发展，而医院和与其服务的大学的天然联系，又为医院的教学改革提供了新的手段和机遇。

（李　岩）

第二节　医院教学改革与培养目标

医院教学中医学生的培养目标应当是培养素质高、能力强、知识口径宽、基础扎实的医学人才。医院教学改革和研究应当围绕着如何实现这个培养目标而展开。

一、医学人才的素质教育

（一）医院素质教育的目的

医院教学不但要让受教育者获得医学专业知识和技术，更重要的是要提高其综合素质。使受教育者学会做人，学会做事，学会求知，学会生活，学会审美。不仅能认识自我、善待他人，还应该团结协作，适应社会。作为一个医务人员，患者和家属对我们的素质要求尤其高。因为处于痛苦和危险之中的患者，他们身受躯体和心理上的双重折磨，强烈的求生欲望和对疾病的未知，经济和社会地位的窘困，他们对医务人员的职业素质的期待是和其他任何行业人员完全不同的。

（二）素质教育的内容

1. 思想素质　掌握马列主义毛泽东思想和邓小平理论，尤其是辩证唯物主义和历史唯物主义思想，掌握哲学和医学的关系，研究人类思想史。提倡追求真理，探索未知和无私奉献，用科学的世界观指导临床和科研工作，树立全心全意为人民服务的思想。

2. 道德素质　作为医务人员，尤其要培养职业道德。包括高尚的医德医风，敬业精神，对患者的仁爱之心、同情心和人道主义精神。这就要求将患者当亲人，急患者所急，想患者所想。要有强烈的事业心和责任感。

3. 人文素质　学习如何正确对待自然、对待社会、对待他人（包括患者）和对待自己。符合医学的社会性、服务性和实践性的特点。

4. 心理素质　要求心态正常，人格健康，乐于助人，严于律己，宽以待人，善于协调，易于合作。要善解人意，充分理解患者和家属的心情，甚至过高的要求。敢于面对困难、勇于攀登艰险、持之以恒、不懈努力。

5. 健康素质　体魄强健，精力充沛，精神振奋。

6. 学习素质　具备与时俱进，终生学习，不断探索，完善自我的能力。

7. 信息素质　必须能够充分、及时认识所需信息，并有能力去有效地发现、检索、评价和利用所需信息。具备检索、评估、利用、传播信息的能力。

8. 创新素质　善于发现问题，挑战现实。不墨守成规，因循守旧。能主动获取新知识、新技术、新方法，并用于专业的发展。有创新精神和创新能力，敢为天下先。

（三）素质教育的方法

素质教育决不是仅仅开设几门课程就可以完成的。素质教育应贯穿在整个医院教学中，例如组织学生学习医学史、参观我国医学科技展览会，可以激发学生民族自豪感和自信心，启迪爱国主义教育的情感；听革命先烈和"两弹一星"功臣的事迹，也可以激励学生为我国医学科学发展和进步而奋斗终生的决心和信心。又如组织学生参与医院院史编写工作，可让学生在医院医学先辈身上学到艰苦创业的精神和莘莘学子报效祖国服务人民的真诚。在冬天查房时老教授将听诊器胸件用手心捂热后再放到患者胸前这样一件小事也都是很好的素质教育材料。

二、医学人才的能力培养

（一）培养能力的重要性

传授知识显然是教学工作的重要任务，但知识是无穷的，任何一个领域的知识都是浩如烟海的。知识又是不断发展和变化的。任何个人毕其一生都不可穷尽某一方面的知识，而知识随时间和空间的推移而发生的变化更是个人所无法预计和掌握的。学过的知识可能淡忘，但学到的能力尤其是学习的能力可终生享用。因此教学更应当重视能力的培养。例如各种药物的不良反应我们不能背出来，而且有关不良反应的信息还不断发生变化。但只要掌握查询的工具和具有查询资料的能力，就能迅速找到所要了解的某种药物的某种不良反应，以及这种药物的不良反应的最新信息。

（二）能力的结构

1. 基本能力　是指作为社会人所应具备的基本能力，教学要培养和提高受教育者的基本能力。基本能力有很多，包括逻辑思维能力、综合判断能力、自学能力、表达能力、人际交往能力、团结协作能力、动手能力、发现问题解决问题的能力、社会适应能力、不断自我完善和持续发展能力等。

2. 专业能力　是指本专业所需要的能力，如临床思维能力、临床操作能力、科研思维能力、科研操作能力、文献检索能力、外语表达能力，对本专业现象的洞察能力、想象力、创造力和开拓能力等。

（三）能力培养的方法

能力培养决不是仅仅靠上"能力课"来实施的。能力培养通过课程设置、教学方法、考核方法等改革来实行。将"满堂灌"的大课改为以问题为中心的教学或病例为中心讨论式的小班课，可以提高学生临床思维和临床分析能力。验证性实验课只是培养了学生的实验操作技能，若改为综合设计性和探索性的实验可以提高学生提出问题和解决问题的能力。

三、医学人才的知识培养

（一）医学人才的知识结构

医学人才的知识结构要求视野开阔、宽厚凝重、与时俱进。除了专业知识之外，还要有宽厚的人文社科知识和自然科学基础知识。医学的发展不仅受到自然科学发展的巨大推动，还受到社会文明和进步的影响。医学模式已经从生物学模式转化为生物－心理－社会医学模式，医务人员服务和研究的对象是人，或者说是患者，而不仅仅只看到疾病。因此医务人员除了学习医学知识外，还必须学习哲学、伦理学、心理学、社会学、经济学、法学、美学和史学等。不仅会处理临床问题，还要善于处理人际关系和社会问题。

（二）医学人才的知识培养途径

医学是一门实践性很强的科学，医学知识贵在应用，要求有解决实际问题的能力。学习切忌死记硬背。因此通过上课、示教、讨论、试验、考核等方式提高受教育者应用知识的能力尤其重要。

医务人员在教学实践和临床实践中传播知识，但仅此是不够的，必须要有创新意识，不断地对现有知识进行发展，并创新知识。在创新中发展知识，在创新中培养医学人才的创新能力和发展知识能力。

传统的教学是教师讲，学生听，学生处于被动接受的状态，主动性不够。教学改革要形成以学生为主体，教学工作围绕学生进行，减少课堂教学，增加自学时间，让学生在图书馆、实验室、电脑网络和病房主动获得知识。应该学会如何去收集知识，归纳总结知识。

（李　岩）

第三节　课程和教学内容的改革和研究

医院教学的改革和研究应围绕着医学教育的培养目标来实行。医院教学的改革和研究首先体现在课程设置和教学内容上。要求优化重组课程，精选内容，避免重复，并淘汰陈旧的内容。课程设置和教学内容应当适应社会发展的要求。这是因为医学基础学科和临床学科在飞速发展，教学必须跟上形势，以反映医学科学的最新动态。随着社会的发展，临床上疾病谱也在变化，传统的传染性疾病在减少，而新发传染病不断出现，心脑血管病、肿瘤疾病、内分泌代谢疾病发病率上升。心理因素、社会因素、行为因素和生活方式所引起的疾病在增加。因此教学课程和教学内容必须做相应调整。社会和民众对医务人员的要求与以前不同，医务人员不但要诊断和治疗疾病，还要学习预防疾病和疾病的康复知识。而医学模式的转变，要求医务人员不仅要关注疾病对生物学指标的影响，也要关注疾病对心理学和社会学指标的影响。疾病的治疗不仅是为了减轻症状，祛除疾病，挽救生命，延长生存期，更在于改善患者的心理，恢复患者的社会角色和社会适应力，提高生命质量。另外，课程和教学内容还必须根据综合素质教育的要求来设置安排，重在改善知识结构，提高解决临床问题的能力。并让受教育者能够适应医学发展并具有不断自我完善和发展的潜力。

一、加强人文学科，提高人文素质

各医学院校人文学科的课程设置差别很大，据张国芳等报告22所医学院校七年制临床医学专业人文社科课程情况，最多设12门，占必修课时的15%，最低4门，占必修课时的3%。

人文学科与临床医学的关系十分密切，主要体现在以下几方面。

（一）完善知识结构，提高综合素质

人文学科的学习，让受教育者建立正确的世界观和方法论。培养追求真理、探索奥秘的精神意境。培养逻辑思维的能力、人际交往能力、与人共处能力和社会适应能力等。

（二）掌握发病机制，提高医疗质量

疾病是一种生物学现象，但人类疾病与心理和社会因素的关系已日益被认识。吸毒、嫖娼、同性恋与艾滋病的关系已为世人所共知；第二次世界大战中在德军炮火和炸弹威胁下，居民高血压发病率增高是不争事实。因此人文学科可以使医务人员能从一个崭新的视野研究社会、行为、心理和环境对健康的影响。另一方面疾病也引起心理和社会问题，医务人员不但要解除病痛，还要启迪患者心灵，树立患者的信心，努力维护患者的社会角色。

（三）改善医患关系，保障医疗安全

加强人文学科提高医务人员法律意识、伦理和心理等知识，能改善医患关系，提高交流技巧和保障医疗安全，促进医疗团队的协作。如哈佛大学开设的医学伦理学在医学基础阶段主要讲解生物科学技术发展中的伦理问题，在临床基础阶段主要讲解职业道德，而在临床医学阶段则主要讲临床活动中的伦理问题。其内容又细化为医患沟通技巧、患者的权力、病情保密、知情权、临床试验、脑死亡、安乐死和稀有资源分配等。

二、淡化学科界限，加强学科交叉

（一）基础学科之间的整合和交叉

打破基础学科的界限，以器官系统为模块实施整合式教学，或者以问题为中心改革教学。如将生理学心肌电生理与药理学抗心律失常药结合起来讲。将生理学神经受体和递质与药理学受体激动剂和受体阻断剂结合起来。将生理学中呼吸生理和病理生理中的呼吸衰竭结合起来。

耶鲁大学等将医学基础课分为正常人体生物学和异常人体生物学两门综合性课程。正常人体生物学包括解剖学、生理学、组织学、胚胎学、细胞生物学、遗传学和神经生物学等。而异常人体生物学包括疾病机制、病理学、病理生理学、病原体学和流行病学等。

（二）基础学科和临床学科的整合和交叉

打破医学基础学科和临床学科的界限，以系统或器官为中心。在医学基础课教学阶段，先引入一个临床问题，根据一个疾病作为切入点，展开医学基础教育。基础课程临床医师参与，而临床教学请基础教师参加，如请呼吸科医生讲呼吸生理，请微生物课教师参与感染性疾病的教学。

（三）边缘学科和交叉学科

通过学科交叉和重组，形成新的学科，如医学伦理学、医学心理学、气象医学、环境医学、灾难医学和医学地理学等。

三、调整教学内容，增设选修课

教学内容要避免重复，推陈出新，在保证必修课前提下多开选修课，给受教育者以充分的自由选择权利。如有关蛋白质和核酸的结构和功能在多门学科中重复出现，包括有机化学、生物化学、细胞生物学和遗传学。可考虑集中到某一门课如生物化学中讲授。又如有关胃、十二指肠液检查临床上已很少用，实验诊断课可以删去，而 PCR、DNA 探针技术以及 ELISA 技术已广泛应用于临床标本的检测，可加至教学内容。

医务人员应当不断获取自然科学和社会学中最新的成果来为医疗和科研工作服务。设置一系列医学选修课，学生可以根据兴趣和需要选择。

1. 加强基础知识的选修课程系列　细胞生物学、分子生物学、神经生物学、超微结构、生物医学工程、临床生物化学、临床病理学、临床免疫学、临床药理学等。

2. 拓宽专业知识的选修课系列　肿瘤学、老年医学、运动医学、激光医学、急诊医学、康复医学、家庭医学、心身医学、医院感染学等。

3. 医学信息选修课系列　医用计算机、文献检索和利用、卫生统计、多媒体课件的创作等。

4. 医学科研训练选修课系列　医学文献的评价、临床流行病学、实验设计、医学统计、科研思维、实验动物学、医学论文写作。

5. 人文社科类选修课系列　哲学、社会学、医学史、卫生法、卫生经济学、伦理学、心理学等。

四、实验课的改革

应将实验课作为培养科学思维和创新能力的场所，而不仅仅是为了验证一个理论，或掌握实验的基本操作技能。实验课改革的目标，应该让学生从中不仅掌握了实验方法，锻炼了操作技能，提高了动手能力，更重要的是知道怎样通过实验去探索未知，去发现真理。通过实验课还应培养学生主动学习的能力和创新能力、严谨的科学态度、科学思维能力和知识的综合运用能力，从而提高学生的综合素质。因此应减少验证性实验，增加设计性（探索性）实验和综合性实验，让学生独立设计和完成。在实施教学改革时，注意应从改革实验教学内容入手，将实验内容综合化、系统化，以实现验证性实验和设计性实验的有机融合，扬长避短，避免设计性实验所常有的教学计划与实验内容不够协调、实验项目不够系统、实验室资源不够充分、实验教学实施过程中比较混乱等问题。

（周水红）

第四节　教学模式和教学方法的改革和研究

一、应用现代教学技术和方法

以电子计算机为基础，以网络为媒介的现代教学方法已广泛应用于医院教学。多媒体课件逐渐取代传统的挂图、照片、标本、幻灯、投影和录像等。多媒体课件所显示的不再是静态和平面的东西，而是动态和立体多维的影像。从电子显微镜下微观形态到宇宙中星球运动都可以显示出来。而且经过计算机处理不仅可以模拟各种器官以及医疗设备的诊疗过程，甚至可以重现各种生命现象，形象生动地表达疾病过程和治疗反应，加深了理解和记忆。由于人机交互，激发学生主观能动性，更主动地获取知识。远程教育的开发和使用也使医院教学得以向远处延伸成为可能，可以有效地促进医学知识由高水平医院和地区向低水平地区的扩散，尤其对边远穷地区教育水平的提高具有不可估量的价值。

二、以学生为中心，变被动学习为主动学习

传统教育以教师为中心，教师讲，学生听，似乎是天经地义的。学生的学习积极性和主观能动性没有充分发挥。采取以学生为中心，使学生变被动学习为主动学习，如以病例为基础的讨论式临床教育，学生根据提供的病史资料讨论诊断、治疗、预防和康复等临床问题，教师仅起点评和总结作用，学生反映较好。适当减少讲课学时，增加自学时间，让学生有更多的时间去自学，充分发挥个性特点，主动学习感兴趣的问题，提高学生的创造性。

三、走出小课堂，进入大课堂

教学应当从狭义的课堂中走出来，从讲台、黑板、粉笔这样经典的课堂里走出来，使学生进入更大

的课堂。如让学生尽早进入病房等诊疗场所，尽早适应医院环境，熟悉医院工作常规，明确医生的职责，学会与患者交流的方法和技巧，了解患者的疾苦，为日后进行医疗工作打下基础。给予学生更多时间、更多机会进入图书馆、实验室、电脑房和标本陈列室等学习地点，培养兴趣，探索未知，拓宽视野，完善自我。又如让学生走入社区，为居民服务，让学生了解疾病的预防、社区医疗的状况、卫生科普教育的意义等，都会取得小课堂难以取得的成效。

四、重视实际能力，强化技能训练

医院教学应当重视实际能力的培养，从基本功入手，强调临床思维和临床技能培训，通过床边教学、教学查房和病例讨论等提高学生解决临床问题的能力。复旦大学上海医学院和华西医科大学等在临床教学中大量运用标准化患者来进行教学和考核，这些受过专门训练的模拟"患者"，不仅能生动地模仿疾病的临床表现，给学生以直观的形象的教学，而且可以为学生的技能评分（如问病史的质量，查体的规范化等），收到了很好的效果。另外，适当利用模拟人或模拟教具（如腰穿、骨穿模型和分娩机转模型等）不仅有助于学生熟悉相关的疾病诊治过程或操作，强化实际能力和技能的训练，而且能有效降低带教成本，并减少由于教学而带给患者的风险，最终为医院临床教学带来明显的益处。

（周水红）

第五节　考试和考核的改革和研究

考试考核是教学过程的重要组成部分，是检验教学效果的一种评价方法，其目的不仅是对学生掌握的知识和拥有的能力进行评价，也是为了通过对教学质量的评价，获得改进教学工作反馈意见的有效手段。

一种良好的考试模式应该具有导向、诊断、反馈、评价、区分、预测等功能，同时还对教学风气、学习风气以及考试风气具有良好的引导作用。因此考试考核是医院教学改革和教学研究的重要内容。考试考核要求全面性、科学性、合理性、客观性和公正性。不但要考学生对知识的掌握程度，更要考学生的综合能力，尤其是应用知识解决问题的核心能力。考试应实施教考分离，使考试命题制度化、规范化；命题设立 A、B 卷，加强试题库的建设。在考试考核成绩构成方面，则需注重考核多元化、考核方式多样化、试卷评阅规范化的原则。同时，在严肃各类考核的考风考纪的前提下，及时反馈相关信息，对学生试卷进行科学化分析，并经常进行专项评估，从而使考试这一考核手段最大限度地为检验教学效果服务。

一、考试考核的内容

考试考核评价指标的改革和研究是考试考核改革的重点内容之一。考试内容要根据教学大纲，重点突出，主要考需要掌握和熟悉的部分，基本理论、基本知识和基本技能是考试的主要内容。除此之外，考试还要有一定广度和深度。要摆脱传统考试的模式，即"考书本，考知识，考记忆"，而要重视考"能力"，考"应用"和考"理解"。如基础课考试可以与临床结合，而临床课考试更要求解决临床实际问题。要多出一些"活"的题目，靠死记硬背无法解答，必须融会贯通才能应用自如。考题应为给学生留有一定的发挥的余地和空间，让学生展示自己的才华，让学生有表现自己创造力的机会。

二、考试考核的方法

考试考核方式应该多样化。考生理解能力、记忆能力和应用能力考试考核方法包括口试、笔试、操作或答辩形式，也可用讨论方式进行，可以闭卷也可以开卷，除理论考试外，也应采用临床技能考试的方式，以考核学生基本技能，包括询问病史、体格检查、换药、胸腔穿刺等。笔试理论考试题型要求多样化，除了记忆题外，还应有相当比例的理解题和应用题。同时，多媒体也应引入考试中，学生根据课件要求回答问题。

考试考核成绩构成应多元化，有时一门课可采取几种考试方法，然后综合评分。如内科学可以先进行理论考试，然后进行操作能力的考核，最后进行病例分析或科研论文答辩。综合考试，是对学生的能力和知识比较全面的检验。

客观结构化临床考试（OSCE）是一种以客观方式评估临床能力的考核方法，即在模拟临床场景下，使用模型、标准化患者（SP）甚至是真实患者来测试医学生的临床能力。OSCE 避免了传统考试的偶然性和变异性，减少了主观性。由于其众多的考试内容，使评价遍及教育目标分类学所包括的认知、情感和精神运动三个领域，充分发挥了考试的功能。而 SP 考试法是将一些经过训练，旨在恒定、逼真地复制临床情况和非医学专业人员具有了模拟患者、考核者和指导者的职能。这两种方法结合既解决了学生数量过多，患者不易配合的难题，又实现了开放式思维的考核，达到了锻炼临床思考能力和考核客观性的双重目的。根据医院医疗工作的特点，临床上还常使用 Mini – CEX（Mini – Clinical Evaluation Exercise）方法来进行学生实际医疗能力的评估。

实验课教学应该根据实验的特点、考核方法采取更加灵活的评分办法。如对验证性、演示性实验考核以实验课内容为主，多种方法并用可采用量化评分制和等级评分制等评分办法；考核的主要方法有编写实验报告，闭卷、开卷笔试；闭卷笔试与口试相结合；口试、笔试与技能操作相结合等方法。如采用口试的方法可以不受文字限制，学生能在教师所提的问题的范围内，充分发挥自己的才能。

对设计性、综合性实验考核则以成果为标准，注重过程性评价，考核的主要方法有提交论文与答辩；实验设计方法、实验步骤报告与答辩；撰写实验报告与答辩相结合等。也可以采用无标准答案试题，着重考核学生的思维方法与实验过程，以检验学生发现问题、分析问题和解决问题的综合能力，激发学生的创新意识。可采用激励评分制、模糊评分制等评分办法。

（周水红）

第八章

医院医学教育中的思想政治和德育工作

医院有着繁重的医疗工作，同时还担负着教学、科研等重要任务。尤其是医学院校的附属医院，更是承担了大量的医学教学及医学生的思想政治和德育工作。本章节主要对临床医学专业大学生（包括五年制、七年制、八年制医学生）的思想政治和德育工作展开论述。

我国高等院校的根本任务是培养德、智、体、美等全面发展的社会主义事业建设者和接班人。他们的思想道德和科学文化素质如何，直接关系到国家的未来，关系到我国社会主义现代化建设事业能否实现，关系到能否坚持党的基本路线一百年不动摇。邓小平同志说"学校应该永远把坚定正确的政治方向放在第一位"，从而指出了我国医学教育的社会主义办学方向。

第一节 医学生思想政治和德育工作的意义和任务

思想政治和德育教育，是高校教育的重要组成部分。医院医学教育任务中思想政治和德育工作的对象主要是针对医学院校的大学生人群。思想政治教育的目的是使人们通过教育逐步树立马克思主义的世界观与方法论，能动地去认识世界，改造世界，造就"有理想、有道德、有文化、有纪律"的一代社会主义新人。

一、医学生思想政治和德育工作的意义

2004 年 8 月颁发的中央 16 号文件，即《中共中央、国务院关于进一步加强和改进大学生思想政治教育的意见》，充分表明了我们党和政府对大学生思想政治工作的关心和重视。是深入贯彻党的十六大精神，适应新形势、新任务的要求，提高大学生思想政治素质，促进大学生全面发展的纲领性文件。

当今世界已进入 21 世纪，我国已加入世界贸易组织，经济全球化步伐日益加快，世界政治正在向多极化方向发展；加上信息技术的飞速发展，各种思想相互交叉，相互激荡，复杂多变的现实环境必然对人们的思想观念产生深刻的影响。大学生们思想活跃，他们思想的独立性、选择性、多变性明显增强。因而，加强大学生的思想政治和德育教育比任何时期都显得更加重要。

加强医学生思想政治和德育工作是医学院校坚持社会主义性质和方向的根本保证。医学院校的教学目标是培养医疗卫生事业的服务者和接班人，必须坚持为社会主义服务，为人民服务；坚持教育与社会实践相结合；培养学生的创新精神和实践能力，努力为社会主义物质文明和精神文明服务。

加强医学生思想政治和德育工作是医学院校培养新时期社会主义医疗事业接班人的核心内容，是全面实施科教兴国和人才强国的需要，具有重要而深远的战略意义。江泽民总书记指出："努力造成有理想、有道德、有文化、有纪律的德育、体育、智育、美育等全面发展的社会主义事业建设者和接班人。"这就要求我们始终把坚定正确的政治方向放在第一位，热爱中国共产党、热爱祖国、热爱社会主义制度，使受教育者在德育、智育、体育几方面都得到发展，成长为既有高尚医德医风，又有精湛医技医术的高级专业人才。

加强思想政治和德育工作是完成新时期医院医疗、教学、科研各项基本工作任务的保证，其保证作

用主要体现在以下两个方面：①保证培养人才的工作沿着正确的政治方向进行，尤其能适应改革开放新时期社会发展的需要；②积极引导学生拓宽思路，努力学习新知识、新技能。既要弘扬我国优秀传统文化，又要吸取国外先进文化知识，完成新时代赋予他们的历史使命和社会责任。加强思想政治和德育工作应贯穿和渗透到医院的各项工作中，它不仅要深入到医疗、教学和科研等一线部门，也要渗透到后勤服务和管理部门；既要深入到学生群体中，更要渗透到广大教职员工中去。

二、医学生思想政治和德育工作的任务

（一）思想政治和德育工作的根本任务

对于医学生的培养，要坚持学习科学文化与加强思想修养的统一；坚持学习书本知识与投身社会实践的统一；坚持实现自身价值与服务祖国人民的统一；坚持树立远大理想与进行艰苦奋斗的统一。进一步依循科学发展观，培育新一代有理想、有道德、有文化、有纪律的社会主义新人。

（二）思想政治和德育工作的基本任务

（1）坚持用马列主义的理论来武装和教育广大学生：努力做到马列主义毛泽东思想以及邓小平、江泽民的教育思想"三进"（进教材、进课堂，进头脑）。并运用马列主义立场、观点、方法研究新情况、解决新问题，使党的正确的教育思想变成人们的自觉行动。

（2）以为人民服务为核心：以五爱（爱祖国、爱人民、爱劳动、爱科学、爱社会主义）为基本要求，开展"三主义"、"三德"和社会主义法制教育。

（3）充分发挥各级党政组织的管理和教育的双重职能：做好教书育人、管理育人、服务育人工作，全面贯彻党的教育方针。

（4）加强思想政治和德育工作的科学管理：建立一支脱产和兼职相结合，高学历、高素质的政工队伍。

（5）充分发挥学生会、团委、非组织形式社团和学生生活园区等部门的作用，密切与学校的党政部门联系，形成合力，利用现代的信息手段实现德育的总体目标。

（三）思想政治和德育工作的目标

1. 合格的政治素质　培养大学生具有社会主义和共产主义的理想信念，现阶段则要树立大学生为把我国建设成为富强民主文明的社会主义现代化国家而奋斗的共同理想。还要求大学生具有爱国主义、集体主义精神，为祖国的繁荣昌盛贡献力量。

2. 科学的思想素质　包括科学的世界观、人生观、价值观和方法论。现阶段就是要全面贯彻和落实科学发展观，加强在实践中锻炼，形成良好的风气，思想上才能健康发展。

3. 良好的道德素质　培养大学生树立社会主义道德观念，具有社会公德、职业道德和家庭美德。

4. 健康的心理素质　健康的心理素质是大学生顺利成长的必要条件，是事业成功的内在保障。努力培育大学生具有坚强的意志，在实践中自觉磨炼，具备抗挫折、抗压迫、抗失败的能力，保持旺盛的积极向上的生活态度。

5. 全面的文化素质　教学中要贯穿通识教育理念，培养既具人文修养，又具备扎实专业知识和技能的医学接班人。

（周水红）

第二节　思想政治和德育工作机构

德育是素质教育的核心内容，是素质教育能否顺利推进的关键。思想政治和德育工作机构是德育教育的组织基础，它构建了思想政治工作的基本框架，决定了德育教育最基本的形式和主要内容，是德育工作的根本一环，也是全面推进素质教育的根本保证之一。思想政治工作和德育工作机构的设置、职能和运作模式直接关系到德育教育的效率和成败。世界各国，尤其是西方资本主义国家，虽然在思想政治

教育的机构设置上不尽相同，其运作模式也各有差异，但都无一例外地突出了教会对人们意识形态影响中的地位和作用，无一例外地反映了少数统治阶级的意志。而我国是共产党领导的社会主义国家，是人民的国家，因此我国的思想政治和德育工作机构的设置代表了最广大人民的根本利益，其运作模式应体现时代和社会的发展要求，体现人民群众的根本愿望。医学是一门具有社会性、实践性和服务性的科学，承担着救死扶伤的神圣使命，医学院校思想政治和德育工作的参与机构及其运作模式有着鲜明的专业特点。

一、思想政治和德育工作机构的定义

思想政治和德育工作机构是指对教育对象承担思想政治和德育工作的单位和组织，它有狭义和广义两方面的含义。

狭义的思想政治和德育工作机构是指统治阶级为了维护自己的统治地位，从自身的利益出发建立起来的，直接对受教育者进行思想政治、道德品质、文化素养等精神意识领域的教育、指导的社会单位和组织团体，具有鲜明的阶级性，集中体现了统治阶级的意志。在我国是中国共产党对思想政治和德育工作实施领导。正如江泽民同志所讲的"思想宣传阵地，社会主义思想不去占领，资本主义思想就必然会去占领"一样，我国的思想政治和德育工作机构及其运作是我们党用社会主义和共产主义思想占领思想阵地的部门。

毛泽东同志在《关于人民内部矛盾的问题》一文中指出："思想政治工作各个部门要负责任，共产党应该管，共青团应该管，政府主管部门应该管，学校的校长教师更应该管。"体现了思想政治和德育工作的广泛参与性。中共中央《关于加强和改进思想政治工作的若干意见》中把以德育为核心的素质教育的全面推进看做是一项涉及社会各方面的系统工程；强调要通过新闻媒体的正确舆论导向，深入动员社会各界关心、支持和投身素质教育，号召学校、家庭和社会要互相沟通、积极配合，共同开创素质教育工作的新局面。这不但定义了教育工作尤其是思想政治工作在新时期新的立足点，同时更赋予了思想政治和德育工作机构以广义的内涵：思想政治和德育工作机构是按照党的教育方针、教育任务和育人目标建立起来的或也已存在的，直接或间接参与德育教育的，或对德育教育产生直接或间接影响的机关、单位、社会团体和松散联合体的总和，是阶级性和社会性的统一。我们通常所指的思想政治和德育工作机构就是广义的思想政治和德育工作机构。

二、思想政治和德育工作机构的分类

素质教育作为一项系统工程，需要学校、家庭和社会等多方面的参与和配合，思想政治和德育工作自然也同时受到学校、家庭和社会的影响，是三者的交集。大学生作为当代先进青年的代表群体，已经建立了初步的人生观、世界观和价值观，由于其集体生活，的特点，使家庭这一重要的参与思想政治工作的部分的作用相对弱化，他们的德育工作更趋于二元化（即学校和社会）。医学院校的学生，由于其学科的特殊性，使附属医院在其思想政治和德育工作中起着举足轻重的作用。这一切，决定了思想政治和德育工作机构分类的不同。

（一）按照整体单位划分

从整体来看，医学生思想政治和德育工作机构可分成三大部分，即学校、社会和附属医院，体现了学生思想政治和德育工作参与机构的广泛性。

1. 学校　主要是指学校的各级党政部门、职能机关、团委和学生会、宣传机构以及心理咨询等部门。它们按照国家的德育大纲，通过教学和学生管理两条线，参与领导、指导、管理、评估及辅助学生的思想政治和德育工作。

2. 附属医院　包括医院的各级党组织、职能部门等。由于附属医院不但是高校的教育机构，同时也是社会的一个服务机构，因此医院不仅指导、执行、管理学生的德育工作，还是学生德育工作的重要舞台，医院的专家教授也是学生端正"三观"、树立远大理想的活榜样。

3. 社会　包括社区、精神文明共建单位、爱国主义教育基地以及舆论宣传机关等。通过社区服务、精神文明共建、社会实践等形式参与指导并影响思想政治和德育工作。

（二）按照性质划分

思想政治和德育工作机构从性质上可分为党团组织、群众组织和其他联合体三部分，体现了思想政治和德育工作的群众性、广泛性和阶级性。

1. 党团组织　是指学校、附属医院的各级党组织和团组织，它们在思想政治和德育工作中起领导和指导作用。

2. 群众组织　是指学生按照自己的意愿、利益和兴趣组织起来的比较固定的团体，包括学生会、学生社团等，通过各种活动形式和活动内容，学生自我参与德育工作同时接受德育教育。

3. 其他联合体　是指团体与团体之间，单位与单位之间建立起来的参与思想政治工作的联合体，包括精神文明共建单位、社区服务队以及研究生指导老师组等。

（三）按照职能划分

思想政治和德育工作机构按照其不同的职能可以划分为六类：领导机构、指导机构、组织管理机构、执行机构、辅助参与机构和评估机构。

1. 领导机构　主要是指学校的校级党政部门。

2. 指导机构　包括学校教务处、学工部、各院系党委（总支）、附属医院党委及学校团委等。

3. 组织管理机构　包括各院系学工组、分团委（总支）、校学生会、附属医院教育处和学校人文社科部等。

4. 执行机构　包括学生党支部、班集体、团支部、学生社团、附属医院的研究生指导老师组及人文社科部的相关教研组等。

5. 辅助参与机构　包括学校的宣传部门、学生服务联合体、附属医院的宣传科、病区及社会舆论机构、社会实践基地、志愿者服务基地、社区服务中心等。

6. 评估机构　包括学校、各院系、各班成立的德育考评小组以及附属医院的精神文明办公室等。

三、思想政治和德育工作机构的职能

不同的思想政治和德育工作机构在学生的德育教育过程中承担着不同的职能。总括起来，思想政治和德育工作机构有领导、指导、组织管理、执行、辅助参与和监督评估六大职能。

1. 领导职能　学校的校级党政部门按照国家的德育教育大纲，根据实际情况，制订学校的德育教育目标，并领导教务处、学工部、各级党委（总支）、校团委开展学生的德育工作，起着总揽全局、协调各方的作用。

2. 指导职能　学校教务处、学工部、院系党委（总支）、附属医院党委按照校级党政部门的要求指导人文社科部、下级党、团、政工组织进行思想政治工作。当然，大多数思想政治和德育工作的组织管理、辅助参与机构在实际工作中也承担了一定的指导职能，因此思想政治和德育工作机构的指导职能是其最基本、最普遍的职能。

3. 组织管理职能　人文社科部、院系学工组、分团委、附属医院教育处学生科、研究生。科在校级党政部门的统一领导下，在上级党、政、工、团组织的指导下，组织相关教研组、班集体、团支部、学生党支部、医院的研究生指导老师组开展多种形式的德育教育工作，并对它们进行有效的管理。

4. 执行职能　这是基层思想政治和德育工作机构最主要、最基本的职能，相关教研组、学生党支部、班团支部等基层机构在各自的领域和工作范围内对学生直接履行德育教育的职责，研究生导师也在日常指导学生学业过程中参与学生的德育教育工作，形成了思想政治和德育工作的多样性，也是思想政治和德育工作的立足点所在。

5. 辅助参与职能　社会机构包括社会实践、志愿者服务基地在参与学生德育工作中扮演着重要的角色，它们通过搭建学生社会实践舞台、指导学生社会实践活动，对学校的德育工作起着辅助的作用；舆论机构包括学校、附属医院的宣传部门也以各自特殊的形式影响着学生的德育教育，如校报、院报、学生刊物等。而心理咨询中心又给予学生思想政治工作以强有力的保障，这一切都是思想政治和德育工作所不可缺少的。

6. 监督评估职能　学校、院系、班集体组成的德育考评小组以及附属医院的精神文明办公室，在某一时间或某一时段，对学生思想政治和德育工作的即效性和后效性进行定性或定量的评估和比较，监督各级机构的德育工作情况，并及时反馈相关信息，以指导思想政治和德育工作的有效进行。

四、思想政治和德育工作机构的设置及其特点

各高等院校在思想政治和德育工作机构的设置上有共性也有个性，医学院校的思想政治和德育工作的机构设置也必然有其特殊性。

1. 层次分明、分工明确、职责清楚　从领导机构的校级党政部门到德育工作的终点学生，自上而下、层层落实、逐级展开。不同层次的思想政治和德育工作机构承担着不同的职能，各个思想政治和德育工作机构也有不同的分工，通过各自不同的形式开展德育教育。

2. 附属医院在学生整体的思想政治和德育工作中不可缺少　附属医院接受学校校级党政部门的直接领导，通过相关的职能部门参与学生的德育教育。随着时代的发展和素质教育的深化，医院进而又成为了学生社会实践的载体、桥梁和纽带，在思想政治和德育工作中逐渐扮演起重要的角色。医院的博士、硕士研究生，既是思想政治工作的受体，又是德育工作的有效资源，由他们组成的研究生指导老师组，参与本科生的思想政治工作，往往可以取得事半功倍的效果。

3. 身心兼顾　学校在学生服务联合体中设立了专门的心理咨询中心，帮助指导学生减轻内心矛盾和冲突、增强耐挫力、开发自身潜能、更好地适应环境，在辅助参与学生的思想政治工作中起了不可忽视的重要作用。另外，院系的学工组、附属医院学生科的老师、研究生指导老师也承担了心理疏导的职能，以保证思想政治工作的实效和高效。

4. 理论和实践相结合　学校和医院设立了专门的职能机构，对学生进行正面的德育理论教育，同时充分利用医院和社会的有效资源，搭建实践舞台，通过相关的社会单位、团体的指导，开展各种社会服务活动，培养学生的社会责任感和使命感，锻炼各种能力。

五、思想政治和德育工作设置和运作的趋向

随着教育改革的深化，素质教育的全面推进，"教育为社会主义事业服务，教育与社会实践相结合"的教育方针的贯彻执行，思想政治和德育工作机构的设置和运作在新的时期有了新的局面。

1. 以人为本　即突出学生在思想政治工作中的主体性地位，把学生看作是思想政治工作的主体，体现了德育工作的能动性和可参与性。学校也好，医院也好，从育人的角度出发，从学生和社会的需求出发设置机构，转变机构职能，增加反馈和互动渠道，合理高效地进行德育教育。通过正面的道德品质及理论教育，提高学生的道德认知和选择能力，同时又积极组织开展社会实践，借助各方面力量锻炼学生的道德实践能力。

2. 显性教育与隐性教育相结合　一方面重视发挥德育教学的职能，通过加强正式的课堂德育教学这种教育方式，改善和提高显性教育；另一方面则是加强了共青团组织、学生会、学生社团等机构的职能，来进行隐性教育，并使两者有机结合，以获得德育教育的高效。

3. 渗透式教育逐渐加强　学校的教务处在课程设置过程中，不仅仅设置系列德育课程，而且在自然科学、文史哲学等课程中适量引入德育内容；医院在承担毕业班学生临床实习和高年级学生床旁示教的过程中，也有的放矢地进行医德医风、医患沟通等社会道德教育，亦使德育教育贯穿教学过程中。另外，各机构的工作内容也有相互的交叉和补充，在潜移默化中对学生进行思想政治和德育教育。

4. 全方位、全过程、全员育人的系统　德育教育无论在课堂内外，医院内外，还是校园内外，都有不同的机构给予学生自始至终的德育关怀；无论是教学部门、学生管理部门，还是社会、社区的团体，甚至是学生自我管理的团体，都能积极做到教书育人、管理育人、服务育人，努力把思想政治和德育工作从一种外源性的压力转变为学生的一种内化性的动力，才能真正发挥作用，收到良好的成效。

5. 形式多样、内容丰富 新时期，思想政治工作的形式也应跟随时代的变迁而与时俱进，不能再仅仅拘泥于过去课堂教学的单板形式。尤其是目前面临的80后、90后的学生，应根据学生感兴趣的、容易接受的方式进行潜移默化的渗透式教育方式。比如开展一些受学生欢迎的讲座、座谈、文体娱乐活动等等，甚至可以通过学生大都使用的QQ、BBS论坛等渠道与他们进行沟通。其次，内容也不仅仅停留在枯燥的政治方面，可以结合当前形势、社会热点、学生关注的话题开展多方面丰富多彩的交流。只有融入学生了，思想政治工作才能做透、做好、做深入。

（孙祖莹）

第三节 思想政治和德育工作内容和形式

医院思想政治和德育工作担负着教育和培养德才兼备的医务工作者的神圣使命，医院思想政治工作的主要对象是医学院校高年级的医学生。在进入医院学习后，医学生不仅在课堂上接受临床医学理论教育，而且更多的是参加示教、见习以及实习等临床实践活动。在这个阶段中他们所接触到的方方面面对于他们今后走上社会成为一名合格的医务工作者至关重要。所以，根据医学生的特点有针对性地开展形式多样的工作是做好思想政治和德育工作的关键。

一、思想政治和德育工作的内容

"健康所系，性命相托"，医学生誓言道出了医生所承担的重任。医生是个特殊的职业，因为医生肩负着"除人类之病痛，助健康之完美"的崇高事业。在医疗活动中，医疗效果不但取决于医疗技术、医疗设备，而且与医师的职业道德直接相关。所以在医学生的培养中不仅要注重培养其"刻苦钻研，孜孜不倦，精益求精"的高超医术，也要培养其"热爱祖国，忠于人民，恪守医德"的高尚品德。医学生的世界观、人生观和价值观尚处在形成之中，可塑性大，属易感群体，切实加强对他们的教育和引导显得尤为重要。所以，教育学生树立正确的理想信念，培养良好的医德医风，并不断提高自身综合素质能力就成为了医院思想政治和德育工作的重要组成部分。

（一）树立正确的理想信念，培养高尚的医德医风

1. 以理想信念教育为核心 深入进行树立正确的世界观、人生观和价值观教育。在科技革命的带动下，我们的生活正发生着日新月异的变化，经济全球化速度明显加快，给我们带来了前所未有的机遇和挑战，也让我们面临许多新的问题。有人产生了"马列主义已经是过时的东西，不再适合中国发展"的看法和言论；国际上的反华势力并没有停止从意识形态方面对中国的入侵，使得当代大学生的思想观念受到了前所未有的冲击。而大学生对社会的变化最敏感，对各类信息的吸收也最快，对政治方向把握容易出偏差。因此，医院思想政治和德育工作的首要内容应是对学生进行"三观"教育。深入开展党的基本理论、基本路线、基本纲领和基本经验教育；开展中国革命、建设和改革开放的历史教育，开展基本国情和形势政策教育，开展科学发展观教育，使大学生正确认识社会发展规律，认识国家的前途命运，认识自己的社会责任，确立在中国共产党领导下走中国特色社会主义道路、实现中华民族伟大复兴的共同理想和坚定信念。积极引导学生不断追求更高的目标，使他们中的先进分子树立共产主义的远大理想，确立马克思主义的坚定信念。

2. 以基本道德规范为基础，深入进行职业道德教育 要认真贯彻《公民道德建设实施纲要》，以为人民服务为核心，以集体主义为原则，以诚实守信为重点，广泛开展社会公德、职业道德和家庭美德教育，引导大学生遵守明礼诚信、团结友善、勤俭自强、敬业奉献的基本道德规范。加强民主法制教育，增强遵纪守法观念。加强人文素质和科学精神教育，加强集体主义和团结合作精神教育，促进大学生思想道德素质、科学文化素质和健康素质协调发展，引导大学生勤于学习、善于创造、甘于奉献，成为有理想、有道德、有文化、有纪律的社会主义新人。作为医务工作者，毋庸讳言，患者的生命、患者的利益永远都是应该被放在第一位的，"全心全意为患者服务"是每一位医务工作者应该用毕生精力去实践的诺言。我们要教育学生把这一诺言深深地扎根于心中，并付诸于将来的医疗实践中。当然，现今的医

疗体制，还存在着这样或那样不完善的地方，如医疗资源的分布还不尽合理，医疗行业中个别医生被经济利益所驱使，存在着不道德的医疗行为，以及个别带教老师一些不负责任的言论，这些都可能会使一些刚刚进入实习阶段的学生迷失方向。因此，我们应该从学生们进入临床见习、实习阶段起，就注重对学生进行职业道德教育。

（二）树立正确的学习动机、学习观和就业观

1. 树立正确的学习动机 学习动机是一种学习的需要，学习动机是直接推动学生进行学习的一种内部动力。医学生的学习动机有很多种，有为了个人将来有一份稳定的工作和满意的收入，有为了给家人友人治病提供便利等个人狭隘的学习动机，也有着为了实现自身价值，为更多的患者解除病痛，为祖国医疗卫生事业的发展贡献力量的高尚的学习动机。仅仅为了个人利益的狭隘的学习动机，往往会使我们满足于现状，不思进取，得过且过，怕累怕苦。我们要正确引导学生树立正确的学习动机，志存高远，为了探索生命科学的奥秘，为了医学事业的发展，为了解除人类的疾苦，不断攀登，不断进取，勇于探索，不怕苦，不怕累，具有高尚的思想境界。

2. 树立正确的学习观念 作为未来的医务工作者，只有满腔热忱，而没有扎实的医学基础和精湛的技术是不能肩负起救死扶伤这一神圣使命的。有了正确的学习动机，还要树立正确的学习观。随着现代健康观和医学模式的变化，对于传统的医疗服务产生了巨大的影响，医疗服务从治疗服务扩大到预防服务，从技术服务扩大到社会服务，生理服务扩大到，心理服务。医学服务模式的变化指导着医学生的学习观，我们要引导学生不仅要学好临床专业课程，也要重视预防医学课程及心理学、社会学等人文类课程。具有扎实的宽广的医学专业知识、医学人文知识基础，才能为我们日后成为一名合格的医务工作者打下良好的基础，才能肩负起提高全人类健康的重任。

3. 树立正确的就业观 我们提倡把为社会做贡献和实现人生价值相统一的观念，在为社会做贡献的同时，使自己的人生价值得以实现。哪里有事业，哪里能做贡献，就到哪里去。不以地域、待遇为自己设定僵硬的框框，限制自己的发展和成长空间。不是说留在大城市、进入大单位就是最好的，只要踏实肯干，勤奋好学，在任何岗位上都能发挥自己的光和热，实现自身价值，为患者服务。我们可以通过身边一些鲜活的人物和事例教育学生，把自己的成长成才和祖国的需要、人民的需要结合在一起，到西部、到基层和艰苦地区去经受磨炼，健康成长，到祖国和人民最需要的地方去建功立业。鼓励学生到西部去，这对于促进西部贫困地区卫生事业的发展，拓展大学生的就业、创业渠道，培养和造就一大批既有现代科学文化知识、又有基层工作经验和强烈社会责任感的优秀青年人才，弘扬"奉献、友爱、互助、进步"的志愿精神，推动医学事业的发展，具有非常重要的作用和意义。

（三）提高综合素质，培养创新精神

1. 培养创新精神 创新是民族进步的灵魂，是国家兴旺发达不竭的动力。我们在对医学生开展的思想政治和德育工作内容中，创新意识、创新精神和创新能力的培养显得尤为重要。使医学生能够善于发现和认识有意义的新知识、新思想、新事物、新方法，掌握其中蕴含的基本规律，并具备相应的能力，为将来成为创新型人才奠定全面的素质基础。多年的工作经验告诉我们，培养大学生创新意识最主要的方面是创造机会让他们更多地参与社会实践和科学实践，并在实践中有所启发、有所创新。因此我们要结合医学生的实际，组织开展各项社会实践和志愿者服务，让学生在服务他人的同时得到锻炼和提高。另外，我们也要积极为学生搭建平台，开设讲座，并鼓励学生参加大学生科技创新项目，学习医学科研技术和方法，培养严谨的医学科研态度。

2. 重视身心健康 当健康的概念由"没有疾病"转变为"不仅是没有疾病或不虚弱，而是身体的、精神的健康和社会适应良好的总称"时，精神的健康和良好的社会适应能力也日益受到重视。我们培养的医学生不仅要有健康的体魄，还要有健全的心智。处在青春期的大学生会受到来自情感、经济、学业等各方面的压力和困扰，而医学生又有他们的特点。医学生在临床实习时，角色发生了一定的转变，由"医学生"变为"实习医生"，在这个过程中，他们会受到来自各方面的压力，有来自医学知识掌握和应用的压力，有来自老师、患者、同学间沟通交流的压力，有来自患者和家属的压力，有来自

时刻准备应对和承受各种未知情况的压力……在这种情况下，需要医学生及时调整心态，做出积极的应对，但往往也会出现一些不适应的状况。所以我们要重视对医学生的心理健康教育，根据大学生的身心发展特点和教育规律，注重培养大学生良好的心理品质和自尊、自爱、自律、自强的优良品格，增强大学生克服困难、经受考验、承受挫折的能力。在心理健康教育方面，确定相应的教育内容、教育方法，并依托学校心理健康教育、咨询部门及医院的心理科，积极开展心理健康教育活动。教育内容可以有以下相关方面：

（1）正确认识我方面的教育：通过测试、讲座等形式让学生对自己性格特点加以认识，扬长避短。

（2）提高各种能力方面的教育：如承受挫折的能力，包括感情、学业、就业等方面的内容。人际交往、沟通方面的能力。在教育的形式上可以是讲座、座谈、拓展、小组辅导、影视等。还可在班级中设立"心理委员"，配备"心理辅导老师"等，积极开展大学生心理健康教育和心理咨询辅导，引导大学生健康成长。

3. 加强人文素质的培养　"医术乃仁术"，医生是"仁爱之士"，医学本身承载着关爱人类治病救人的崇高职能，医生品质中应具备人文情怀。医学模式逐渐由"生物医学"向"生物－心理－社会医学"模式转变，更突显了其人文社会色彩，突显了在医学人才培养中，人文素质教育的重要。世界卫生组织20世纪90年代曾提出，现代的医生应该是五星级医生，所谓五星级医生是指健康的提供者、医疗的决策者、健康的教育者、心理上的交流者、社区的领导者以及组织的管理者。显然现代医生，除了要有扎实的专业素质和医学技术外，人文修养也是必备的素质。人文素质高的医生更能理解患者、关注患者的感受，能和团队很好地合作，医生的人文素质是医生发挥精湛医疗技术的基础。在医学生的培养中，我们也要加强人文素质的培养。人文素质的培养不是一朝一夕能实现的，而是需要教师、学生自身等的重视和人文环境的创造。

二、对医学生开展思想政治和德育工作的形式

（一）深入开展社会实践

社会实践是大学生思想政治教育的重要环节，对于促进大学生了解社会、了解国情、增长才干、奉献社会、锻炼毅力、培养品格、增强社会责任感具有不可替代的作用。要建立大学生社会实践保障体系，探索实践育人的长效机制，引导大学生走出校门，到基层去，到广大群众中去。积极探索和建立社会实践与专业学习相结合、与服务社会相结合、与勤工助学相结合、与择业就业相结合、与创新创业相结合的管理体制，增强社会实践活动的效果，开展形式多样的社会实践活动。重视社会实践基地建设，不断丰富社会实践的内容和形式，提高社会实践的质量和效果，使大学生在社会实践活动中受到教育，长才干、做贡献，增强社会责任感。

社会实践活动的形式有社会调查、志愿服务、公益活动、科技发明和勤工助学等。

1. 社区服务　医学生的专业特点是为他们在课余时间走上社会、走进社区，用所学知识服务于人群提供了方便。如到社区进行健康宣传教育活动，到养老院开展临终关怀活动，到幼儿园、小学开展医学科普知识讲座等活动。在参加社区服务的过程中，学生各方面的能力都得到了培养，比如：协调能力、人际交往的能力、专业知识的应用能力等。通过这些活动可以促使他们积极主动地提高自身的综合素质和能力，从而形成良性循环。

2. 志愿者服务　大学生志愿者服务广受社会关注，岗位和机会也越来越多。志愿者活动其特点在于不受专业的局限，在各个领域发挥个人特长，贡献个人力量，不计报酬，全部在业余时间进行的义务劳动形式。志愿者活动有大有小，有校内志愿者服务，如校庆、会议等的志愿者，也有社会上的志愿者服务，如科技馆志愿者活动、特殊奥林匹克运动会志愿者服务、世博会志愿者服务等。也有结合专业开展的志愿者服务，如急诊志愿者服务。在为他人服务时，可以受到再教育，受到心灵的震撼和精神的升华，更让医学生明确了时代所赋予的历史使命。

3. 暑期社会实践　暑期社会实践是利用暑期这段时间开展社会实践活动。针对医学生特点，开展医疗咨询和宣传、急诊导医、社区医疗服务、社区医疗卫生状况调查、建立健康档案等形式，既能锻炼

医学生的临床技能，检验他们掌握知识的情况，也能在实践中让他们更理解"医生"这两个字的含义，对培养他们高尚的医德医风将很有帮助。

（二）开展主题教育活动

1. 挖掘新教材，关注热门话题 组织开展主题教育活动，要以一定的材料为载体，材料本身为学生所关注，有较强的吸引力，无疑是调动学生参与德育活动的自觉性、主动性、取得良好效果的重要前提。现在的学生接触面广，信息量大，视野开阔。他们关心社会、关心国际国内政治、经济大事。抓住重大事件、重大活动和重要节庆日等契机，在学生中开展主题教育活动。以重大事件为契机开展的主题教育活动：如申奥成功、汶川地震；以重大活动为契机开展的主题教育活动：如以世博会举办为契机开展的以科技、礼仪等内容的活动，以建国60周年为契机开展爱国主义教育；以重要节庆日为契机开展的主题教育活动：如在教师节开展的感恩教育；在五四青年节开展的青年责任教育。

发生在我们身边的典型人物和事迹，也是我们进行主题教育活动的活教材。特别是一些德技双馨的名医专家的感人事迹，师生中涌现出来的好人好事，及时宣传，树立榜样，使学生们受到了如何做人、做一个品德高尚的医学生的教育。

2. 探索新途径，变被动为主动 在主题活动的开展中要注意把学生被动接受变为主动组织，发挥学生自我的主体作用，在主题教育活动中逐步形成以学生自主为中心，由学生自己设计、组织、主持、完善活动，增强学生主体意识，锻炼了学生的能力，同时也调动了学生的积极性。

主题教育活动形式多样，要采用学生喜闻乐见的多种活动形式为载体开展，能收到更大的效果。通过内容丰富、形式新颖、参与面广的主题教育活动，使医学生在活动参与中思想感情得到熏陶、精神生活得到充实、道德境界得到升华，加强了医学生的思想政治和德育教育。在形式上可以采用知识竞赛、外出参观等生动活泼的形式，也可以采用讲座、座谈等形式。在开展爱国主义教育活动中，可以采用经典回放、红歌会等形式进行。

（三）占领网络思想政治教育新阵地

科学技术的发展已引领我们迈入了信息社会。网络作为继报刊、广播、电视之后的"第四媒介"，已广泛渗透到大学校园的各个角落，深入到学生生活的方方面面。在新形势下依托网络开展医学生的思想政治和德育教育工作具有传统形式不可替代的作用，是创新和补充。

网络因覆盖广泛、快捷高效、发展势头强劲，成为各种社会思潮、各种利益诉求的集散地，成为意识形态较量的重要战场，越来越深刻地影响着大学生的价值观念、文化情趣和行为方式。我们要全面加强校园网的建设，充分发挥医院及学校的网络，使网络成为弘扬主旋律、开展思想政治教育的重要手段。利用校园网为大学生学习、生活提供服务，对大学生进行教育和引导，不断拓展大学生思想政治教育的渠道和空间。要建设好融思想性、知识性、趣味性、服务性于一体的主题教育网站或网页，积极开展生动活泼的网络思想政治教育活动，形成网上网下思想政治教育的合力。要密切关注网上动态，了解大学生思想状况，加强同大学生的沟通与交流，把网络办成沟通教师和学生之间联系的桥梁；办成学生交流思想，进行自我教育的园地；办成传播信息和知识，引导学生全面发展的舆论阵地。使学生教育的视野更宽，参与性更强，交流的跨度更广，做到内容充实，更新及时，宣传有力。同时要运用技术、行政和法律手段，加强网络的管理，严防各种有害信息在网上传播。加强网络思想政治教育队伍建设，形成网络思想政治教育工作体系，牢牢把握网络思想政治教育主动权。

医院的各个管理部门、相关的辅导员都要公开自己的电子信箱、QQ、MSN等，以及时与学生交流、谈心，做好思想政治工作，从而使网上的教育阵地成为广大学生不可缺少的精神家园。目前广泛采用的网上交流方式如下。

1. 电子邮件 电子邮件 electronic - mail 也称为 E - mail，它是用户或用户组之间通过计算机网络收发信息的服务。是非实时互动式远程教育的一种很实用的交流工具。

2. 聊天工具 聊天工具主要有以下两种形式。

（1）通过网站上提供的聊天室聊天：在聊天室中，信息的传播接近于面对面的人际传播，便于聊天者互动，互动的方式主要使用文字、声音、视频等媒体。

（2）通过聊天软件工具聊天：目前即时通讯的概念已经得到非常全面的扩展，人们利用即时通讯软件所能做的远不止聊天这么简单：语音、视频、文件共享、短信发送……比较常用的聊天软件工具有QQ，MSN，网易泡泡等。

3. BBS　即 bulletin board system，意思是"电子公告板系统"，使用非常方便，用户可以自由地访问，上载自己的观点、问题、建议或文章，也可以看到其他用户关于某个主题的最新看法，并发表评论。用户相互间回应很快，有时只需几分钟。由于其具有一定的公共效应、互动性和匿名性，在 BBS 上可以自由地发表意见和见解，进行双向交流，或就某一问题进行多方讨论，深受师生的欢迎。

4. Blog（网络日志）　Blog 是 Weblog 的简称，是在网络上的一种流水记录形式。一个 Blog 就是一个网页，它通常是由简短且经常更新的 Post 所构成，这些张贴的文章都按照年份和日期排列。Blog 的内容和目的有很大的不同，可以是对其他网站的超级链接和评论，也可以是原创的作品。由于沟通方式比电子邮件、讨论群组更简单和容易，Blog 已成为越来越盛行的沟通工具。2004 年始，上海高校不少辅导员开始建立博客，以日志和贴文的形式，在网上与学生交流，博客已成为辅导员的"心灵家园"，学生们的"心灵鸡汤"。

5. WiKi（维客）　维客，即 Wiki，是指一种超文本系统：我们可以对维客文本进行浏览、创建、更改，而且创建、更改、发布，同时维客系统还支持面向社群的协作式写作。维客的写作者自然构成了一个社群，维客系统为这个社群提供简单的交流工具。与其他超文本系统相比，维客有使用方便及开放的特点，可以帮助我们在一个社群内共享某领域的知识。

（四）开展深入细致的思想政治工作

思想政治教育既要教育人、引导人，又要关心人、帮助人，为大学生成长成才创造条件。人是千变万化、千差万别的，要做好人的工作一定要深入细致。针对医学生个体，结合不同情况，开展深入细致的思想政治工作是帮助医学生成长非常有效的工作方法。

1. 建立和加强学生档案管理　对学生的情况明是深入细致开展思想政治工作的基础。作为学生的思想政治工作者，要建立学生档案。学生这一群体，往往是橄榄形的，两头尖，中间大，特别要关注两头的学生。根据学业、经济情况、心理状况、就业情况建立学生档案及预警体系。

2. 开展针对性育人工作　结合学生情况，开展针对性的育人工作。对于学业困难学生，帮助其分析原因、制订学习计划，尽早提高学习成绩，特别在临床实习前要打好扎实的理论基础。还可以采取"一帮一，一对红"的互帮互助等形式，提高学习成绩。

对于经济困难学生，在鼓励学生树立自信、自尊、自爱、自强的同时，细化和实施学校的、帮困助学体系，加强对经济困难大学生的资助工作，不断完善资助政策和措施，包括助学奖学金、勤工助学基金、特殊困难补助和学费减免等，为学生提供勤工助学岗位，给予助学贷款指导，把来自学校及社会的资助资金用到实处，帮助经济困难学生完成学业。

对于心理健康存在一定问题的医学生，要积极联系心理医师，寻找症结，对症下药，并要鼓励其勇敢面对，积极应对。

关心就业困难学生群体。帮助医学生树立正确的就业观念，引导毕业生到基层、到西部、到祖国最需要的地方建功立业。对于就业困难学生，提供个性化的就业指导和帮助，及时提供就业信息。

（五）充分发挥党团组织在大学生思想政治教育中的重要作用

1. 发挥党的政治优势和组织优势，开展思想政治教育工作　学生党建工作总的工作宗旨是加强学生党支部的建设和党员的教育，充分发挥学生党组织的政治核心、战斗堡垒作用和党员的先锋模范作用，带动并影响全院医学生统一思想，树立正确的价值观和荣辱观，勤奋学习，勇于创新，为国家和社会多做贡献，从而造就一批具有共产主义理想，社会主义信念，热爱党，热爱祖国，热爱社会主义，有优良的医学专业知识和高尚的道德情操的医学生。

学生党建工作主要任务是积极做好发展学生党员工作，加大入党积极分子教育培养力度，注重早期培养，对于有突出表现的积极分子选送进党校学习，进行系统的党的知识教育和实践锻炼。严格联系人制度，规范发展程序，在党员发展上，坚持标准，保证质量，把优秀大学生吸纳到党的队伍中来。不断壮大学生党员队伍。认真抓好学生党员教育管理工作，对党员加强先进性教育，使他们严格要求自己，提高党性修养，自觉发挥先锋带头作用。加强学生党支部建设，认真落实学生党支部目标责任制，创新学生党支部活动方式，丰富活动内容，增强凝聚力和战斗力，使其成为开展思想政治教育的坚强堡垒。

2. 发挥共青团和学生组织作用，推进思想政治教育工作 共青团是党领导下的先进青年的群众组织，是党的助手和后备军。要充分发挥团在教育、团结和联系大学生方面的优势，组织开展丰富多彩的思想政治教育活动，为大学生的成长成才服务。要加强对优秀团员的培养，认真做好推荐优秀共青团员入党的工作。坚持党建带团建，把加强团的建设作为高等学校党建的重要任务。切实加强团的组织建设。

学生会是党领导下的大学生群众组织，是加强和改进大学生思想政治教育的重要依靠力量，也是大学生自我教育的组织者。学生会自觉接受党的领导，在共青团指导下，针对大学生特点，开展生动有效的思想政治教育活动，把广大学生紧密团结在党的周围，在大学生思想政治教育中更好地发挥桥梁和纽带作用。

3. 依托班级、社团等组织形式，开展大学生思想政治教育 班级是大学生的基本组织形式，是大学生自我教育、自我管理、自我服务的主要组织载体。要着力加强班级集体建设，组织开展丰富多彩的主题班会等活动，发挥团结学生、组织学生、教育学生的职能。要加强对大学生社团的领导和管理，帮助大学生社团选聘指导教师，支持和引导大学生社团自主开展活动。要高度重视大学生生活社区、学生公寓、网络虚拟群体等新型大学生组织的思想政治教育工作，选拔大学生骨干参与学生公寓、网络的教育管理，发挥大学生自身的积极性和主动性，增强教育效果。

（六）建立高素质的思想政治教育队伍

建立高素质的思想政治教育队伍，是加强和提高大学生思想政治教育的组织保证。在开展思想政治教育工作中，一手要抓好专职辅导员队伍的建设，发挥他们的骨干力量，一手也要充分发挥全员育人的作用，把全员育人的理念贯彻到每位教师的心中。两手都要抓，都要硬。

1. 辅导员是大学生思想政治教育的主导力量 建设一支有政治信仰、有育人责任、有专业素养，并且结构合理的思想政治教育队伍，是做好学生思想政治教育的关键所在。辅导员是学生思想政治教育的骨干力量，按照党委的部署有针对性地开展思想政治教育活动，在思想、学习、择业和生活等方面指导学生。加强辅导员队伍建设非常重要，要把他们建成一支坚持以马克思主义为指导，理论功底扎实，勇于开拓创新，善于联系实际的思想政治教育工作队伍。要做好育人工作，成为大学生健康成长的指导者和引路人，必须要坚持正确的政治方向，加强思想道德修养，增强社会责任感，在事关政治原则、政治立场和政治方向问题上与党中央保持高度一致。

2. 广大教职员工都负有对大学生进行思想政治教育的重要责任 医学生进入到医院学习后，在临床学习中会接触到方方面面的人，有医生、护士、管理人员、后勤人员……，他们的言传身教会对医学生的成长、道德水平的形成产生潜移默化的影响，他们的一言一行在医学生思想政治教育中的作用和地位非常重要。身为教师的带教医生要提高师德和业务水平，爱岗敬业，教书育人，为人师表，以良好的思想政治素质和道德风范影响和教育学生；病区中的护理工作者在日常的护理工作中，处处体现以"患者为中心"、关爱患者、服务患者的工作理念，影响和教育学生；医院的管理工作要体现育人导向，把严格日常管理与引导大学生遵纪守法、养成良好行为习惯结合起来；后勤服务人员要努力搞好后勤保障，为大学生办实事办好事，使大学生在优质服务中受到感染和教育。形成教书育人、管理育人、服务育人的良好氛围和工作格局。

（孙祖莹）

第四节　思想政治和德育工作的评估

教育评估作为现代教育的一个组成部分，以系统的观点看待教育的结果，用定量和定性的形式提供信息反馈，通过检测学生的实际变化来证明教育方案和教育过程的有效性，从而促进教育方案的调整和修改。

思想政治和德育工作是教育的一个重要方面，它既要改造或消除学生身上业已形成的不良品质，又要塑造或培养当前社会要求的新品质；既要重视自己的信息反馈和教育的管理功能，又要强调其促进学生思想道德发展的教育功能，因此对德育的评估较之于一般的教育评估会有更多的特点和更大的难度，它的地位也日渐重要。

医学生由于其今后从事的是治病救人的职业，故对医学生开展以爱心、关心、同情心、责任心等方面为内容的医德教育，使他们在以后的工作中能自觉地牢记"以患者为中心"，开展医疗法救治工作，把自己的一生奉献给医疗事业，是医院开展思想政治和德育教育的主要目的。

一、思想政治和德育工作评估的概念

思想政治和德育工作的评估，是人们依据一定的评价标准，通过科学的方法和正确的途径，多方面搜集适当的事实性材料，对思想政治和德育工作及其效果做出判断的过程。其评估的对象是思想政治和德育工作的整个系统，包括过程及其结果等诸方面的评估，广义的德育全域、全程的评估和狭义的学生品德评估等等。

对于医学院校来说，假如培养出了一个不懂得如何与患者交流的书呆子，是否意味着这个学校素质教育的失败呢？反过来，培养出了一批既懂得贝多芬、莫扎特，又懂得梵高、毕加索，但不会看病的医生的话，是否就意味着素质教育的成功呢？正是基于这种假设，我们应该避免一种思维定式，即孤立地采用一种价值判断来评价本来是丰富复杂的素质教育，思想政治和德育工作的评估亦是如此。21世纪科学技术空前繁荣，极大地推动社会进步和生产力的发展，同时也极大地促进医疗卫生事业的发展。科技革命对医学生的素质，对高等医学教育提出了严峻的挑战。人们开始逐渐意识到了高等医学教育培养的人才既要有"知识"，又要有"能力"，更要有使知识和能力得到充分发挥的"素质"。医务人员不仅在技术上要精益求精，对患者高度负责，而且更应该把职业道德和服务精神看得高于一切，把"一切为了患者"视为自己的神圣目标。要成为这样的医学人才，首先必须学会做人，要具备较高的思想政治素质。

二、思想政治和德育工作评估的对象

根据目前人们对德育概念的解释，我们从理论上可以把德育质量定义为：德育工作在受教育者身上所形成的符合社会需要的各种素质及其实际效用的总和。素质的实际效用既体现在受教育者对自己思想行为的修养上，又体现在对社会和对他人的影响上；既体现在品德方面，又体现在对学习与身体等方面的改善上；既体现在精神方面，又体现在物质方面。从实践上来说，德育质量应包括工作质量与结果质量两个方面：工作质量的评价要以其正确性与有效性为标准，主要测评德育工作效率的高低，评估德育目的、方法与德育程序，主要是评价其科学程序和德育内容内化的程序；结果质量的评估，应以其社会效用性为标准，主要评价德育工作效果的大小，学生品德素质及班风的优劣程度。

目前我们的思想政治和德育工作评估一般采取德育工作过程评价与德育效果评价相结合的方式，构成一个统一的指标体系，力求得出一个切合实际的评价结论。

三、思想政治和德育工作评估的目标

思想政治和德育工作的改革和发展不是封闭、静态的，必须面向世界、面向未来，面对21世纪的多种严峻挑战。思想政治和德育工作对学生的作用和影响也是渐进和延续的，通过教育，使学生规范其道德和行为，并逐渐成为其内在的指导其行为的价值观。从效果产生的这个角度来说，思想政治和德育工作评估的目标分为即效性工作目标和后效性工作目标。

（一）即效性工作目标

即效性，是通过大学思想政治和德育工作，在这一过程结束后，学生所掌握的既定的具体可直接测量的工作目标。这是大学思想政治和德育工作的最低要求，其内容包括是否增加了学生德的知识（道德知识、法律知识、政治知识……），德的技能（道德技能、法律技能、审美技能……），是否形成了浅层次的道德能力结构（运用所学的德育知识和掌握的德育技能解决现实生活中浅显的与精神文明相关的价值问题）。

医学生思想政治和德育工作评估的即效性，多数在校内就可表现出来，如：知识面宽，基础扎实；人文素养，心理素质；创新精神，开拓进取；有威信，人际关系；集体观念，遵纪守法；老师助手，工作能力；为人真诚，生活俭朴；学习刻苦，名列前茅。

（二）后效性工作目标

后效性是指思想政治和德育工作过程结束后，学生自身精神文明水平的改变，形成了按照自己的价值信念、价值信仰、价值理想去持续、稳定地学习、生活和工作。其内容包括形成深层道德能力结构（运用所学的德育知识，掌握的德育技能，解决现实生活中的复杂价值问题，有运行这种能力结构的深层动力支撑系统）、确定价值信念、坚定价值信仰和积极主动实现价值理想。大学思想政治和德育工作的后效性主要是通过大学生在毕业后的生活、学习和工作的实践中释放出来的。

有关调查表明医生应具备的素质依次为：医疗技术，医德医风；跟踪动态，接受新事物；创新精神，开拓进取；积极学习，善于学习；协作精神，人际关系；人文素养；心理素质。

医学研究和服务的对象是人，这是医务工作者职业的特殊性，决定了医务人员必须有严谨、认真的敬业精神；面对患者日益强烈的希望得到高质量、高水平的医疗服务，就要求医务工作者具有精湛的医疗水平，严谨务实的医疗作风，高尚的品德修养——这便是对医学生思想政治和德育工作提出的基本要求与其后效性的直接表现。

四、思想政治和德育工作评估体系构建的基本原则

（一）科学性原则

科学性原则指构建的测评指标体系要全面完整、层次分明、要求明确，能反映思想政治和德育工作的各个方面。不仅要测评大学生对思想政治品德理论知识的掌握情况，更要突出测评大学生对思想、政治、道德的情感，信念和行为等方面的发展情况。同时测评指标自身的概念的表达也要科学而严密，其量化和取值尽可能科学、合理，它所体现的要求要符合大学生德育水平及其发展规律，使测评结果有较强的权威性和可比性。

（二）导向性原则

所谓导向，就是指导大学生的品德朝着社会所期望的方向发展。评估体系中体现社会对大学生的要求，评价指标体系的评价内容和各项指标的权重赋值以及评价结果的合理运用，对思想政治和德育工作会具有明显的导向作用。

（三）层次性原则

层次性原则指测评指标体系的创建要从实际出发，针对对象不同层次来创建。对于学生德育测评，要根据学生类型、不同年级和个体差异来进行创建。人的发展是有差异的，这种差异可以体现在年龄、知识、能力、性格、兴趣、行为表现等多方面。所以我们研究创建的测评指标体系只有是多种层次的，才能准确地反映出被评对象的发展水平。

（四）实用性原则

一方面是指评估测评指标体系要从大学生思想政治和德育工作的实际出发制订，各项指标都可以进

行实际观察、测定或测评，便于高校操作实行，给出符合评价对象实际情况的评价、指标分值；另一方面是指测评指标体系的创建要与社会用人机制和社会需求接轨，为社会所接受。使其既能满足大学生了解自身的思想、政治、品德素质状况，有目的地提高自身素质，适应个人未来职业设计的需要，同时也能满足社会对大学生素质的多层次、多维度的选拔需要。

五、思想政治和德育工作评价方法

思想政治和德育工作的评估，对评估对象有十分重要的导向效能，关系到"培养什么人"。如果确定不恰当，轻者会引起评估对象的不满，重者会给人才培养起着误导作用。

以下分别从过程评价和效果评价中选择德育队伍中的辅导员工作评价和学生个体评价中的学生综合素质评价为例。

（一）辅导员工作评价

辅导员队伍是加强和改进大学生思想组织保证，对辅导员的工作进行评估，坚持"一手抓评估，一手抓培养，以评估促培养"的基本思路，对辅导员进行高标准、严要求的评估，有利于促进学生思想政治工作的开展。

辅导员评估可以从多方位、多角度开展，从评估实施对象来分，分为自评、同事间评估、学生评估、上级分管领导评估，从评估方式来分，有问卷、抽样访谈、院系鉴定等。通过评估，辅导员充分感受到领导、同事和学生对自己的期望，及自己工作中存在的不足和优点，有利于自己进一步明确今后工作的重点。

（二）学生德育综合测评

对学生开展德育综合测评，有利于学生充分发挥自我评价和自我教育管理的功能，正确地认识自我，客观、正确地评价自我。德育综合测评，就是把德育目标、德育内容以定性和定量的形式明确规定，细化大学生的思想行为准则。对于学生的德育综合测评的根本目的不是对学生的德性进行终极性的诊断、甄别与分类，而是注重个体在测评过程中的积极体验，强化自我意识，以调动测评对象的积极性，帮助学生树立信心，自觉趋近德育目标，促进学生更好地全面发展。有利于学生正确认识自己的优点和缺点，不断提高自我评价、自我教育能力，促使学生按照德育目标不断提高自身德育素质。

形势的发展不断地给学校的思想政治和德育工作提出了许多新要求和新的问题，任务很繁重，工作也很艰巨。我们必须进一步做出巨大努力，开拓适应新世纪要求的思想政治和德育工作的新局面，深入探索和揭示青年学生成长中带规律性的新特点，探索新思路、新方法，重视对实际问题的理论思考，加强德育研究，努力在德育实践中摸索和创造行之有效的新经验。

（孙祖莹）

第九章

医院财务管理

第一节　医院财务管理的基本理论

现代医院财务管理是医院经济活动的一个信息系统和管理工具，也是经营管理的重要内容在受调控的医疗市场逐步开放的情况下，医院要对与医疗经济利益直接相关的经营活动承担责任。要对投入的人、财、物、技术等生产要素和医疗服务、质量、规模效率与效果进行经济分析，这些形成了医院财务管理的基本内容，也是研究医院财务管理的基本要求。

一、财务管理的指导思想

医院财务管理应确立服务优质与高效、医疗成本低廉、价格合理、收益最大化的理财思想。要以资本为纽带，产权制度清晰，法人治理结构完整，运用现代计算机网络技术，建立健全医院财务运行模式，严格遵守医院会计制度和财务制度，规范医院的财务行为，确保医院经济运行正常进行。

二、财务管理的目标

医院财务管理是经营管理的一部分，是对资金的取得和使用的管理。在市场经济条件下，医院在遵守政府相关卫生政策前提下，根据医疗服务的需求；提供医疗服务，同时得到合理的经济补偿。因此，医院财务管理就是要充分利用医疗技术、设备、资金等卫生资源，向社会提供优质高效服务，从而满足市场需求，获得最大经济效益。医院财务管理的目标如下。

1. 结余最大化　收支的结余表明了医院新创造的财富，结余越多说明医院的经济效益良好，经济运行质量较高。否则，没有结余，甚至入不敷出，一个经常亏损的医院是很难去讲社会效益和公益性的。

2. 资产要保值增值　公立医院的最大"股东"是国家。作为投资主体，国家开办医院的目的是要求医院为社会提供公平、价廉、优质的服务。因此，只有树立资产保值增值的观念，长期保持获利能力，不断增加盈余，医院才能生存和发展。

3. 事业基金积累越多越好　医院的事业基金是一种积累，是医院自主支配的资金。事业基金的多少，反映出一个医院的发展潜力。因此，事业基金积累越多，可以用来改造就医环境、增添设备、规模扩张、进行投资。医院发展了，又能提供更多更好的医疗服务，并能获得更多的结余。所以，事业基金是医院发展的原动力，是经济实力的体现。

三、医院财务管理的原则

医院财务管理的原则是医院组织财务活动，处理财务关系的准则。它体现了理财活动规律性的行为规范，是对财务管理提出的基本要求。在长期实践中，财务管理建立了以下一些原则。

1. 资金合理配置原则　医院财务管理主要是对医院资金的管理。所谓合理配置，就是要通过对资金的运用，调拨和组织各类资产具有最优化的结构比例关系。

2. 收支平衡原则 在医院财务管理活动中，为了使医疗服务有序开展，就要根据现有财力来安排各项开支，要做到以收定支，收支平衡，略有结余。防止出现经费赤字。

3. 成本效益原则 医疗服务首先要讲经济效益，没有效益的医疗项目，肯定会影响医院的发展。在市场经济条件下，医院的医疗成本、费用开支要进行合理的收集和配比，要进行认真分析比较，从而作为医疗项目合理定价的依据，得到合理的补偿。

4. 收益与风险均衡原则 医院在经营管理过程中，不可避免地要遇到风险。财务活动中的风险是指获得预期财务成果的不确定性。低风险只能得到低收益，高风险往往能得到高收益，不同的经营者对风险的看法也有所不同，因此，在经济决策中管理者必须理智地、全面分析和权衡，尽可能规避风险，提高决策的科学性。

四、财务管理的基本环节

医院经济管理的特点是以医疗服务为重点，由此，围绕医疗服务的主体所形成的财务管理环节，主要有积极组织医院收入，科学编制收支预算，规范医疗项目收费，合理控制成本费用，加强固定资产管理，做好会计报表决算，开展经济活动分析，进行财务监督检查。这些管理环节互相配合，紧密联系，形成周而复始的财务管理循环过程，构成了完整的医院财务管理工作体系。

（孙祖莹）

第二节 财务管理的基本内容

医院财务管理主要对资金的筹集、运用和与之相关的各类资产的价值管理。财务管理的对象是货币资金的循环和流转。财务管理的主要职能是决策、计划和控制。

一、财务管理的对象

医院的初始投入，必须解决两个问题：制订规划，明确床位数；筹集一定数量的资金。医院财务管理从起点到终点都是资金，其他资产都是资金在流转中的转化形式。因此，财务管理的对象主要是资金管理。

从财务的观点来看，收入和结余是资金的来源，支出和费用是资金的耗费。在医疗服务过程中，货币资产变化为非货币资产，非货币资产又变为货币资产。这种周而复始的流转过程称为资金流转。一般情况下，在一年以内的资金周转称为短期循环。短期循环中的资产是流动资产，包括应收账款、现金、各种存款、药品、卫生材料和短期投资等。所需时间在一年以上的流转称为长期循环，包括固定资产、长期投资、递延资产等。

二、财务管理的基本内容

医院经营的目标是社会效益和经济效益最大化。要实现这一目标，除了注重医疗质量、病种治疗、患者权益外，从财务管理要求上看；就是要提高服务项目的报酬率，降低财务风险，控制医疗成本上涨，按政策合理调整收费，不断完善医疗补偿机制，自求收支平衡，略有结余的财务报告体系。因此，为了实现这一目标，财务管理的主要内容是：积极筹集经费、认真编制预算、参与投资、加强资产管理、做好财务决算、进行财务报表分析等。

（一）医院资金筹集

医院的资金筹集是指通过医疗业务的价值运动从各种来源、渠道获取的事业经费，其中包括财政拨款、医疗业务收入、院办三产上缴利润、投资收益和药品收入等。此外，也可以通过股份制改造或参股、重组上市等资本运作方法筹资。从资金来源的性质可以看出，一般财务资源运作的政策法规较严，界线清楚，透明度高。因此，资金筹集是财务活动的起点。

（二）医院预算编制

预算是医院年度资金运用的计划，也是年度业务的货币反映。医院预算包括全年的业务收支规模、收支结构和营运能力，是医院财务活动的基本依据。

1. 编制预算的原则　医院预算编制必须遵循一定原则，根据医院业务特点，编制预算原则，主要有以下5点。

（1）政策性原则：收支预算必须正确体现政府的方针、政策，符合财政法规的要求。

（2）可靠性原则：编制预算要坚持以收定支、量入为出、收支平衡、略有结余，一般不搞赤字预算。以经济效益为主线，科学、合理、真实。

（3）合理性原则：预算编制时，收入要有依据，支出要考虑周全。尤其是二类支出，必须优先予以保证。一是人员经费、水、电、燃料费用；二是公务费和设备维修费用，这些费用是医院支出的重点。在预算编制时就要保证重点，兼顾一般，合理安排。

（4）完整性原则：医院的各项收入均纳入单位预算管理。各项支出也应完整反映在预算中。其目的是为了便于经营管理者全面掌握医院的经济活动情况，报告工作，进行决策。

（5）统一性原则：为了便于考核检查各类医院的财务状况，国家统一设置了预算表格和计算口径、程序和计算依据。医院财务人员必须按照要求编制，便于管理部门审批。

2. 医院预算的具体内容　医院预算由收入预算和支出预算两部分组成。支出预算是在收入预算的基础上编制的，两者是统一的整体。

收入预算，包括财政补助收入、上级补助收入、医疗收入、药品收入和其他收入等。

支出预算，包括医疗支出、药品支出、财政专项支出、上缴上级支出、自筹基建支出等。

从收支项目的预算安排可以看出，医院的财务管理仍然属于非营利单位性质，仍然属于事业单位，医院的经营管理还要不断地向企业化转变。

须注意的是医院的收入和支出没有配比关系。唯独收入和支出是有配比关系的。其他各项收入和支出都有标准和定额，要参考上年实际情况测算编制，最后要进行预算的试算平衡。

年度的预算编制完成后，须经上级主管部门批准后才能执行。医院预算一旦实施，要严格执行，轻易不能改变。一旦需要调整，必须另报主管部门重新审批，才能对预算进行调整。因此，可靠的预算是医院经营管理的基石。

（三）投资决策

市场经济体制的建立，促使医院的经营管理进行改革。不讲经济效益，远离市场是难以发展的。为了适应医疗市场的需求，扩大医疗服务范围，争取两个效益的最大化，医院常常会进行医疗项目投资、高科技设备引进、对外医疗项目合作、资金融通等。这类投资风险大、资金投入多、情况复杂。因此，投资决策是财务管理的重要内容。医院投资决策需要注意以下4个问题。

1. 投资项目要论证　医院投资项目一般情况下投入的资金数量较大，专业性强，如门诊扩建、病房改造、医疗设备购置等。因此，这类投资项目必须经过论证才能实施。

2. 决策数据要真实、可靠、有价值　财务管理部门积累了医院大量有用的经济信息，而这些信息是投资决策过程中不可缺少的论证依据，一旦数据有误，就容易造成经济损失，甚至会拖累整个医院的经营业绩。

3. 树立投资决策的价值观念　医院投资主要分为两类：一类是对外的权益性投资，另一类是对内医疗经营性投资。无论是属于何种性质的投资项目，都要考虑资金的时间价值和投资的风险价值。

4. 资产不能流失、医疗服务不受影响　医院开展的对外投资合作项目是提高卫生资源利用效率的举措。但是，医院无论是实物资产对外投资还是无形资产对外投资，都要按财务制度的有关规定进行资产评估，并按评估后的资产价值作为对外投资的依据。

医院投资占用的货币资产、固定资产和无形资产等，应当以不损害本单位的利益为前提，更不能影响正常的医疗服务运行。

非经营性资产转为经营性资产后，其资产性质不变，并确保增值。

（四）资产管理

资产是医院开展经营活动的必备条件，是医院拥有的以货币表现的经济资源，具有货币价值的财务或权利，如现金、药品、房屋、设备、应收账款和有价证券等。

从财务管理的观点来看，一项资产必须能给医院获取经济效益和社会效益，正是资产的这个特征，增强了对资产管理的必要性。例如：新建造的病房、新购置的医疗设备和仪器等，这类资产通过医疗服务可以得到预期的收入；应收在院患者欠费、应收医疗款等应收款项，它代表的是一种债权，于约定日期内可向债务人收取现金；药品、卫生材料通过医疗服务活动也可以变为现金和货币权利。

因此，加强资产管理，防止资产损失和流失，健全各项资产管理制度是财务管理的一项重要任务。

（五）做好财务决算、进行财务报表分析

财务决算是会计循环的最后一道程序。因此，做好年末财务决算并对医院经营管理具有重要的意义。

医院的财务决算包括全年的医疗业务收支结转、冲账和编制会计报表两项。医院的会计报表是根据会计记录，经过汇总整理之后；对医院经营成果与财务状况进行综合反映的一种书面文件。

1. 收支结余的结转　结余是医院在一定时期内的经营成果，也是考核经营管理绩效的重要经济指标。医院的收支结余包括 3 个部分：医疗服务收支结余；财政专项补助净结余；长期投资收益。

2. 结余的计算与分配　医院财务部门在年末决算时，按照配比原则，把会计年度内发生的各项经营费用进行合理分摊后分别计算各项收支结余。具体计算如下：

业务收支结余 = 上级补助收入 + 医疗收入 + 药品收入 + 其他收入 − 医疗支出 − 药品支出 − 其他支出

医疗收支结余 = 医疗收入 − 医疗支出

药品收支结余 = 药品收入 − 药品支出

其他收支结余 = 其他收入 − 其他支出

财政补助净结余 = 财政补助收入 − 财政专项支出

本年结余 = 医疗业务收支结余 + 财政补助收入 + 投资净收益

可供分配结余 = 本年结余 − 药品超收上缴款 − 未完财政专项结余

说明：未完专项结余是指当年拨款项目未完成，第二年继续使用。

如果本年结余为负数，一方面要用以前年度事业基金来弥补，另一方面说明医院经营中出现了困难。

医院的结余在做出上述一些项目扣除后，才能按规定比例提取职工福利基金，剩余部分作为事业基金积累，用于医院发展。

3. 进行财务报表分析　一个会计期间终了时，在进行了结余分配后，就要编制会计报表，根据报表反映的财务数据，具体说明经营成果，并进行财务状况分析，向医院经营管理者提供更为详细的会计信息，以满足经营管理方面的需要。

进行财务活动分析，首先可以让经营管理者全面了解医院在年度内的收支情况和经营责任，提高经营管理水平。其次可以帮助经营管理者合理进行经营决策。财务报告反映了医院的资金结构状况，理性的经营决策者都会对医院的资产保值增值情况、结余能力、资产的流动性、坏账情况、偿债能力和现金流转情况了解掌握，降低风险，提高效益。再次有助于上级主管部门对医院经营情况的评价和同行业之间的经营情况比较，有利于医院改善经营管理。

三、股份制财务

股份制医院是一种新的组织形式，也是近几年医疗制度改革的产物。由于其产权制度清晰，法人治理结构完善，运作规范，筹资能力强，因此具有较强的生命力。

1. 股份制医院的资本结构情况　由于投资的主体不同，股份制医院的财务运行方式和非股份制医

院有很大的不同。

股份制医院的资本金来自于等额股份，股东以其所持股份为限对医院承担责任；股份制医院的最高决策机构为股东大会，最高权力机构为董事会，实行董事会领导下的院长负责制，权责明确。

2. 股票发行的财务处理　利用股票发行进行集资一般有两种方式，即现金发行和非现金发行。

医院进行股份制改造，首先必须提出申请，制订公司章程。公司章程通常列明经营目的、股本总额、股数以及每股金额等。发起人应即分认股份，缴付所认的股款。

医院作为发起人之一，除了用现金认购外，同时以非现金资产抵缴股款，但是应进行评估，否则有损于公平。

例如：某医院股份有限责任公司创立时，发起人以 5 台医疗设备出资，评估为 2 500 000 元，公司发行面值 10 元的普通股 500 000。股票的现金发行价为每股 13 元，5 台医疗设备抵缴股款入账。会计记账为：

借：固定资产——设备　2 500 000
贷：普通股股本　20 000 000
资本公积——股票溢价　500 000

当非现金发行股票时，可能会出现"灌水"或"秘密准备"的现象。如果上述设备高估，那么股票价格也随之虚列，称为"灌水"；反之，如果低估，账面的股东权益会比实际价值低，产生"秘密准备"。

3. 股利分配　追求最大限度的盈利是股份制医院的经营原则。股份制医院的盈利用于两个方面：以股利形式回报给股东，所以医院的盈利能力最为股东以及未来投资者所特别关注，而把利润额看作是医院提供的最重要的财务信息；把盈利的另一部分为医院保留，是医院扩大经营资金的一个主要来源。

4. 利润分配顺序

（1）医院利润来源于以前期间和本期实现的净利润两部分。按我国现行《公司法》规定；先提取法定公积金和法定公益金。法定公积金按税后利润 10% 的比例提取。当法定公积金累计额为注册资本的 50% 以上时，可以不再提取法定公积金。法定公益金按照税后的 5% ~ 10% 的比例提取。

如果医院上年度发生亏损，应当先用当年利润弥补亏损。

（2）提取任意公积金：医院在提取法定公积金和法定公益金后，经股东大会决议，可以提取任意公积金。

（3）向股东分配股利。

四、长期资金的筹集

医院在其经营过程中，特别是在扩张或大规模更新改造时，往往需要筹措巨额、时间较长的资金。这些资金举借目前主要有两种：银行信贷；发行债券。

1. 银行信贷　银行信贷是一项严格信用交易，医院首先要提出贷款申请，说明贷款用途，寻找担保单位，提出借款金额和还款计划。商业银行在收到贷款申请书以后，要对贷款医院进行资格审查，对贷款项目进行论证，对担保单位资信能力了解，对还款计划可行性进行分析。在完成了前面的这些工作程序后，最后确定贷款利率，给医院办理贷款手续。

医院向银行贷款的建设项目，一般要收到银行的监督跟踪检查，贷款资金不能挪作他用。

2. 发行债券　医院发行债券，实际上是向社会举债。从实质上说债券是一种应付票据。债券持有人为医院的债权人，能定期地从医院取得规定的利息，并能到期收回本金。

如果债券可以流动，可以转让债券利率略高于银行利率，就可以发行成功。债券按其特点有各种不同类别。

（1）债券可分为分批偿还债券、定期债券。分批偿还债券是债券的偿还分批到期，并且每批到期的间隔期相等。定期债券是指按规定的到期日一次性偿还的债券。

（2）债券也可以分为记名债券与附息票债券。记名债券是指发行时医院登记债券所有人的姓名和地址，并将债券利息按时划转给所有者的一种债券。附息票债券，该券上附有印备的息票，不载明持有者的姓名。还本附息时以债券及息票为凭据。故附息票债券又称不记名债券。

（3）债券还可分为通知偿还债券与可转换债券。通知偿还债券是指发行时按照规定发行条件，于到期以前通知偿还的一种债券。多数债券在发行时附有兑回条款。可转换债券是指持券人按照债券契约规定的权利转换成公司证券的一种债券。此种债券有利于投资人，因医院的项目回报很高，盈余增加时可以获得这种转换权的好处。

3. 债券面值发行及其利息支付　我国目前医院发行债券筹集长期借款资金的做法较少，原因是人们还不清楚发行程序。

医院发行债券事先要经医院领导班子讨论正式批准，并经向人民银行申请批准，再委托某商业银行或证券代理机构操作。

债券的票面利率一般要根据银行同期存贷利率参考确定。债券应付利息的年利率规定在债券契约中，即人们常称为"名义利率"。

债券发行筹集借款资金数额大、时间长，因此要单独设账户核算，以免和其他长期负债相混。另外，在财务决算时，还要在财务报告说明中予以披露。

（万文俊）

第三节　资金的时间价值和投资的风险价值

一、资金的时间价值

资金的时间价值是指资金经历了一定时间的投资和再投资所增加的价值。资金投入医院经营活动过程后，随着时间的推移而不断地增长，是一种客观现象。资金的循环和周转以及因此而实现的资金增值，需要一定的时间。每完成一次循环资金就增加一定数额，周转次数越多，增值额也越大，因此随着时间的延续，资金总是在循环和周转中不断增长，使资金具有时间价值。

从量的规定性来看，资金的时间价值是没有风险和没有通货膨胀条件下的社会平均资金利润率。由于竞争，使得参与市场经济各部门投资的利润趋于平均化。因此，资金的时间价值成为评价投资方案的基本标准。

财务管理中对时间价值的研究，主要是对资金的筹集、投放、使用和收回等从量上进行分析，以便找出适用于分析方案的数学模型，提高投资决策的质量。

二、资金时间价值的计算

（一）单利的计算

单利是计算利息的一种方法。按照这种方法，只要本金在贷款期限中获得利息，不管时间多长，所生利息均不加入本金重复计算利息。

在单利计算中经常使用以下符号：

P：本金，又称起初金额或现值；

i：利率，通常指每年利息与本金之比；

I：利息；

S：本金与利息之和，又称本利和/或终值；

t：时间，通常以年为单位；

单利利息的计算公式为：$I = P \times i \times t$。

2. 单利现值计算　在现实经济生活中，有时需要根据终值来确定其现在的价值，既现值。

例如：在使用未到期的存单，向银行融通资金时，银行按一定利率从存单的到期值中扣除自借款日至存单到期日的应计利息，将余额付给持票人，该存单则转归银行所有。这种融通资金的方法称为

"贴息取现"。贴现时使用的利率称为贴息率，计算出来的利息称贴现息，扣除贴现息后的余额称为现值。

（二）复利的计算

复利是计算利息的另一种方法。按照这种方法，每经过一个计息期，要将所生利息加入本金再计算利息，逐期滚算，俗称"利滚利"。

1. 复利终值计算

【例】医院将 10 000 万元投资一个项目，年报酬率为 6%，经过 1 年时间的期终金额为：

$$S = P + P \times i$$
$$= P \times (1 + i)$$
$$= 10\ 000 \times (1 + 6\%)$$
$$= 10\ 600\ （万元）\ 第 n 年期终金额为：$$
$$S = P \times (1 + i)^n$$

2. 复利现值计算　复利现值是复利终值的对称概念，是指未来一定时间的特定资金按复利计算的现在价值，或者说是为取得将来一定本利和现在所需要的本金。

复利现值计算是指已知 S，i，n 时求 P。

$$P = S / (1 + i)^n$$
$$= S \times (1 + i)^{-n}$$

上式中的 $(1 + i)^{-n}$ 是把终值折算为现值的系数，称复利现值系数，或称 1 元的复利现值。

【例】医院拟在 5 年后获得本利和 100 万元，假设投资报酬率为 10%，现在该投入多少元？

$$P = S \times (1 + i)^{-n}$$
$$= 100 \times (1 + 0.1)^{-5}$$
$$= 100 \times 0.621$$
$$= 62.1\ （万元）$$

（三）年金的计算

年金是指筹额、定期的系列收支。分期付款赊购、分期偿还贷款、发放养老金、分期支付设备额等，都属于年金收付形式。

普通年金又称后付年金，是指各期期末收付的年金。

（1）普通年金终值计算：普通年金终值是指其最后一次支付的本利和，它是每次支付的复利终值之和。

（2）普通年金现值计算：普通年金现值通常为每年投资收益的现值总和，它是一定时期内每期期末收付款项的复利现值之和。

三、投资风险价值

资金时间价值是在没有风险和通货膨胀下的投资收益率，但是在投资决策中风险是客观存在的，所以还必须研究当有风险投资下，医院能否获得额外收益的问题。

（一）投资风险价值的概念

投资风险价值是指投资者由于冒着风险进行投资而获得的超过资金时间价值的额外收益，又称投资风险收益或投资风险报酬。在医院经营管理活动中，进行投资决策所遇到的各种因素，可能是已知确定的，又可能是未知和不确定的。因此投资决策可分为 3 种类型。

1. 确定性投资决策　未来情况确定不变或已知的投资决策。如购买企业债券，事先规定了债券利息率到期时肯定可以实现，就属于确定性投资。

2. 风险性投资决策　未来情况不能完全确定，但各种情况发生的可能性——概率为已知的投资决策。如购买新研制的医疗仪器、开发新药等。这种投资就属于风险性投资。

3. 不确定性投资决策　未来情况不仅不能完全确定，而且各种情况发生的可能性也不清楚的投资决策。如医院的搬迁、区域规划、医疗投资等。获利与亏损的可能性有多少事先很难预料，这种投资属于不确定性投资。

医院理财时，必须研究风险、计量风险并设法控制风险。一般情况下，各种长期投资决策方案通常都有一些不能确定的因素，完全确定性投资方案是很少见的。在不考虑物价变动的情况下，投资收益率包括两部分：一部分是资金时间价值；另一部分是风险价值。其关系式为：

投资收益率 = 无风险投资收益率 + 风险投资收益率

（二）投资风险价值的计算

风险条件下的投资收益，必须利用概率论的方法，按未来年度预期收益的平均偏离程度来进行估量。根据标准离差计算投资风险收益。一般按以下方法进行：计算投资项目的预期收益；计算投资项目的收益标准离差；计算投资项目的收益标准离差率；计算投资方案应得风险收益率；计算投资方案的预测投资收益率。权衡投资方案是否可取。

应当指出，风险价值计算的结果具有一定的假定性，并不十分精确。研究投资风险价值原理，关键是要在进行投资决策时，树立风险价值观念，认真权衡风险与收益的关系。选择有可能避免风险、分散风险，并获得较多收益的投资方案，以求实现最佳的经济效益。

（万文俊）

第四节　医院资产管理、负债与净资产管理

一、资产管理

资产是指医院拥有或者控制的能以货币计量并能为医院未来带来一定经济效益的经济资源。医院资产分为流动资产、对外投资、固定资产、无形资产、递延资产和其他资产。资产不仅包括各种有形的财产，如存货、固定资产，还包括医院拥有的债权和其他权力，如各种应收账款和无形资产等。在会计实务中，医院资产一般均按流动资产和非流动资产来划分。对资产做出如此的划分是为了可以用流动资产来说明医院的短期偿债能力，为管理者进行财务分析提供方便。

（一）流动资产管理

流动资产是指可以在一年内变现的资产，医院的流动资产包括现金、各种存款、应收账款、存货。存货包括药品、库存物资、在加工材料等。

流动资产一般具有以下3个特点：使用周期短；变现能力强；形态多样化。

1. 货币资金管理　货币资金是流动资产中最重要的一部分。具有通用性和价值大的特点。它包括现金及各种存款。货币资金管理重点要注意以下5个方面：按制度规定开立资金账户，防止多头开户，资金分散影响调拨；确保资金的安全，建立严格的内部控制制度；保证医疗服务的资金供应和使用；对闲置的资金要充分利用，合理机动，争取最大的利息收入；所有的收付款资金业务的原始凭证要完整保存、便于检查。

2. 应收及预付款项的管理　应收及预付款项是医院应收未收的医疗款、患者欠费和暂借或预付给有关单位及个人而形成的一种停留在结算过程中的资金，它体现为一种债权。由于这种债权具有一定的风险，医院可能会无法收回账款，因此要预先计提"坏账准备"，列入支出，计入成本。

应收款项发生后，财务部门应及时地催款。由于应收款项发生的时间有长有短，一般讲拖欠的时间越长，款项收回的可能性越小，形成坏账的可能性就越大，如应收医疗款。因此，除了要建立健全规章制度外，还应争取按期收回款项。对于单位短期资金的出借，首先要对借款单位资信严格审查。其次，要对解困论证、严格手续并签订借款合同。最后要有担保单位，并一律要通过银行办理转账。

3. 存货管理　存货是指医院在开展医疗服务工作中为耗用而储存的资产，包括卫生材料、燃料、

药品、包装物和低值易耗品等。医院的存货处于经常性的不断耗用或重置之中，具有明显的流动性特点。存货管理是医院财务管理的重要内容，而存货控制是影响医院盈利的重要因素。过多的存货往往会影响医院的资金周转，产生浪费、增加费用。

医院在经营活动中必须加强对存货的管理，主要包括：在存货的会计核算和管理上，应对不同类别的存货采取不同的方式。要建立健全存货的购买、验收进出库、保管和领用等管理制度，明确责任、严格管理。药品管理要按照"定额管理、合理使用、加速周转、保证供应"的原则。要确定合理的药品储备定额，统一按零售价核算，并实行"核定收入、超收上缴"的管理办法。要建立定期和不定期的存货清查盘点制度。

（二）固定资产管理

医院固定资产是指一般设备单位价值 500 元以上，专用设备单位价值 800 元以上，使用年限在一年以上，并在使用过程中基本保持原有物质形态的资产。

固定资产的使用期限比较长，在使用过程中随着磨损和新产品替代，其价值逐渐下降而转作费用，在会计上称作折旧。医院应该采用提折旧的方法，这样可以真实反映医疗成本，目前采用的提取修购基金办法只是一个过渡办法。

医院的固定资产按照其性质分为 5 大类。

（1）房屋及建筑物：凡产权属于医院的一切房屋、建筑物以及与房屋及其附属设施，如门诊用房、病房、检验用房、变电室、职工宿舍等。

（2）专业设备：如核磁共振、CT、直线加速器、B 超等。

（3）一般设备：不直接用于临床服务的各种通用设备，如打印机、电子计算机、复印机等。

（4）图书：各种专业图书和重要专业杂志。

（5）其他固定资产：不直接用于临床治疗服务的各种其他固定资产，包括家具、交通工具等。

医院的固定资产是开展业务及其他活动的重要物质条件，其种类繁多、规格不一，所以必须对固定资产进行正确核算，加强内部管理，防止固定资产流失，并对大型精密贵重医疗设备、仪器等按规定提取修购基金，用于固定资产更新。对于固定资产报废、报损处理应经主管领导批准后能执行。

（三）无形资产管理

无形资产是指可长期使用而不具备实物形态，但能为使用者提供某种权利的资产，包括专利权、专营权、非专利技术、商誉、著作权、土地使用权等。医院的无形资产主要有专利权、非专利技术、著作权和土地使用权等。

无形资产是医院资产的重要组成部分，如果积极利用，可以为医院带来经济效益，因此重视无形资产保护和使用，已成为一个不可忽视的经济要素，越来越受到人们的重视。

1. 无形资产的特点　无形资产既具有固定资产相近的一面，即可以多次参加经营活动，在一定生产或服务周期内发挥作用，同时又可以通过分期摊销的方式使价值得以转移和补偿。

无形资产具有非流动性，有效期较长。无形资产是与本单位结合在一起的，它固定地属于某一单位，只有当将其出售、合资、联营合并时，才能成为新单位的无形资产。

无形资产没有物质实体，是凭借各种技术优势、特殊专业优势、人才、地理位置、环境优势等形成的超越同行业的收益能力资本化价值而有偿取得的资产。

2. 无形资产的计价与摊销　无形资产的取得有两种形式，即外购和自创。对于购入的无形资产，按实际成本计价；接受投资取得的无形资产，按评估确定或合同约定价格计价；自行开发的无形资产按开发过程中的实际发生的支出数和评估价格计价。这些是无形资产计价的基本原则。

医院的无形资产一旦形成后，应在规定的使用期限内进行摊销。无形资产从开始之日起按规定分期限摊销，没有规定期限的，按不少于 10 年的期限摊销。

无形资产摊销一般采用直线法摊销，其摊销公式为：

无形资产年摊销额 ＝ 无形资产价值/无形资产推销其年限

在市场经济条件下，无形资产是单位一笔重要的资产和财富，一定要重视和保护、防止流失。要让其真正发挥无形资产巨大的潜在价值，为医院取得更大的投资回报服务。

二、医院的负债管理

医院负债是指医院所承担的能以货币计量，需要以资产或劳务偿还的债务。在医院资产总额中属于债权人的那部分权益或利益，是医院对其债权人应承担的经济责任，负债是医院筹措资金的一种方式。

医院的负债主要包括：各类应付账款、医疗预收款、预提费用、应付工资、应提职工福利费、应付社会保障费、短期借款、长期借款等。

（一）负债的特点

（1）负债是指已经发生，并在未来的一定时期内必须偿付的经济义务。

（2）负债是可以计量的，有确切的或预计的金额。

（3）负债应有确切的债权人和偿付期限。

（4）负债只有在偿付或债权人放弃债权或情况发生变化以后才能消失。

（二）流动负债

医院的流动负债包括：短期借款、应付账款、医疗预收款、预提费用、应付工资、应提职工福利费、应付社会保障费等。

流动负债是指在一年或一个营业周期内偿还的债务，一般具有数额小、偿还期限短的特点。但是，它是属于债务资金，需要控制一定的规模和不断的清理，到时应及时偿付。

（三）长期负债

医院的长期负债是指一年以上的时间偿还的债务，主要包括一年以上的借款、长期应付款等。长期负债具有以下特点：债务偿还的期限较长；债务的金额较大；债务可分期偿还。

医院因为扩大经营规模或购置医疗设备，在缺少自有资金的情况下有时会通过长期借款来筹集资金，由此形成了长期负债。由于长期负债是属于偿还性质的资金，因此在资金筹集时，除了科学论证外，还要树立风险意识，控制数量和负债比例，防止债务过大而影响偿付，从而影响到医院业务的发展。

（四）加强医院负债管理的必要性

医院是社会公益性事业单位，非营利性医院虽然不以盈利为目的，但也不能不讲经济效益。医院的这一性质和特点在负债管理上要注意以下一些要求。

（1）要严格控制负债规模，注意偿债能力的分析，防止过度负债而影响医院的医疗服务工作。

（2）要加强医院预交金管理。实行预付金制度对减少占用医院业务资金具有一定的积极作用。但是要合理确定预交金额度，以病种的正常治疗费为标准，不能增加患者的经济负担，同时要完备预交金交退手续，杜绝漏洞。

（3）要对负债进行及时清理、及时结算。负债款项都是有具体内容，时间性又强，清理不及时，容易给债权人带来损失和坏账，应引起足够的重视。

三、医院的净资产管理

医院净资产是指全部资产减去全部负债后的余额，包括事业基金、固定基金、专用基金、财政专项补助结余和待分配结余等。

医院净资产来源于财政投入、医院经营结余和其他不需要偿还的资金。净资产的大小反映了医院的资金实力和规模大小。

（一）事业基金管理

医院事业基金主要用于事业发展平衡收支，年终结余按规定提取职工福利基金后全部转入事业基金，出现亏损则用事业基金来弥补。

医院事业基金的主要来源有：结余分配转入的资金、财政专项资金净结余转入资金、专用基金结余转入和资产评估增值等。

（二）固定基金管理

固定基金是固定资产占用的资金，反映固定资产的原始价值，相互有着对应关系，一般情况下是相等的。

固定基金的主要来源有：国家投入的资金、专用基金购置形成、融资租入形成、捐赠的固定资产、评估增值等。

（三）专用基金管理

专用基金是指医院按照规定提取的或设置的有专门用途的资金，包括修购基金、职工福利基金和设立的其他基金。

1. 修购基金　修购基金是医院按固定资产原始价值的 3%～5% 提取的，主要用于固定资产更新和大型修缮的资金。由于医院的固定资产不实行折旧制度，因此修购基金的使用要有计划，在更新或添置新的医疗设备时要充分论证，要把效益放在首位。

2. 职工福利基金　职工福利基金是医院按规定提取的和结余分配形成的，用于职工福利的资金。如单位职工的集体福利设施建设、集体福利待遇等，职工福利基金每年要向职工代表大会汇报使用情况，接受监督检查。

3. 其他专用基金　其他专用基金是医院根据有关规定提取或设置的住房基金、留本基金等。留本基金是资金提供者给医院设置的专门用途的基金，并限定只能动用其本金所带来的收益使用，而本金不得动用，除非提供者放弃本金全部归医院使用支配。

4. 财政专项补助结余　财政专项补助结余是指财政专项补助收入在年末时结转专项支出后出现的结余。项目未完成时需转入下一年继续使用，因此只能作为净资产专项管理，只有当该项目完成后的结余才能转入事业基金使用。

从医院净资产组成可以看出以下特点：净资产并非都可以用来弥补事业亏损或用于医院发展，其中只有事业基金才是医院可以支配动用的自有资金；由于医院会计制度没有规定固定资产折旧，所以固定基金数额大小并不能反映医院的设备、房屋的新旧程度和经营能力；专用基金中的一部分是属于代保管性质的资金。上述这些特点是财务管理人员在净资产管理中应该引起注意的。

四、医院的药品管理

药品管理是医院财务管理的重要部分，是医院开展医疗业务的重要物质基础，在医院的存货中占有很大的比例，其进销差价是医院收入的一个组成部分。由于药品储备要占用很大一笔资金；因此加强药品管理，保证药品合理库存，减少损失浪费，加速资金周转，提高使用效益具有重要意义。

（一）医院药品的分类

（1）西药：各种针剂、片剂、水剂、麻醉剂、化学试剂以及其他药品。

（2）中成药：能直接服用或外敷的冲剂、膏、丹、丸、散等成药。

（3）中草药：饮片、草药等。

（二）药品管理方法

1. 药品管理　应严格遵守《药品管理法》、药品价格管理和医疗保险制度的有关规定。应遵循"计划采购、定额管理、优化结构、加强周转、确保供应"的办法，在会计核算上使用计算机进行管理，做到"金额管理、数量统计、实耗实销"不能采取以领代报、以存定销的办法。药品的出入库均应有原始凭证为依据。

医院自制药品应实行成本核算，按规定计价入库。

2. 药品销售成本计算　根据医院药品销售特点，统一实行按零售价进行核算，以售价记账，金额控制，并设置进销差价账户，以实际购进价与零售价的差额为进销差价，月末则将本月全部药品销售额和药品综合加成率或综合差价率计算药品销售成本。

（1）按药品综合加成率计算药品成本。药品综合加成率是指药品进销差价与药品成本价的比例，计算公式为：

药品综合加成率 ＝ 药品进销差价金额/（药品金额 － 药品进销差价额）×100%

药品金额 ＝ 上月余额 ＋ 核销前借方发生额 － 核销前贷方发生额

药品进销差价金额 ＝ 上月金额 ＋ 核销前贷方发生额 － 核销前借方发生额

本月实际销售药品成本 ＝ 本月药品实际销售额/（1 ＋ 药品综合成本率）

（2）按药品综合差价率计算药品成本。药品综合差价率是指药品进销差价和药品零售价的比例，计算公式为：

药品综合差价率 ＝ 药品进销差价金额/药品销售金额×100%

本月实际销售药品成本 ＝ 本月药品实际销售额×（1 － 药品综合差价率）

医院药品营销中还常会遇到调价问题，药品调价时应对实存药品进行盘点，并根据执行日期编制"药品调价表"，经领导审核后执行。

（三）药品管理效果的考核评价

1. 建立药品库房管理责任制　药品销售的特点是处方份数多、药品繁多、数量零星、单价差别大，以要求准确计价，合理收费，为了防止差错，药品流失，保证医院财产安全，按药房岗位建立实物责任制；建立健全以经济责任制为中心的各个环节的手续制度和岗位责任制，由医院制订药品加成率、药品损耗率、药品周转率等经济指标。

2. 库存误差率指标

库存误差率 ＝ （实存金额 － 账面金额）/账面金额×100%

出现误差的因素有许多，例如药品盘点表不正确、错计金额、处方划价计算有误、发药差错、药品损耗等，规定一定的误差范围，利于考核评价。

3. 药品损耗率指标

药品损耗率 ＝ 药品损耗金额/药品销售金额×100% 药品由于搬运、过期、破损等原因而经常有一定的损耗，规定一个合理的损耗率，有利于药品管理。

4. 药品资金平均占用额及其资金周转速度

年度药品资金平均占用额 ＝ 月度占用额之和/12

药品资金周转次数（年）＝ 全年药品销售成本/年度药品资金平均占用额

药品周转天数 ＝ 本期天数/本期周转天数

一般来讲，药品资金平均占用额越小，药品资金在一定时期内周转次数越多，周转天数越短，说明药品管理效果越好、流动资金的周转速度越快。因此，加强药品进、销、存全过程的管理是医院经济管理的重点。

（万文俊）

第五节　医院财务活动分析

医院经济活动的科学决策依赖于全面、及时和准确的会计信息。在市场经济条件下，与医院有经济关系的各方，都迫切地需要获取医院的财务信息，以便做出科学的决策。医院财务报表是反映财务信息的文件资料，因此，财务报表的内容就是医院各方面的财务信息。

医院的财务分析可以从不同角度来进行。从财务信息的组成内容来看，可以分为两个方面：医院经营成果，包括医院各项收入的实现情况、医疗成本和费用的控制情况、收支结余实现多少等；医院财务状况的好坏，包括资金供应是否充足、偿债能力充分与否、医院发展的潜力等。

一、财务分析的主要内容

医院财务分析是运用财务报表数据及其他相关资料，对医院过去的财务状况和经营成果进行分析和评价，既可以总结过去一年的经营情况，又可以为以后的财务决策、计划和控制提供广泛的帮助。医院财务分析的主要内容如下。

（一）资金结构分析

医院经营过程中周转使用的资金，是从不同的来源渠道取得的，又以不同的形态分配和使用。资金结构的健全和合理与否，直接关系到医院经济实力的充实和经济的发展，分析资金结构，无论对医院的经营者，主管部门或债权人，都具有十分重要的意义。

（二）医疗业务开展情况和医疗服务数量与质量变动情况分析

医院的主营业务是医疗服务，医疗项目种类繁多，服务数量和质量直接影响医疗收入，通过门诊和住院两部分进行综合分析，可以提高管理水平，降低成本，增加收入。

（三）偿还能力分析

医院在经营过程中，为了医疗事业发展需要，有时会通过举债来筹措一部分资金，但是举债是以能偿还为前提。因此，通过财务报表分析，正确估算医院的偿债能力，有利于做出正确的筹资和投资决策。

（四）结余能力分析

医院经营结余能力是反映组织收入能力。医疗成本控制等综合的财务指标，也可反映医院管理的成败和未来前景的好坏，因此也是分析的重点。

（五）奖金运用效率分析

医院组织收入的目的是为了使用。如果资金得到充分有效的使用，才能为医院创造更多的收入。如果不是充分有效的使用，不仅不能给医院带来效益，而且还会给医院带来资金周转困难。因此，资金使用效率的高低是管理者较为关心的一项重要内容。

（六）医疗成本、费用分析

医疗服务的价格是政府制订的，但是医疗成本支出是由市场决定的，医院要获得较多的结余就要努力降低成本，减少费用开支，从而就能增加结余，为医院发展积累更多的净资产和自有资金。

二、财务分析的主要指标

医院财务分析的指标一般包括：资产负债率、流动比率、速动比率、资产管理比率，人员经费占总费用比例、人均门诊人员、人均住院床日、人均业务收入、平均每门诊人次收费水平、平均每床日收费水平、病床使用率和周转次数、出院患者平均住院日、流动资金周转次数、平均每张开放病床年业务收入、百元固定资产业务收入、百元医疗收入卫生材料消耗、百元业务收入人员经费支出、药品资金周转次数、检查诊断设备利用率、治疗设备使用率、资金收益率等。

三、财务分析的方法

医院财务分析的方法有很多，通常使用的方法有趋势分析、比较分析、比率分析、因素分析等几种。

（一）趋势分析法

趋势分析法是通过观察连续数期的财务报表，比较各期的有关项目金额，分析某些指标的增减变动情况，在此基础上判断其发展趋势，从而对未来可能出现的结果做出预测的一种分析方法。

趋势分析通常采用编制历年财务报表的方法，即将连续多年的报表，至少 2 年甚至 5 年、10 年的财务报表并列在一起加以分析，能了解到更多的情况和信息，并有利于分析变化的趋势。

趋势分析应注意以下 3 个问题。

（1）掌握分析的重点。医院的财务数据较多，其重要程度也不完全一样。为了揭示医院财务状况和经营成果的变化趋势和提高财务分析工作效率，应对重要项目进行重点分析，避免流于形式，失去意义。

（2）分析时既可以用绝对数比较，也可以利用相对数比较，趋势分析法是用来分析医院财务状况和经营变化趋势的，为了实现这一目的，往往要把这两种指标结合起来运用。

（3）分析时既可以采用定基比较的方法，又可以采用环比比较的方法。定基比较和环比比较是趋势分析法的两种具体方法，它们在揭示事物变化趋势方面没有本质的区别，都可以采用。

（二）比较分析法

比较分析法是指将某项财务指标与性质相同的指标标准进行对比，揭示医院财务状况和经营成果的一种分析方法。选择相关指标的评价标准，是比较分析的重要条件。在比较分析中通常采用的指标评价标准如下。

1. 绝对标准　绝对标准是普遍接受和公认的标准，无论哪个医院都是适用的。典型的绝对标准有 2：1 的流动比率和 1：1 的速动比率。这些标准应用得很普遍，因为利用这些标准能揭示医院财务活动与财务风险的一般状况。

2. 行业标准　行业标准是以医院的特定指标数值作为财务分析对比的标准，如：出院患者平均住院日，人均门诊人次等。实际工作中的具体做法有多种：本医院的财务指标与同行业公认的标准指标对比；与同行业的先进水平指标对比；与同行业的平均水平指标对比。通过行业标准指标比较，有利于揭示本医院与同行业的差距。

3. 目标标准　目标标准即财务管理的目标，它是在分析影响财务指标的主、客观因素的基础上制订的。如果医院的实际财务指标达不到目标而产生差异，应进一步查明原因，以便改进财务管理工作。

4. 历史标准　在财务分析工作中，历史标准的具体运用方式有 3 种：期末与期初对比，即本期期末的财务指标的实际数与上期末相同指标的实际数进行比较；与历史同期对比，即本期财务指标的实际数与历史上相同时期的指标进行比较；与历史最高水平对比，即本期财务指标与该指标历史上曾达到过的最高水平进行比较。财务分析采用历史标准有利于揭示医院财务状况和经营成果的变化及存在的差距。

采用比较分析法进行财务分析，应注意实际财务指标与标准指标的计算口径保持一致，时间宽容度必须保持一致，计算方法必须保持一致。

（三）比率分析法

比率分析法是指利用财务报表中两项相关数值的比率揭示企业财务状况和经营成果的一种分析方法。在财务分析中，比率分析法应用得比较广泛。例如：甲、乙两个医院，年末结余均为 100 万元。甲医院的业务收入为 1 000 万元，乙医院的业务收入为 5 000 万元。如从结余数看，两个医院经营成果相同，但如从相对指标来看，实际甲医院业务收入结余率为 10%，乙医院只有 2%。两个医院的经营成果是不一样的。财务比率有相关比率、结构比率和动态比率。

相关比率是指同一时期财务报表中两项相关数值的比率。这一类比率包括：反映偿债能力的比率，如资产负债率等；反映营运能力的比率，如存货周转率等；反映盈利能力的比率，如资金收益率等。

结构比率是指财务报表中个别项目数值与全部项目总和的比率。这类比率揭示了部分与整体的关系，通过不同时期结构的比率的比较还可以揭示其变化趋势，如存货与流动资产的比率、流动资产与全部资产的比率等。

动态比率是财务报表中某个项目不同时期的两项数值的比率。这类比率又分为定基比率和环比比率，分别以不同时期的数值为基础揭示某项财务指标的变化趋势和发展速度。

（四）因素分析法

因素分析法是通过分析影响财务指标的各项因素及其对指标的影响程度，说明本期实际与计划或基期相比发生变动的主要原因以及各变动因素对财务指标变动的影响程度的一种分析方法。

一些综合性的财务指标的变动，往往是多因素综合影响的结果，这些因素总是相互联系并按照同一方向或相反方向对财务指标的变动发生影响。例如，医院的住院床费收入指标由病床使用日数和每床日收费构成，即：住院床费收入－病床日数×每床日收费。

以上几种分析方法，在实际财务报表分析时，往往是结合在一起使用的。只有各种分析方法互相结合、互相补充、互相印证，才能使我们从财务报表分析中，对医院的财务状况，经营和管理情况，经营成果以及未来发展的可能情况，获得较为全面和深入的了解，为做出各种经济决策提供可靠的依据。

（万文俊）

第十章

医院资金精细化管理

第一节　医院资金管理体系设计

一、医院资金管理内容

医院财务管理的核心任务是遵循资金流动规律，优化资源配置，依法组织收入，努力节约支出，实行成本核算，强化成本控制，实施绩效考评，提高资金使用效益。

医院资金主要来自于医院收入和国家财政拨款，医院资金的使用主要是人员支出、购买卫生材料、药品、购买固定资产、日常运营的支出、对外投资等。

医院资金管理是医院对资金来源和资金使用进行计划、控制、监督、考核等工作。医院资金管理的主要内容包括建立资金使用和分管的责任制，检查和监督资金的使用情况，考核资金的利用效果、投资决策与计划等。资金管理的主要目的是组织资金供应，保证医院工作不间断地进行；不断提高资金利用效率，节约资金；提出合理使用资金的建议和措施，促进医院业务管理水平的提高。医院要管好用活医院资金，把握投资方向和具体项目，充分发挥财务管理职能，使有限资金取得最佳的经济和社会效益。

1. 资金计划　资金计划是财务管理的一个极为重要的工具。完整的资金计划包括资金的收入、资金的支出、资金的余缺以及资金的筹集等。资金的计划编制，必须充分考虑医院的实际情况、资金状况及发展前景，科学安排资金投向和投量；调整不合理的支出结构，实现医疗资源的科学配置。

2. 资金控制　建立健全包含内部稽核制度、内部牵制制度、内部审计监督制度等为主要内容的医院内控系统，理顺财务管理关系，建立严格的资金授权批准制度，审批权限、审批程序、审批人员的责任要明确，严格执行不相容职务相互分离制度，以达到相互牵制、相互监督的作用。对重要资金支付业务，应当集体决策和报经主管部门审批，并建立责任追究制度，有效防范货币资金被贪污、侵占、挪用，以此确保资金流通的安全和完整。

3. 资金监督　强化监督，建立有效的监督激励机制，保证资金的安全和有效利用。资金监督的主要内容包括资金业务相关岗位及人员的设置情况；资金支付授权批准制度的执行情况；银行预留印鉴的保管情况；银行结算票据的管理情况；不定期检查库存现金的账实相符情况；收入支出是否取得合理合法的凭据，收入支出是否及时准确记账，单位及科室是否设置"小金库"；资金的使用及效率等。

4. 资金考核　资金考核主要包括对资金计划编制质量及执行情况、资金内控制度制订和执行情况、各项货币资金的管理水平等进行考核。

二、医院资金管理体系

1. 组织体系　医院资金管理体系要求建立有效的组织结构体系，高效的组织体系具有整合功能、沟通功能、激励功能、规划功能，是实现医院资金管理目标、提高管理效率的基本保障。

医院的资金管理体系主要是各类资金管理的审批权限。院长、总会计师/分管院领导、财务部门、科室负责人，根据医院实际情况设置资金的审批权限。

2. 制度体系 医院资金管理的制度体系主要包括各项资金的管理制度、资金管理涉及的各岗位与职责以及资金管理的流程图。包括资金管理制度、资金管理岗位与职责、资金管理流程等。

3. 运行体系 医院资金管理是以资金收支计划为指导，对院级及各科室的资金收支执行进行监控、分析和考核的过程。做好医院的资金管理要本着量入为出、重要性以及过程控制等原则，并最终实现积极合法组织收入、有效管控降低成本、规范资金流转环节，实现资金管理的安全性、流动性和收益性。

资金管理要求事前计划、事中控制、事后反馈。为更好地加强资金管理，医院应建立健全资金管理制度、严格审批资金计划、全过程监控资金支出、及时通报资金状况。有条件的医院还应以先进的计算机和网络技术为手段，建立高度集成化的、基于 B/S 架构的资金管理信息平台，实时提供医院资金的全部信息，实现资金活动的办公自动化和过程透明化，提高经济管理决策的科学性。

三、医院资金精细化管理设计维度及要素

医院资金对医院的正常运转有着至关重要的作用，有效的资金管理体系有利于提高资金的使用效率，优化资金的配置，促进医院管理水平的提高。医院应通过资金的精细化管理，以建立完整、规范的资金管理体系，使资金管理科学化、合理化。医院资金管理体系可从岗位职责、管理制度、业务流程、管理工具、业务表单和管理方案六个维度进行设计。

（孙斐斐）

第二节　医院资金管理岗位职责设计

一、现金出纳岗位职责

严格遵守国家的财经纪律，熟悉《会计法》、《医疗机构财务会计内部控制规定（试行）》、《医院财务制度》等财务管理制度；

现金出纳不得兼管稽核、会计档案保管和收入、支出、债权债务账目的登记工作；

遵守财务部门现金管理制度，库存现金不得超过银行规定的库存限额，超过部分应及时送存银行。不得坐支现金，不得以"白条"抵充库存现金。不得随意挪用现金和严禁签发空白现金支票。

依据审批完备、手续齐全的记账凭证办理收（付）款业务。收（付）款时钱款要当面点清，查验无误后在收（付）款凭证上加盖"现金收讫"印章或"现金付讫"印章，并在记证凭证上加盖出纳人名章；根据办理完毕的收、付款凭证，按照《会计基础工作规范》要求，按照时间发生顺序逐笔登记现金日记账，当日结出发生额和余额。做到日清月结，保证账账相符、账款相符。如发现错误要及时查找原因、责任，并报告上级领导，按规定处理；

必须按规定范围使用现金，超出现金支出限额的款项通过银行划拨。到外地采购数额较大时一般不允许支付现金，采用银行汇款结算方式；

严格按照使用范围开具发票。各种收据要妥善保管，按年度连续编号，作废收据要加盖"作废"章，三联一并保存，不得撕毁。按时将用完的收据交存档案管理员保管；

保管好现金支票。现金支票只能由现金出纳填写，不得交与他人。当日提现当日入账。作废支票要加盖"作废"章并妥善保管；

妥善保管现金送款簿等各种银行交易单据；

保险柜钥匙、密码均应保密管理；

所有票据的领用、注销要与票据管理人员进行登记；

按照医疗机构财务管理需要，完成相关工作。

二、银行出纳岗位职责

严格遵守国家的财经纪律，熟悉《会计法》、《医疗机构财务会计内部控制规定（试行）》、《医院

财务制度》等财务管理制度；

银行出纳不得兼管稽核、会计档案保管和收入、支出、债权债务账目的登记工作；

遵守财务部门银行存款管理制度。不准签发空头支票，不准将银行账户出租、出借给任何单位和个人办理结算，不准拿支票换取现金，不准签发远期支票；

按照审批完备、手续齐全的记账凭证办理收付款业务。签发支票时必须符合银行规定。大额付款项目要查询银行存款余额，确认不会出现空头时，经批准后签发支票；

根据办理完毕的收、付款凭证，按照《会计基础工作规范》要求，逐笔登记银行日记账，当日结出发生额和余额。做到日清月结，月终要与银行对账单进行核对。如发现错误要积极查找原因、及时报告、分清责任并按规定处理；

负责支票印章的保管和使用。按照货币资金印鉴管理制度，严格遵守支票印章分开保管的原则。对未发出的空白支票要妥善保管，不准提前在未发放的支票上盖章；

作废支票要加盖"作废"章，按银行规定办理有关手续；

妥善保管进账单等各种银行交易单据；

配合其他财务人员一起，根据银行对账余额调节表，清理未达账。如遇特殊情况需立即上报；

转账支票（未用及作废）要妥善管理，支票密码要分开保管；

收据的领用、注销要与票据管理人员进行登记；

按照医疗机构财务管理需要，完成相关工作。

三、财务审核岗位职责

严格遵守国家的财经纪律，熟悉《会计法》、《医疗机构财务会计内部控制规定（试行）》、《医院财务制度》等财务管理制度；

财务审核岗负责预算计划、报销原始凭证、会计凭证、账簿、报表、票据、实物资产、门诊收费、住院收费等环节的事前、事中、事后审核工作；

审核人员相对独立，不得兼任出纳、记账和票据保管等工作；

审核人员应完成下列工作：

（一）财务审核

（1）复核财务收支预算、成本和各项计划指标的依据是否科学和真实，有关计算是否正确，各项计划指标是否互相衔接等，审核后应提出建议或意见，以便修改和完善预算计划。

（2）审核原始凭证内容的真实性、合法性和完整性，以批复的年度预算为依据，对经济业务事项及原始凭证进行审核，审定资金来源和支出性质，确认资金审批权限及程序签署意见的齐全性，对不符合规定的业务事项及无预算、超预算的支出项目不予办理。遇有伪造单据、涂改凭证、虚报冒领款项等行为，应及时向总会计师/分管院领导报告。

（3）会计凭证的审核：审核原始凭证是否合法、真实、完整和准确，记账凭证是否符合会计制度及规范化的要求；复核会计科目使用的正确性。

（4）会计账簿的审核：审核会计账簿是否账证、账账、账实相符。

（5）会计报表的审核：审核报表是否数字真实、计算准确、内容完整和报送及时等。

（6）票据的复核和现金、账簿的查对：对出纳已使用回收的票据存根进行复核，检查票据使用是否符合规定，号码是否衔接，有无跳号、漏号等情况，并交票据管理岗位办理注销等相关手续。

（7）随机抽查银行对账单和银行日记账及调节表，核对银行实有数和相关银行账余额是否相符；随机抽查出纳现金日记账，核对其与库存盘点数是否相符。做好抽查情况记录。

（8）复核各项财产物资的增减变动和结存情况，并与账面记录进行核对，确定账实是否相符6不符时，应查明原因，并提出改进的措施。

（二）门诊收费审核

（1）复核收费员当天门诊收入票据起止号码是否衔接，有无跳号、漏号现象，定期将上述票据交票据管理岗位办理注销等相关手续。

（2）复核门诊收、退金额，收费票据金额和当天收入日报表金额是否相符。

（3）复核收费员应上缴现金金额（包括支票张数和金额）是否与门诊收入日报表及银行缴款单金额相符。

（4）不定期抽查门诊收费员库存现金和备用金情况。

（5）按照医疗机构财务管理需要，完成相关工作。

四、住院结算审核

（1）复核收费员当天预交金票据和收入票据的起止号码是否衔接，有无跳号、漏号现象，定期将上述票据交票据管理岗位办理注销等相关手续。

（2）复核住院收、退费金额，收费票据金额和当天收入和预交金日报表金额是否相符。复核住院收、退费明细账与收入和预交金日报表金额是否相符。

（3）复核收费员应上缴现金金额（包括支票张数和金额）是否与住院收入和预交金日报表及银行缴款单金额相符。

（4）不定期抽查住院收费员库存现金和备用金情况。

（5）按照医疗机构财务管理需要，完成相关工作。

（孙斐斐）

第三节　医院资金管理制度设计

一、现金管理制度

为加强财务管理，确保货币资金的安全和完整，提高货币资金的使用效率，根据《医院财务制度》、《医院会计制度》以及《医疗机构财务会计内部控制规定（试行)》等相关规定，制订现金管理制度。

第一章　总则

第1条　现金的收取范围

（1）患者交纳的医疗费用、门诊、住院预交金；

（2）企事业单位交纳的投标保证金、标书费、临床药品试验费、各种医院管理费等，以及其他不能转账的小额现金；

（3）院外医师到本院进修缴纳的进修费、培训费、住宿费；

（4）院内职工交于财务的小额现金，如外出会诊费、代收的宿舍区电费、各党支部缴纳的党费等；

（5）个人还款、赔偿款、罚款及差旅费退回款等；

（6）其他必须收取现金的事宜。

第2条　现金的使用范围

（1）支付职工工资、奖金、津贴、各种补贴及福利费；

（2）按国家规定支付给个人的离休金、退休金、丧葬补助费、抚恤金；

（3）出差人员必须随身携带的差旅费；

（4）支付给不能转账的个人或集体的劳务报酬；

（5）其他票据结算起点（1 000元）以下的零星支出。

第二章　现金结算

第3条　现金收付必须坚持收有凭、付有据，堵塞由于现金收支不清、手续不全而出现的一切漏洞。严格按照现金使用范围结算现金业务。

第4条　除财务部门或受财务部门委托外，任何单位或个人都不得代表医院接受现金或与其他单位办理结算业务。

第5条 出纳员、收费人员在收取现金时，应仔细审核收款单据的各项内容，收款时坚持唱收唱付，当面点清；应认真鉴别钞票的真伪，防止假币和错收。现金收讫无误后，要在收款凭证上加盖现金收讫章。

第6条 处理现金支付业务时，会计人员必须审查发票的真实性与合法性，根据医院付款审批规定审查付款手续是否完备，对于不符合规定或超出现金使用范围的支付业务，会计人员不得办理。

第7条 出纳人员必须根据审核无误的付款凭证支付现金，并要求经办人员在付款凭证上签字。支付现金后，出纳员要在付款凭证上加盖现金付讫章和出纳人名章，并及时处理有关账务。

第8条 任何部门和个人，都不得以任何理由公款私借，医院人员因公借款，需填制医院正规借款单并由相关领导签字，不准以白条抵充库存现金。

第9条 严格遵守库存现金限额，当日收入的现金，必须当日存入银行，不得超过库存限额，特殊情况报财务部门主管人员审批执行。

第10条 按照现金管理规定，在支票或银行结算方式起点以下的业务，用现金结算，在支票或银行结算方式起点以上的业务，原则上使用支票或以银行结算方式结算。

第11条 出纳人员在办理现金支付业务时，必须严格遵守医院支出审批管理制度，结合相应的授权审批权限，办理现金收款、付款业务。对违反现金管理条例的报销事项，出纳人员有权拒付。

第12条 出纳员、收费人员要及时登记日记账，做到日清日结。每天收入的现金，应及时足额送存银行，不得坐支。库存现金应每日盘点核对，做到账实相符。

第13条 财务部门定期组织监盘库存现金，确保账账相符、账实相符。发现溢余或短缺，及时查明原因，按规定程序报批处理。由于出纳员自身责任造成的现金短缺，出纳员负全额赔偿责任，造成重大损失的，应依法追究责任人的法律责任。

第三章 现金保管

第14条 严格控制库存现金限额。结合医院现金结算量，经银行核定库存现金限额，出纳员必须严格遵守，每日将多出结算额的数额送存银行。需要增加或减少库存现金限额的，应申明理由，请主办银行重新核定。

第15条 现金保管的责任人为出纳员。每日盘亏、盘盈都必须查明原因，原因不明的，亏损由出纳员赔补，盈余上交。

第16条 现金的保管要有相应的保管措施，保险柜应存放于坚固实用、防潮、防水、通风较好的房间，房间应有铁栏杆、防盗门。库存现金应整齐存放，保持清洁，如因潮湿霉烂、虫蛀等问题发生损失的，由出纳人员负责。

第17条 保险柜钥匙由出纳人员保管，不得交由其他人代管，并随时转动密码器。

第18条 保险柜钥匙、密码丢失或发生故障，应立即报请领导处理，不得随意找人修理或修配钥匙。

第19条 严禁会计人员将公款携至自己家中存放保管。

第四章 现金盘查

第20条 建立定期和不定期的现金盘点制度。每日要由出纳人员进行盘点，编制现金日报表，与现金日记账余额核对相符。财务部门负责人要组织人员不定期对现金进行盘查。

第21条 确保现金的合理使用和安全完整。发现长款、短款时，应及时查找原因，做好书面记录，分清责任。按照财务相关规定：长款如数上交，短款由当事人负责赔偿。

（1）建立库存现金和备用金检查记录表。

（2）将库存现金与现金日记账余额及总账相核对。

（1）每日收支凭证要及时入账。

（4）严禁白条抵库。

（5）盘查发现差额，及时查清原因，按相关规定处理。

第五章 附则

第22条 本制度由财务部门制订并监督实施。本规定未做规定或没有明确规定的事项须财务部门批准，然后执行或办理。

第23条 本制度自××××年××月××日起实施。

二、银行存款管理制度

为加强医院货币资金管理，规范结算支付行为，加快资金周转，保证资金安全，制订银行存款管理制度。

第一章 总则

第1条 认真贯彻执行国家的政策法规，严格遵守银行的各项结算制度，自觉接受银行监督。

第2条 实行逐级审批、备案制度，医院开立、变更、撤销银行账户，应经有关部门批准后办理相关手续；银行账户的开设要符合要求；按国家规定在银行开设一个基本账户；银行账户仅供本单位使用，不准出租、出借、套用或转让给其他单位或个人使用。

第3条 医院法人代表应对本单位银行账户的申请开立及使用的合法性、合规性、安全性负责。

第4条 医院应按照财政部和中国人民银行规定的用途、限定的范围使用银行账户，不得将预算收入汇缴专用存款账户的资金和财政拨款转为定期存款；不得将医院资金以个人名义存入银行；不得为个人和其他单位提供信用担保。

第二章 银行结算

第5条 财务人员在办理银行存款支付业务时，必须严格遵守支出审批制度及相应的授权审批权限，大额支出需按照审批权限，经相关部门负责人审批后方可支付。

第6条 办理银行存款的收支业务，应在取得凭证后立即入账。通过银行划拨的费用（水费、电费、养路费、电话费等）要及时与归口管理部门进行核查。收支的支票要及时进行清理，按日期及支票号逐笔登记银行存款日记账，做到日清、月结。

第7条 银行出纳不得负责银行对账工作，不得兼任稽核、会计档案保管岗位和收入、支出、费用、债权债务账目的登记工作。

第8条 对账人员每月将银行存款日记账与银行对账单核对，每月编制《银行存款余额调节表》，调节未达账项，定期编制银行存款余额调节表，并及时清理未达账项。

第9条 财务部门负责人应定期检查银行存款的对账情况，进行监督检查，并有详细的文字记录。

第10条 根据财务管理有关规定，银行出纳岗位人员应定期进行轮岗，期限不得超过三年。

第三章 银行存款盘查

第11条 建立银行存款检查记录表。

第12条 由出纳人员和编制收付款凭证以外的财会人员，按月核对银行存款日记账和银行对账单，编制银行存款余额调节表，调节未达账项。每月核对编表人员，将核对情况及时反馈给财务负责人，并做好存档工作。

第13条 检查大额未达账项和长期未达账项，并审查未达原因。

第14条 不定期派财务人员到开户银行核对银行存款余额。

第四章 支票管理

第15条 支票的购买

（1）医院的现金支票和转账支票由出纳员根据用量到开户银行购买。

（2）出纳员将购买的支票按账户类别、序号交由票据管理人员登记，双方共同签字确认。

第16条 支票的保管

（1）支票的日常保管由出纳人员负责，并设立支票领用登记簿。空白支票和财务印鉴应分别存放、两人保管，每天工作结束时将支票锁于保险柜。

（2）严格执行支票加编密码规定，为确保资金安全，支票密码与空白支票必须分别存放保管。

（3）不得携带空白支票外出，如有特殊情况，必须经总会计师/分管院领导和财务部门负责人批准，并登记领用日期、用途及限额。逾期（超过支票发出之后 10 天）未用的空白转账支票应及时收回注销，不得将空白支票交予其他单位或个人签发。对于填写错误的支票必须加盖"作废"戳记与存根一并保存归档。

（4）出纳人员应妥善保管好空白支票。因保管不善发生支票丢失，应立即向开户银行办理挂失手续，同时向有关领导报告。因丢失支票所造成的经济损失由经办人员负责赔偿。

第 17 条　支票的签发

（1）不得由一人办理签发支票全过程。

（2）支票签发一律记名，签发支票时必须准确填写收款单位、出票日期、金额、用途等内容，并由领票人在"支票领用登记簿"和支票存根上签字。如签发错误不得撕毁，应在支票上加盖"作废"戳记，连同存根随本月记账凭证一起装订，存档备查，并在"支票领用登记簿"上注明一"作废"字样。

（3）出纳人员签发支票时，签发金额必须在银行存款账户余额内，不得签发空白支票、空头支票、远期支票，不得出租或转让货币资金票据，不得将支票交收款单位代签。

（4）出纳人员签发支票时，必须严格按照支票加编密码规定办理，每开出一张支票对应一个密码，不得事先在空白支票上填写支票密码，持票人应将支票和对应密码妥善保管，使用时方可填写密码。支票密码不得丢失，如因丢失造成的经济损失，应由当事人负责赔偿。

（5）支票密码书写如有错误，不得涂改不得划线，应更换支票另行签发。如支票漏填或错填密码，银行将按照《银行结算办法》有关条例罚款，罚款由当事人自负。

（6）支票背书转让时，印鉴要清晰完整，合法合规。

第 18 条　支票的领用

（1）支票的领用必须做到随签发、随盖章，不得事先盖章备用，严防支票遗失而造成经济损失。

（2）支票领用人在收到支票后，必须按支票用途在《支票领用登记簿》上登记，认真填写支票领用时间、支票收款人名称、金额、支票号和领用签名，如医院科室领用支票需填写经办部门。

（3）使用现金支票按照《现金管理暂行条例》执行，只限于提取现金使用。

（4）使用部门在领用支票时必须手续齐备，由出纳人员在"支票领用登记本"上进行登记，领用人签字领取。

（5）领用人不得折损、弄脏或撕毁支票，使用时不能超出限额，严禁将支票转借他人。

（6）支票领用人发生支票遗失应及时与财务处联系，由财务处向开户银行办理挂失，如发生损失无法追回，则由领用人负责全额赔偿。

第 19 条　支票报账与核销

（1）支票领用人必须在规定时间内报账，以便财务部门及时掌握、核对银行存款余额。如领用的支票在十日内未支付，应及时退回财务部门。逾期十日不报账者，可停止该部门使用支票。

（2）院内人员因公借用转账支票，应该在支票领用后规定时间内，持手续完备的发票等单据到财务处结清账务。财务部门每月发布催款通知，特殊原因造成无法及时结清的应及时到财务部门说明原因。

（3）出纳人员根据报销票据开具支票时，必须严格审查报销票据的真实性、合法性，检查支付审批手续是否完备、资料是否齐全。

（4）财务部门负责人应定期对出纳人员发放的支票进行核查，保证购入、发出、领用、实存支票的真实准确。支票的核销必须符合有关制度规定，以确保货币资金的安全、完整。

第 20 条　出纳人员收取外单位支票时，应认真审核支票的有效期等相关内容是否，符合银行规定要求，有银行密码的支票不得遗漏密码，并及时送存银行。如支票被银行退票，出纳人员应及时通知经办人员向出票单位索换。对已发出的支票由于对方原因更换支票，应及时入账，并将作废支票注明"作废"字样，登记注销。

第五章　印鉴管理

第21条　印鉴是财务人员用于签发、记载经济业务票据等文书，约束经济权利义务而使用的印章。

第22条　印鉴的使用

（1）印鉴一般由单位财务专用章、法人代表名章或财务负责人名章、收费部门收费专用章、住院部门收费结算专用章及二级单位的财务专用章组成。

（2）印鉴须经开户银行和医院主管部门备案后方可启用。

（3）印鉴必须要由不同人员在不同地点妥善保管，不得随意存放在办公桌内，下班后必须锁入保险柜。多人使用同类型收费印章时，应对印章统一刻制编号，以示区别，明确责任。

（4）不得非法刻制印鉴，一经发现，对其主管负责人或直接责任人追究法律责任。

（5）更换印鉴时，须提出申请，经核准后刻制新印鉴。新印鉴启用后，应将原印鉴交回主管部门按规定进行销毁。

（6）财务印章发生毁损、遗失或被盗时，应及时上报财务负责人及有关部门；有失职或故意行为的，将追究其行政责任和经济责任。财务部门要及时采取补救措施，发布印章作废公告，通知有关业务合作单位，并按程序申请重新刻制。

第23条　印鉴的管理

（1）使用范围：财务专用章、法人名章主要用于与银行相关的各种票据（如：现金及转账支票、汇票、汇款单据等）。

（2）空白支票在保管期间，不得加盖银行预留印鉴，应在支票发出时方可加盖印鉴。

（3）对加盖印鉴的单据，须审核单据的真实性、合法性及审批手续是否齐全等内容。加盖财务印鉴须经财务主管批准，不得擅自使用。

（4）印鉴离开单位财务部门要经过财务部门负责人批准，印章使用者取得印章后要办理签字手续，印章保管人员要备查登记，及时收回。

第六章　附则

第24条　本制度由财务部门制订并监督实施。本规定未做规定或没有明确规定的事项须财务处批准，然后执行或办理。

第25条　本制度自××××年××月××日起实施。

三、资金内控管理制度

为了加强医院资金内部控制，提高医院管理水平和风险防范意识，促进医院有效执行国家各项财经法规和规章制度，保证各项经济业务活动的有序进行，制订本规范。

第一章　总则

第1条　货币资金是指医院所拥有的现金、银行存款、其他货币资金等。

第2条　医院在货币资金管理过程中，应当重点关注以下风险：

（1）资金管理未经审批或者超越权限审批，因重大差错、舞弊、欺诈而导致损失。

（2）银行账户开立、审批、使用、核对和清理不符合国家有关法律法规要求。

（3）资金记录不准确、不完整，造成账实不符或导致财务报表信息失真。

（4）有关票据遗失、变造、伪造及非法使用印章等。

第3条　医院应建立健全货币资金的内部控制制度，通过良好的内部控制，确保医院资金的安全性、完整性、合法性、效益性。

第4条　合理设置岗位，确保不相容职务相互分离，加强制约和监督。出纳人员不得兼任稽核、票据管理、会计档案保管岗位和收入、支出、费用、债权债务账目的登记工作；不得由一人办理货币资金业务的全过程；出人员实行定期轮岗制度，任期不得超过三年。

第5条　医院应当加强货币资金的核查控制。指定不办理货币资金业务的会计人员定期和不定期抽查盘点库存现金，核对银行存款余额，抽查银行对账单、银行日记账及银行存款余额调节表，核对是否账实相符、账账相符。对调节不符、可能存在重大问题的未达账项应当及时查明原因，并按照相关规定处理。

第二章 现金内控管理

第6条 严格按照《现金管理暂行条例》规定的现金使用范围办理现金支取业务，不得白条抵库，不得坐支现金，不得挪用现金。

第7条 严格遵守库存现金限额。当日收入的现金，必须当日存入银行，不得超过库存限额，特殊情况须报财务部门主管人员审批执行。

第8条 加强现金安全管理，注意防盗。

第9条 严格执行日，清月结制度。出纳人员应按照发生的时间顺序登记现金日记账，做到按日清理，按月结账，账账相符，账实相符。

第10条 建立库存现金、备用金、周转金抽查制度。财务人员组织专人不定期对库存现金、备用金及各部门周转金进行抽查，发现长款或短款的，应及时查明原因，进行处理。

第三章 银行存款内控管理

第11条 医院应当加强对银行账户的管理，严格按照规定的审批权限和程序开立、变更和撤销银行账户。

第12条 医院应按规定用途、限定范围使用银行账户，不得将医院资金以个人名义存入银行，不得出租、出借、转让银行账户，不得为个人和其他单位提供信用担保。

第13条 使用支票应严格按银行有关规定办理，不得签发空白支票、空头支票和远期支票。

第14条 财务章及名章应由两名工作人员分别妥善保管，空白支票和财务印章应分别存放、两人保管。

第15条 加强银行存款对账工作。负责银行对账人员，应定期进行银行存款日记账与银行对账单的核对，每月编制《银行存款余额调节表》。

第16条 对银行未达账项应及时进行清理，并说明未达原因，银行未达账项挂账不得跨年度。财务部门应定期检查银行存款的对账情况，进行监督检查，并有详细的文字记录。

第四章 附则

第17条 本制度由财务处制订并监督实施。本规定未做规定或没有明确规定的事项须财务处批准，然后执行或办理。

第18条 本制度自××××年××月××日起实施。

（孙斐斐）

第四节 医院资金管理流程设计

一、财政直接支付流程

开始→支付申请→审核→直接支付→确认支付→收到款项→入账通知书→结束

1）医院按照部门预算和用款计划确定的资金用途，提出支付申请。

2）一级预算单位汇总、填制《财政直接支付申请书》，上报同级财政国库支付中心。

（1）财政国库支付中心审核确认。

（2）财政国库支付中心开具《财政直接支付汇总清算额度通知单》和《财政直接支付凭证》分别送人民银行、预算外专户的开户行和代理银行。

3）代理银行根据《财政直接支付凭证》及时将资金直接支付到收款人或用款单位。

4）开具《财政直接支付入账通知书》，送一级预算单位和医院。

（1）一级预算单位和医院根据《财政直接支付入账通知书》作为收到和付出款项的凭证。

（2）医院根据《财政直接支付入账通知书》，做会计处理。

（3）各部门及科室执行调整后的预算。

（孙斐斐）

第五节　医院资金管理工具设计

一、现金流量分析与管理

现金流量表反映医院在某一会计期间内现金流入和流出的信息。编制现金流量表有助于了解和评价医院现金获取能力、支付能力、偿债能力和周转能力，有助于预测医院未来现金流量，有助于分析判断医院的财务前景。

现金流量表以现金为基础编制，划分业务活动、投资活动和筹资活动，按照收付实现制原则编制，将权责发生制下的信息调整为收付实现制下的现金流量信息。

（一）现金流量的分类

1. 业务活动产生的现金流量　业务活动是指医院投资活动和筹资活动以外的所有交易和事项，包括提供医疗服务、获得非资本性财政补助、取得科研项目拨款、支付人员经费、购买药品及卫生材料、支付项目支出、支付其他公用经费等。通过业务活动产生的现金流量；可以说明医院的业务活动对现金流入和流出的影响程度，判断医院在不动用对外筹得资金的情况下，是否足以维持日常业务周转、偿还债务等。

业务活动产生的现金流入项目主要有：开展医疗服务活动收到的现金、财政基本支出补助收到的现金、财政非资本性项目补助收到的现金、从事科教项目活动收到的除财政补助以外的现金、收到的其他与业务活动有关的现金；业务活动产生的现金流出项目主要有：发生人员经费支付的现金、购买药品支付的现金、购买卫生材料支付的现金、使用财政非资本性项目补助支付的现金、使用科教项目收入支付的现金、支付的其他与业务活动有关的现金。

2. 投资活动产生的现金流量　投资活动是指医院长期资产的购建和对外投资及其处置活动。现金流量表中的"投资"既包括对外投资，又包括长期资产的购建与处置。其中，长期资产是指固定资产、无形资产、在建工程等。医院的投资活动包括取得和收回投资、购建和处置固定资产、购买和处置无形资产等。通过投资活动产生的现金流量，可以判断投资活动对医院现金流量净额的影响程度。

投资活动产生的现金流入项目主要有：收回投资所收到的现金，取得投资收益所收到的现金，处置固定资产、无形资产收回的现金净额，收到的其他与投资活动有关的现金；投资活动产生的现金流出项目主要有：购建固定资产、无形资产支付的现金，对外投资支付的现金，上缴处置固定资产、无形资产收回现金净额支付的现金，支付的其他与投资活动有关的现金。

3. 筹资活动产生的现金流量　筹资活动主要是指导致医院债务规模发生变化的活动，包括取得和偿还借款、偿付利息等。应付账款、应付票据等属于业务活动，不属于筹资活动。医院取得的财政资本性项目补助（即用于购建固定资产、无形资产的财政补助）从性质上类似于国家对医院的投资，参照医院现金流量表中将实收资本作为筹资活动现金流量的做法，《医院会计制度》规定将医院取得的财政资本性项目补助作为筹资活动产生的现金流量。

筹资活动产生的现金流入项目主要有：取得财政资本性项目补助收到的现金，借款收到的现金，收到的其他与筹资活动有关的现金；筹资活动产生的现金流出项目主要有：偿还借款支付的现金，偿付利息支付的现金，支付的其他与筹资活动有关的现金。

（二）现金流量表的作用

现金流量的作用有：

（1）现金流量表能从动态上反映现金流入、流出的变动情况。

— 101 —

（2）能动态了解现金及现金等价物的使用情况。通过对医院业务活动、筹资活动和投资活动的变动情况及现金流量的影响分析，了解医院获取现金的能力和现金偿付的能力，预测医院未来的现金流量，为现金的合理调配和使用提供依据，为偿还债务、对外投资等提供准确、可靠的决策依据，避免入不敷出产生信用危机，或因过于小心，谨慎而丧失发展良机。

（3）掌握医院整体运营活动的现金流量。通过对医疗业务活动产生的现金流量与收支结余相比较，可以从现金流量的角度分析收支结余和收益质量，以及影响现金流量的因素，加强医院的财务管理。

（三）现金流量表的分析

现金流量表的分析可分为一般分析、水平分析、结构分析以及综合分析。

现金流量表的一般分析是直接以现金流量表为依据，分析各主要项目变动对业务活动现金流量、投资活动现金流量和筹资活动现金流量的影响，以说明医院现金流入量和现金流出量的规模和特点，提供的信息有：会计年度末现金流量的总变动及原因分析；业务活动、投资活动、筹资活动的现金变动量及原因分析。

（1）业务活动部分：应注意业务活动产生的现金流量应该是正数；现金流入大于流出有造血功能，注意分析造血功能是增强还是减弱；收入和收款应保持适当的比例。

（2）投资活动部分：投资活动现金净流量一般为负；投资活动给医院带来的是资产的规模和结构的变化；给医院带来的是业务风险，要注意评估投资风险。

（3）筹资活动部分：筹资活动现金净流量正负都正常；资本的规模和结构主要来自筹资活动，给医院带来是财务风险，关注筹资方式及筹资风险；评估筹资量与医院发展规模是否相适应，现金剩余过多造成资金使用上的浪费。

（四）水平分析

水平分析是通过对比不同时期的各项现金流量变动情况，揭示医院当期现金流量水平及其变动情况，反映医院现金流量管理的水平和特点。与一般分析相比，它的特点在于通过编制水平分析表，反映不同时期的现金变动，主要提供以下几方面信息：不同会计年度现金净流量的总体变动额及原因；不同会计年度的业务活动、投资活动、筹资活动现金变动额及原因；结合现金流量表的补充资料，详细分析业务活动现金净流量的变动额及影响因素。

（五）结构分析

结构分析是通过计算医院各项现金流入量占现金总流入量的比重，以及各项现金流出量占现金总流出量的比重，揭示医院业务活动、投资活动和筹资活动的特点及对现金净流量的影响方向和程度。结构分析通常以直接法编制的现金流量表为资料，采用垂直分析法编制结构分析表，目的在于揭示现金流入量和现金流出量的结构情况，从而抓住现金流量管理的重点。结构分析包括流入结构、流出结构和流入流出比分析。流入结构分析现金流入量的主要来源；流出结构分析当期现金流量的主要去向，有多少现金用于偿还债务，以及在三项活动中，支付现金最多的用于哪些方面；流入流出比分析包括业务活动流入流出比、投资活动流入流出比和筹资活动流入流出比。业务活动流入流出比越大越好，表明医院1元的流出可换回更多的现金；投资活动流入流出比小，表明医院处于发展时期，而衰退或缺少投资机会时该比值大；筹资活动流入流出比小，表明还款大于借款。结构分析还可以与水平分析相结合，通过流入和流出结构的不同期间和同行业比较，得到更有意义的信息。

（1）业务活动生产的现金流量分析：将提供医疗服务收到的现金与接收劳务、购买药品付出的现金进行比较。在医院经营正常、购销平衡的情况下，所占比率越大，说明医院劳务付出得到了良好的回报，医疗设备得到了有效的利用，医院的自给能力增强。将提供医疗服务收到的现金与业务活动流入的现金额进行比较，所占比重越大，说明医疗运营状况越好，债权行为减少。将本期业务活动现金净流量与上期、去年同期比较，增长率越高，说明医院成长性越好。

（2）投资活动产生的现金流量分析：当医院扩大规模或开发新的投资项目，追求新的收支结余利润增长点时，需要投入大量的现金。当投资活动产生的现金流入量无法补偿流出量时，投资活动的现金净流入量便为负数。如果医院投资有效，能在预期内创造收益，将生产的现金净流量用于偿还债务，说明医院目前的投资项目可行，不会有偿债困难。反之，医院的负债率会上升，偿债能力下降。

（3）筹资活动产生的现金流量分析：一般来说，筹资活动产生的现金净流量越大，医院面临的偿债压力也越大。目前，医院筹资吸收权益性资本极少，向银行贷款的较多。通过对筹资产生的现金流量分析，可以反映医院自有资金的强弱和财务风险的高低。通过筹资活动产生的现金流量分析，可以避免盲目贷款造成医院现金流入大于现金流出现象，防止资金闲置；也可以及时发现因投资建设中现金流入小于现金流出导致建设项目、医疗运营活动无法正常运转的情况，便于及时应对与纠正。

（六）综合分析

通过对现金流量与结余的综合对比分析，可反映医院的收益质量。现金流量表的编制以收付实现制为基础，相应地，业务活动现金净流量就是收付实现制下的医院"净结余"。业务活动现金净流量与净结余的比较在一定程度上反映出医院收益的质量。现金流量与结余的综合分析主要是业务活动现金净流量与净结余的对比分析，包括两者的关系分析、对应分析与趋势分析。关系分析通过现金流量表编制的间接法来体现，揭示出从净结余到业务活动现金净流量的变化过程，提供现金净流量变动的影响因素及金额，与水平分析相结合还可以反映不同年度净结余到现金净流量的变动。对应分析通过将业务现金流入与医院收入、业务现金流出与医院成本费用对应列入分析表，分别观察在权责发生制和收付实现制条件下现金净流量与净结余的差别。对应分析可以提供现金流入和医院收入的对比信息、现金流出和成本费用的对比信息。上述两种分析方法揭示了医院一定期间的现金流量与结余的联系与对应情况。而要分析医院的连续财务变动状况和盈利质量变动状况，需要对两者编制连续年度内现金流量与结余趋势分析表进行趋势分析。趋势分析可提供如下有用信息：业务活动现金净流量（流入量、流出量）的变动趋势、收入的变动趋势、成本费用的变动趋势、净结余的变动趋势、收入与现金流入量的变动趋势对比分析、成本费用和现金流出的变动趋势对比分析、净结余和业务活动现金净流量的变动趋势对比分析等信息。

二、货币资金内部控制

1. 控制目标

（1）保证货币资金的安全性：防止贪污、盗窃、挪用等违法乱纪行为的发生；

（2）保证货币资金的完整性：杜绝"小金库"等侵吞业务收入或有意使收入流失的违法、违纪现象；

（3）保证货币资金的合法性：遵守国家的财经法规制度，保证货币资金流入、流出的合理性、合法性；

（4）保证货币资金的效益性：加强预算管理，合理调度货币资金，减少浪费，避免投资决策失误、降低风险，提高资金使用效益，满足医疗服务活动的需要。

2. 控制要点　货币资金的控制要点，概括地说，应把好"一关"，管住"七点"。"一关"是指货币资金的支出关；"七点"是指货币资金的流入点、银行开户点、现金盘存点、对账控制点、票据及印章保管点、督促、检查点和财会人员任用点。

1）"一关"："一关"是把好货币资金支出关。常言道，节流等于开源。因此，控制非法和不合理的资金流出，等于为单位带来了等量资金流入。医院在每天若干笔资金的支付中，如何判定哪笔支出合法、合理，说具体一点，就是要搞清楚这笔钱为什么要出去，又是怎么出去的。为此，根据《医疗机构财务会计内部控制规定（试行）》（以下简称《规定》）第二十六条"货币资金支付必须按规定程序办理"的要求，要做到"四审四看"。即：一是审支付申请，看是否有理有据；二是审支付审批，看审批程序、权限是否正确，审批手续是否完备；三是审支付审核，看审核工作是否到位；四是审支付结算，看是否按审批意见和规定程序、途径办理，出纳人员是否及时登记现金和银行存款日记账。

2）"七点"

（1）管住货币资金的流入点：根据《规定》第二十五条、第二十七条就是要搞清楚钱是从哪儿来的，以什么形式来的，来了多少，还缺多少，没来的钱怎么办。同时，对已取得的货币资金收入必须当日送存银行并及时入账，不得坐支，不得私设小金库，不得账外设账。

（2）管住银行开户点：根据《规定》第二十八条，对银行账户的开立、管理等要有具体规定。因此，按照有关规定，应及时、定期对银行开户点进行认真清理和检查。

（3）管住现金盘存点：现金是流动性最强的资产，由于它使用方便，也一直是犯罪分子最"青睐"的对象。在现阶段，很多单位的日常现金盘点工作基本上都是由现金出纳人员自行完成的，这项制度需要改进，至少应增加其他第三者参与盘点或监盘的内容，保证现金账面余额与实际库存相符，不出纰漏。

（4）管住对账控制点：加强对账控制可能使双方或多方经济交易事项明朗化。一般而言，单位与银行之间的对账较有规律，按照有关规定，每月至少要核对一次。相比之下，单位与外单位之间的对账难度要大得多。一是因为社会信用危机的普遍存在，使得逃债的行为时有发生。二是外单位分布天南地北，相隔遥远，比较复杂，客观上也增加了对账的实际困难。因此，加强与异地和同城单位之间往来款项的核对，确保货币资金支付合理，回收及时、足额，是不可忽视的。

（5）管住票据及印章保管点：应加强与货币资金相关的票据管理。任何单位都应该明白一个道理，那就是："薄薄票据，价格千金；小小印章，力重千钧。"因此，各单位要明确各种票据的购买、保管、领用、背书转让、注销等环节的职责权限和程序，并专设备查簿登记，+防止空白票据的遗失和被盗用，备查簿需做会计档案管理。根据《规定》第三十条，还必须加强银行预留印鉴的管理。严禁由一个人保管支付款项所需的全部印章。

（6）管住督促、检查点：任何制度都可能不够完善，因此，加强对与货币资金有关的人员和制度的督促检查很有必要。对监督检查过程中发现的问题，应当及时采取措施，加以纠正和完善。

（7）管住财会人员的任用点：办理货币资金业务的人员要具有政治思想好、业务能力强、职业道德好的良好素质，还要具备从业资格和任职资格。同时，要建立定期换岗、轮岗制度，防止一个人在财会部门长时期从事一个岗位工作，这样既可使财会人员能学到新的业务，掌握新的知识，经验更加全面，阅历更加丰富，综合能力进一步提高；又使常年不"挪窝"易滋生的懒散习气和小团体势力得以克服和抑制；还可能使一些长期隐蔽的违法犯罪活动因人事变动、新人接手而暴露出来。当然，也还要考虑财会工作的连续性和财会人员的相对稳定性，否则可能事倍功半。

3. 货币资金控制方法　货币资金控制，就是对货币资金和相关岗位以内部牵制为基点，在岗位设计、授权控制、程序控制等方面均以任何部门或个人都不能有单独控制任何一项或一部分业务的权力为基点，要求责任分工上每项业务通过交叉检查或交叉控制，充分体现相互制约、相互监督。《规定》第二十二条指出："建立健全货币资金管理制度和岗位责任制。明确岗位的职责、权限，确保不相容职务相分离，合理设置岗位，加强制约和监督"。按照要求，为确保办理货币资金业务不相容职务相分离，使各项业务能严格按规定的处理程序进行，医院货币资金控制的主要方法包括：

1）人员配备和轮岗控制：选取合格的财务人员办理货币资金业务。办理货币资金业务的人员应当具备良好的职业道德，忠于职守，廉洁奉公，遵纪守法，客观公正。《规定》第二十三条要求"门诊、住院收费人员要具备会计基础知识和熟练操作计算机的能力"。各医院要加强门诊、住院收费人员的业务培训，建议门诊、住院收费人员要持会计资格从业证书上岗。财务部门应有计划地实行岗位轮换，以加强货币资金控制，同时利于财务人员全面熟悉业务。

2）限制接触控制：货币资金的收支和保管只能由经授权的出纳或收费人员负责处理，严禁未经授权的机构或人员直接接触货币资金。医院货币资金的收支和管理必须统一由财务部门负责，对未经授权的部门和人员，严禁其办理货币资金业务或直接接触货币资金。

3）不相容职务相互分离控制：按照不相容职务相分离的要求，合理设计货币资金业务流程及相关工作岗位，明确职责权限，形成相互制衡的机制。《规定》第二十二条明确："出纳人员不得兼任稽核、票据管理、会计档案保管和收入、支出、费用、债权债务账目的登记工作"。银行存款对账及银行存款余额调节表的编制与银行存款、现金日记账登记岗位相互分离；票据保管与票据填写岗位相互分离；票据保管、票据填写与票据稽核岗位相互分离；货币资金业务授权或批准与执行业务的岗位相分互离；货币资金总账和日记账登记岗位相互分离；票据购买、票据保管、票据填写和印章保管岗位相互分离等。严禁由一人办理货币资金业务全过程。

4）回避制度控制：单位领导的直系亲属不能担任本单位会计机构的负责人；会计机构负责人的直系亲属不能担任本单位的出纳工作。

5）授权批准控制：明确审批人对货币资金业务的授权批准范围、权限、程序、责任和相关控制措施，规定经办人办理货币资金业务的职责范围和工作要求。凡涉及到办理货币资金业务的岗位和人员都必须纳入授权批准控制的范围。各医院借出款项必须严格执行授权批准程序，严禁挪用货币资金和公款私借，严禁未经授权的机构和人员办理货币资金业务。

建立货币资金收支审批制度。实行货币资金业务授权或批准与执行货币资金业务的职务相分离，明确不同部门、不同管理层次对货币资金不同金额的批准权限。各医院应根据单位规模大小和货币资金流通数额大小，合理确定不同部门和管理层次的授权批准权限，避免授权不当引起的管理混乱。

6）支付审批程序控制：医院要根据自身的具体情况，规定各类货币资金收支业务办理流程及批准程序，避免流程不畅产生的漏洞及违规或超越权限的行为发生。货币资金支出办理程序应按照《规定》第二十六条明确的程序操作，即：支付申请－支付审批－支付审核－支付结算。

支付申请指单位有关部门或个人用款时，应当提前向审批人提交货币资金支付申请，注明款项的用途、金额、预算、支付方式等内容，并附有效经济合同或相关证明及计算依据。

支付审批指审批人根据其职责、权限和相应程序对支付申请进行审批。对不符合规定的货币资金支付申请，审批人应当拒绝批准。

支付审核指财务审核人员负责对批准后的货币资金支付申请进行审核，审核批准范围、权限、程序是否合规；手续及相关单证是否齐备；金额计算是否准确；支付方式是否妥当、支付单位是否正确等，经审核无误后签章，交由出纳人员办理货币资金支付手续。如药品、医疗器械采购等除附有效经济合同；执行年度预算安排外，还要审核是否按政府招标采购等规定进行。修缮支出要附工程决算书、图纸，及财务部门和审计部门的审核通知书。大型项目支出要附可行性研究报告等等。

支付结算指出纳人员应当根据签章齐全、手续完整的支付申请，按规定办理货币资金支付手续，特别注意应在原始凭证上加盖"付讫"标志章，及时登记现金和银行存款日记账。经办人应当在职责范围内，按照审批人的批准意见办理货币资金支付业务。对于审批人超越授权范围审批的货币资金业务，经办人员有权拒绝办理，并及时向审批人的上级授权部门报告。

7）重大支出事项报批及责任追究控制：建立重大支出事项报批及责任追究制度，明确规定重大支出事项报批的范围、程序、审批人权限，重大支出事项事先要做可行性研究及通过领导层集体研究、决策的程序，必要时还要召开职工代表大会民主审议通过后再执行。对违反规定审批程序者，一律进行责任追究。

8）财产保全控制

（1）稽查核对：医院要建立健全货币资金稽核制度。根据本单位医疗服务活动特点和流程设置稽查核对的专门岗位，明确职责权限，积极地研究、探讨财务电子信息化环境下的会计稽查核对方法。稽核人员要对电子数据输入、输出、修改等进行适时核对、确认、监控和检查，以确保货币资金的安全。

（2）定期盘点：是指定期对医院的货币资金等资产进行盘点，并与会计记录核对。如发现差错，要积极查找原因、及时报告、分清责任并按规定处理，重点是对货币资金岗位包括票据管理岗位进行盘点。

（3）随机抽查：对现金、银行存款管理岗位、票据管理和票据稽查核对岗位、在院患者预交金、印鉴保管岗位的日常业务等进行随机抽查。上述盘点及抽查结果要做好书面纪录。

（高亚峰）

第六节　医院资金管理方案设计

一、大额资金管理方案

（一）目的

（1）加强大额资金使用管理，提高资金运作效率。

（2）促进廉政建设，便于员工和社会监督。

（3）提高资金使用透明度。

（二）职责界定

（1）医院各处（科）室申报大额资金使用计划。

（2）财务部门负责对大额资金使用计划进行审核备案。

（3）审计部门对大额资金的使用、会计核算等内容进行定期检查和抽查。

（三）管理内容

（1）大额资金按照"分级负责、权责统一、集体决策、追踪问效"的原则进行管理、使用和监督。

（2）大额资金是指单笔银行存款或现金支付金额在××万元及以上的各类经济活动。

（3）大额资金的使用范围包括设备购置、维修、会议及各项培训、差旅费及招待费、基础设施建设、专项经费、贷款、资产处置、对外投资等。

（4）资金管理项目包括：年度财务预算管理，资金申报、审批和使用，内控制度建设，资金监督及评价体系等。

（四）资金申报

（1）各处（科）室按照财政部门的规定，编制年度部门预算，预算申请应详细说明资金使用的必要性、可行性及具体内容。重大项目申报，必须经处（科）室、单位班子集体研究通过后上报，并附项目可行性分析报告。

（2）年度预算经省财政厅批复后，各处（科）室要按照批准的预算项目，申报大额资金使用计划，报财务部门审核备案。

（五）资金审批

1. 审批权限　各处（科）室已列入年度预算的项目支出，履行借款、报账手续时，须经处（科）室负责人签字，才能报销；金额在××万元以上的经济业务，须经院长办公会研究决定。

2. 审批程序　各处（科）室应按规定填写《大额资金支取审批表》，根据审批权限规定，报领导审批；超过××万元以上单笔经济业务，须报上级部门备案。

3. 基本建设工程　基本建设工程项目，必须严格执行项目审批、核准、备案管理程序，科学确定项目规模、工程造价和标准，落实土地审批制度、环境评价制度、施工许可证制度、招投标制度等，加强对土地、立项批复、规划手续、施工许可、招投标、施工、监理、专项资金等方面的监督和相关文件资料的档案管理工作。

（六）资金的使用

（1）各处（科）室必须严格实行重大支出决策集体审议联签责任制度，加强项目立项、评估、决策、实施、招投标、质量管理、资产处置等方面的内部控制，必须按照财政部门批复的部门预算使用资金，不得擅自调整、改变资金的使用方向；专款专用。

（2）符合政府采购条件的项目，必须实行政府招标采购。

（3）各项资金要严格使用范围及报销手续。支付会议及差旅培训等费用，必须具备会议通知、预算审批报告等相关手续；各类经济业务金额××万元以上的必须具备项目合同、协议、投资可行性报告和领导班子集体讨论决定的会议记录等，同时须经单位纪检、审计部门联签。

（4）项目资金结余，按照有关财务管理规定执行。

（七）资金的监督

（1）建立大额资金和重大项目建设资金的绩效监督机制，确保资金使用公开、透明，安全、规范。

（2）实行政务公开制度：大额资金的使用必须定期公开，把大额资金的使用情况作为院务公开的主要内容，接受群众监督。

（3）实行信息反馈制度：资金使用单位要及时将资金使用情况、效益情况反馈上级主管部门，重大项目完成后，要报送项目资金支出决算和使用效果的文字报告。

（4）实行绩效考评制度：对项目的立项、执行、效果和资金管理进行绩效考评，考评结果作为下一年度专项资金预算安排的重要依据。

（5）实行监督检查制度：审计部门要对大额资金审核拨付、会计核算等日常工作实施定期检查和抽查，检查内容包括：各项经济活动的授权批准手续是否健全；项目资金使用是否存在擅自调整、改变资金的使用方向及挤占挪用现象；是否存在越权审批行为；是否存在未经审批擅自贷款或集资的行为。对违纪行为要及时做出处理并加以纠正和完善。

（6）实行责任追究制度：大额资金的使用要做到职责明确，责任到人，未按照大额资金管理办法规定审批、使用资金的部门，要追究其单位或部门负责人的责任，同时给予相应的行政处罚；对违反财经纪律和法规，情节严重，触犯刑律的，依法追究有关人员的法律责任。

（7）统一管理，严禁设置"账外账"、"小金库"。

二、银行存款管理方案

（一）目的

（1）加强财政性资金管理。

（2）规范银行存款管理。

（3）提高资金使用透明度。

（二）职责界定

（1）财务部门负责银行存款的使用和管理。

（2）审计部门对银行存款账户进行定期检查和抽查。

（三）使用管理

（1）出纳员根据月度各银行存款账户业务发生的先后顺序和审核无误的收、付凭证，逐笔登记银行存款日记账。

（2）当月发生经济业务的存款账户，出纳员应于次月初及时取得各银行存款账户对账单，并逐笔与已登记的银行存款日记账发生额进行核对，发现差错应及时查明原因并加以纠正；发现未达收支事项，要及时取得相关收付凭证并登记入账。

（3）每月月终，出纳员应分别结出各银行存款账户的当月发生额、累计发生额和余额，编制好各银行账户收支报表，出纳签名后连同记账凭证、对账单和调节表一并交财务科长复核。

（4）建立支票、银行电汇单领用登记簿和审批制度。领用支票、银行电汇单必须要有支票或电汇单领用申请单，经领导同意后再办理领用签发手续，领用人员必须在支票头上签字。签发支票、电汇单必须注明签发日期、收款单位、用途和金额。所有领用的支票、电汇单必须在支票、电汇单领用登记簿上登记并由领用人签名。

（四）收支管理

（1）严禁出租、出借和转让银行账户，严禁以个人名义公款私存。严格实行资金支付业务程序，加强资金支付的申请、审批、复核、对外支付等各环节安全管控，严禁由一人办理资金支付的全过程业务。

（2）以实际发生的交易或者事项为依据进行确认、计量和报告，如实反映符合确认和计量要求的各项会计要素及其他相关信息，保证会计信息真实可靠、内容完整。对于已经发生的交易或者事项，应当及时进行会计确认、计量和报告，不得提前或者延后。

（3）定期核对银行账户资金余额，按月编制银行存款余额调节表，及时清理调节事项，保证银行账户和资金信息真实可靠。

（4）严格实行预算管理，预算内资金支付按规定权限审批办理，未纳入预算的资金支出，必须按规定程序纳入预算后方可办理。

（5）严格执行银行存款支付的审批流程，杜绝越权审批行为。

（6）院各单位不得进行股票、基金、委托理财等高风险投资和运作，不得发放委托贷款。

（7）加强定期存单保管，备查登记定期存单到期日及质押情况等。

（8）外币存款应分人民币和各种外币设置银行存款日记账并进行明细核算。外币交易应当在初始确认时，采用交易发生日的即期汇率将外币金额折算为记账本位币金额。期末将各种外币账户的期末余额，按期末实际汇率折合为人民币，核算汇兑损益。

（高亚峰）

第十一章

医院卫生耗材的精细化管理

第一节　医院卫生耗材管理体系设计

一、医院卫生耗材管理的作用

卫生耗材是指医院向患者提供医疗服务过程中耗费或者植入人体的各种医疗用材料。卫生耗材是医院开展医疗服务活动的物资保障和重要手段。随着社会发展和医学科学技术的进步，临床使用的卫生耗材逐渐增多，在医院的医疗服务活动过程中所耗费的卫生耗材占医院各种消耗的比重逐渐增大，对卫生耗材的采购、入库、使用全过程的管理是医院经济管理的重点，加强对卫生耗材的管理对医院具有重要作用。

医疗行业是高风险性的行业，卫生耗材同医疗工作的质量和安全密切相关，保障所需卫生耗材的及时供应及质量是医院卫生耗材管理的重要环节；加强对卫生耗材的管理有助于降低患者的医疗费用，减轻患者的经济负担，有效控制卫生费用；对卫生耗材科学的管理也是医院增收节支，开展绩效评价，提高经济效益的重要保证。因此，加强对卫生耗材的管理，已显得至关重要，医院应探讨卫生耗材精细化管理，健全卫生耗材管理机制，加强从采购到入库等环节中的制度建设与控制，保证卫生耗材的及时供应，规范卫生耗材的使用，促使医院整个管理系统的有效运作，以保证医院医疗、教学、科研等各项工作的顺利开展。

二、医院卫生耗材的分类

医院的卫生耗材按照是否收费可分为可收费卫生耗材和不可收费卫生耗材。按规定允许单独计价收费的卫生耗材一般价值相对较高，如心脏瓣膜、支架等；不可收费卫生耗材一般价值较低，属于在医疗服务项目实施过程中耗费的材料，如纱布、绷带、酒精、棉球等。医院对于可单独计价收费的卫生耗材的使用和管理应严格执行国家有关的价格政策以及基本医疗保险制度的规定。卫生耗材的采购应当严格执行政府的有关规定。

医院的卫生耗材按照价格标准可分为普通医用耗材和高值医用耗材。普通医用耗材是指消耗很频繁，价值相对较低（单价≤500元），如一次性使用无菌医用材料，一次性使用护理材料等消耗型医用材料。包括：一次性注射器、医用棉球、医用胶布、纱布块、手术刀片、采血针、缝合线、医用棉签、心电图纸、砂轮等。高值医用耗材是指：对安全性有严格要求、直接作用于人体、严格控制生产使用的消耗型医用材料和价值相对较高（单价＞500元）的消耗型医用材料。包括：植入、介入类材料、内镜下一次性材料、骨科材料、人工器官等。对高值医用耗材应建立相关明细账实行计算机管理，规范核算领、销、存情况；并建立高值耗材购入、领用、资金回收跟踪记录。

医院的卫生耗材按照使用期限可分为一次性的医用耗材和医用低值易耗品。一次性的耗材指在医疗过程中只能使用一次，按照规定不得反复使用的耗材，例如：一次性注射器、介入导管、中心静脉插管等，医用低值易耗品是指医疗服务过程中经多次使用不改变其实物形态，而其单位价值又低于固定资产起价标准，或者其单位价值虽然达到了固定资产的标准，但使用期限较短或易于损坏的物品。例如：手术器械、被服等。医院的低值易耗品种类繁多，对低值易耗品的采购、使用的管理也是医院经济管理的重点。医院低值易耗品应当于内部领用时一次性摊销，个别价值较高或领用报废相对集中的，可采用五五摊销法。低值易耗品以旧换新，处置收入应及时上交。卫生耗材还包括诊断试剂耗材和其他特殊用途耗材。

三、医院卫生耗材的分级管理

由于卫生耗材的种类繁多，库存及使用管理复杂，因此，医院对卫生耗材需要实施分级管理，即设一级库、二级库实行动态管理。一级库的功能主要是各种耗材的入、存、出管理，即购买的卫生耗材必须办理验收、入库手续，统一存放于此。在日常工作中，仅有一级库的管理不能满足需要，因为一级库的出库数据只能反映出各临床科室的总消耗，几乎不能对其领用、消耗进行全程跟踪，不能将卫生材料的消耗与每个患者相对应，导致卫生耗材的管理出现真空地带，难免出现卫生耗材的易流失、难对账、难管理的情况。领用到科室的卫生耗材，科室没有明确的管理规范，也没有定期盘点制度，一甚至在医院进行清产核资时，也因为其无账可查而较少为管理层所关注，这些物资的管理与控制更多的是凭所在科室人员的自觉性。因此，医院为加强对卫生耗材的动态管理，需要建立二级库进行管理。

四、医院卫生耗材管理体系

新《医院财务制度》规定，购入的物资按实际购入价计价，自制的物资按制造过程中的时间支出计价，盘盈的物资按同类品种价格计价。卫生耗材要按照"计划采购、定额定量供应"的办法进行全面管理。合理确定储备定额，定期进行盘点，年终必须进行全面盘点清查，保证账实相符。对于盘盈、盘亏、变质、毁损等情况，应当及时查明原因，根据管理权限报经批准后及时进行处理。因此，医院要建立健全的卫生耗材管理体系。

医院应编制卫生耗材采购预算，采购中心按照年度采购预算、采购计划实施采购相关手续；审核采购发票、入库单及采购合同内容的合法性、一致性，规范购买、验收、入库等管理环节；按照会计制度规定，设置库存物资数量、规格、金额明细账，准确核实库房各种物资的增减变动及结存情况；建立日常管理和盘库制度，完善盘盈、盘亏、报损、审批等流程、手续。

五、医院卫生耗材精细化管理设计维度及要素

医院现代化水平的不断提高，医用耗材的数量、种类不断庞大和精细化，耗材管理的科学性、严谨性对维持医院高效正常的运转起到了决定性的作用。加强卫生耗材管理应用，对规范卫生耗材管理，提高资金使用效率，进而促进医院加强经营管理和廉政建设，提高整体经济效益具有十分重要的现实意义。医院卫生耗材精细化管理要实现精、准、细、严四个特征，精是目标精确，准是信息准确，细是执行细化，严是监控严格。通过精细化管理，以建立完整、规范的卫生耗材管理体系，使耗材管理科学化、标准化、程序化。医院卫生耗材精细化管理体系可从岗位职责、管理制度、业务流程、管理工具、业务表单和管理方案六个维度进行设计。

（高亚峰）

第二节　医院卫生耗材岗位职责设计

负责做好全院卫生耗材的验收、保管、发放工作；

到货时依据合同以及发票、送货单，进行及时验收和入账，验收合格以后方可入库。若发现账物不符，质量问题等，有权拒收并及时报告。不符合要求或质量有问题的应及时退货或换货索赔；

入库后实行卡片管理：即入库时必须将货物的名称、规格、数量等有关信息登记到卡片上，入库、发放时及时做好记录；

仓库中卫生耗材要每月进行盘点，做到账卡相符，卡物相符。物资应按性能、规格分类保管，物品摆放整齐、合理，定期检查，防止物品积压浪费、霉烂、损坏、过期、变质。做好防潮、防火、防爆、防盗工作；

库房内严禁吸烟，严禁外人出入，杜绝不安全隐患，确保库房安全；

根据临床需求做好供需计划。对于临床科室领用的各种卫生耗材，要做到及时发放，严格管理，准确统计；

严格执行卫生耗材发放制度，随时宣传节约开支，一次发放数量要合理，杜绝各种不必要的浪费；

未经允许，严禁非本部门人员进入库房；

完成领导交办的其他工作。

参与年度物资预算的编制，对物资采购预算的执行情况及物资采购计划进行监控；

严格区分固定资产和库存物资类别，分开核算，不得混淆；

审核物资采购方式是否合规，区分政府采购与自行采购的流程；

购入物资时，审核购货发票和入库单据是否符合规定，审核无误后提请付款；

库存物资应当按照成本进行计量，物资计价方法一经确定，年度内不得随意改变；

设置库存物资明细账，严格按照会计期间进行月结，按月向财务部门报送各种报表和有关数据资料；

设置高值耗材的领、销、存明细账，建立资金回收跟踪记录，杜绝漏费；

月末参与库存物资盘点工作。发生盘盈、盘亏时，经批准后及时进行账务处理；

定期编写物资变动情况及分析报告；

每月与财务部门核对账目，保证账账、账实相符；

妥善保管各种凭证、明细账、盘点表，并及时整理、装订成册、归档；

完成领导交办的其他工作。

（高亚峰）

第三节　医院卫生耗材管理制度设计

一、卫生耗材管理制度

为加强医院卫生耗材的管理，规范医院卫生耗材的授权、采购、储存、领用、发放、盘点、废损等相关制度，根据《医院财务制度》和《医院会计制度》要求，结合医院实际情况，特制订本制度。

第一章　总则

第1条　为了明确医院各部门和相关岗位在卫生耗材管理中的职责和权限，确定授权审批的流程、责任、权限、方式及相关控制措施，特制订本制度。

第2条　本制度适用于医院各类卫生耗材管理的授权审批事项。

第二章　卫生耗材的适用范围

第3条　卫生耗材是医院保证医疗需要而储备的医用材料，是指临床和医技科室在业务活动中消耗的物品。如纱布、药棉、胶布、绷带、X光胶片、显影粉、定影粉、化学试剂等。具体包括以下四类：

（1）普通医用耗材，消耗很频繁，价值相对较低（单价≤500元），如一次性使用无菌医用材料、一次性使用护理材料等消耗型医用材料。包括：一次性注射器、医用棉球、医用胶布、纱布块、手术刀片、采血针、缝合线、医用棉签、心电图纸、砂轮等。

（2）高值医用耗材是指：对安全性有严格要求、直接作用于人体、严格控制生产使用的消耗型医用材料和价值相对较高（单价>500元）的消耗型医用材料。包括：植入、介入类材料、内镜下一次性材料、骨科材料、人工器官等。

（3）诊断试剂耗材是指：体内诊断试剂和体外诊断试剂，除用于诊断的如旧结核菌素、布氏菌素、锡克氏毒素等皮内用的体内诊断试剂外,大部分为体外诊断试剂。包括:临床生化试剂、免疫诊断试剂、分子诊断试剂等。

(4)其他特殊用途耗材:如胶片、体部固定膜、头颈肩网罩等。

第三章　卫生耗材授权审批

第4条　卫生耗材的准入审批。

(1)申请科室须填写卫生耗材准入申请表,充分阐明申请理由,由经办人和科室主任交采购部门。如果是开展新技术需要的耗材,必须先申请医疗新技术准入,然后申请耗材准入,在提交申请表时需将新技术准入批准函复印件作为附件。

(2)采购部门联合物价办、医保办、医务处等部门不定期举行"卫生耗材准入论证会",充分考虑申请材料规范、临床需要、安全可靠、价格合理、收费依据和医保报销情况进行综合论证。经论证后通过的卫生耗材方可准入立项。

(3)各相关部门应考虑到耗材的使用情况、市场物价变动及科室需求,经审核后适时调整耗材目录。

第5条　科室提出卫生耗材采购申请

卫生耗材使用科室填写《采购申请表》,详细注明需求设备或物品的品名、型号、技术标准、数量、预计价格、需求原因、要求到位时间等。

第6条　采购申请审批

库房根据现有卫生耗材的库存量计算出请购量后,填写请购单,交采购部门、财务部门及总会计师/分管院领导根据审批权限进行审批。

第7条　库房在提出采购申请时,应综合考虑各种材料的采购间隔期和当日材料的库存量,分析确定应采购的日期和数量,或者通过卫生耗材管理系统重新预测材料需求量以及重新计算安全库存水平和经济采购批量,据此进行再采购,降低库存或实现零库存。

第8条　采购部门凭被批准执行的请购单办理订货手续时,首先必须向多家供应商发出询价单,获取报价单后比较供应货物的价格、质量标准、可享受折扣、付款条件、交货时间和供应商信誉等有关资料,初步确定合适的供应商并准备谈判。

第9条　采购人员根据谈判结果签订订货合同及订货单,并将订货单及时传送给保管和会计等有关部门,以备合理安排收货和付款。

第10条　采购部门依据科室需求及预算额度的要求,在耗材目录的范围内制订采购计划,依据《中华人民共和国政府采购法》及其他地方相关法律法规实施采购。

第11条　采购货款支付审批流程。

(1)采购货款支付先由采购部门经办人员认真填制付款申请表,对收款单位、付款金额、用途进行管理维护,并对经济业务内容的真实性及有效性负完全责任。

(2)采购部门经办人员将付款申请表交采购部门负责人,采购部门负责人对相关业务的合理性、真实性进行审核并签署意见,然后交财务部门会计审核。

(3)财务部门会计负责审核付款申请表的经济内容,包括合同、发票等,签署意见后交财务负责人复核,财务负责人复核无误后签字报相应的审批权人审批,最后交由出纳办理付款手续。

第四章　卫生耗材储存管理制度

第12条　购进原材料等卫生耗材,入库前必须办理入库手续。入库时核对实物规格、型号,生产单位与采购合同一致;观察包装完好程度,并清点实物数量;进行实物质量检查;填制"入库单"一式三份。卫生耗材入库按实收数量计算,并在实物账卡上进行记录。

第13条　库房工作人员全面掌握库房所有货物的贮存环境,堆层、搬运等注意事项,以及货品配置(包括礼品等)、性能和一些故障及排除方法。

第14条　对于已售产品退货的入库,库房应根据退货凭证办理入库手续,经批准后,对拟入库的商品进行验收。因产品质量问题发生的退货,应分清责任,妥善处理。对于劣质产品,可以采取修理、报废等处理措施。

第15条 卫生耗材的存放和管理应指定专人负责并进行分类编目，入库卫生耗材应及时记入收、发、存登记簿或卫生耗材卡片，并详细标明存放地点。

第16条 库房禁止无关人员进入，经授权后进入的人员不得携带能够容装手机或配件的包装物品（如手提包、纸袋等），确需带入的，须允许库房工作人员进行检查。

第17条 保管员应随时检查存储的卫生耗材是否过期变质、残损、超储积压、短缺、包装破损，如有发现，保管员应及时报告主管人员，会同有关部门进行处理。

第18条 库房工作人员应定期或随时检查卫生耗材的防水、防火、防盗安全设施。检查时，发现易燃、易爆危险卫生耗材，应立即采取措施，存放到安全场所，予以隔离。

第19条 库房、贵重物品的钥匙由库房工作人员专人保管，不得转借、转交他人保管和使用，更不得随意配制。

第五章 卫生耗材领用及发放管理制度

第20条 医院各个科室有专门的负责人负责本部门所需材料的领用。

第21条 科室领用卫生耗材须填写领用申请单并办理相应的审批手续，并凭借经过审批的领用申请单到库房领用。超出卫生耗材领料限额的，应当经过特别授权。

第22条 领用申请单应填明材料名称、规格、型号、用途等，并经科室负责人签字。属计划内的材料应有材料计划，属限额供料的材料应符合限额供料制度，属于必须审批的材料应有审批人签字。

第23条 库房工作人员对领用申请单进行审核，审核内容包括材料的用途、领用部门、数量以及相关的审批签字信息等，审核无误后，才能发货。

第24条 领用材料时，领用人必须同库房工作人员办理交接手续，当面点交清楚，并在出库单上签字。

第25条 材料库房按"先进先出，按规定供应"的原则发放材料。发料应坚持核对单据、监督领料、汇总剩余材料库存量的原则。

第26条 库房工作人员应妥善保管所有发料凭证，避免丢失。

第27条 库房工作人员根据材料领用情况及出库单记账联，编制科室领用汇总表，同时需由库房库管员、库房会计签章。

第六章 卫生耗材盘点管理制度

第28条 卫生耗材的盘点按时间划分分为定期盘点和临时盘点。定期盘点主要是指在月末、年中、年底的固定日期盘点。按工作需要划分为全面盘点和部分盘点。全面盘点是对全部物资逐一盘点；部分盘点对有关物资的库存进行盘点。

第29条 定期盘点

（1）年中、年终盘点原则上应采取全面盘点方式，如因特殊原因无法全面盘点时，应呈报相关负责人核准后，可改变其他方式进行。

（2）盘点期间原则上暂停收发物料，对于各科室在盘点期间所需用料的领料，经相关领导批准后，可以做特殊处理。

（3）盘点应按顺序进行，采取科学的计量方法，每项财物数量应于确认后再进行下一项盘点，盘点后不得更改。

（4）盘点物品时，会点人应依据盘点实际数量做详实记录。盘点人应按事先确定的方法进行盘点，协点人应大力配合盘点工作，监点人要做好监察工作。

（5）盘点结果必须经各有关人员签名确认，一经确认不得更改。

（6）盘点完毕，盘点人应将《盘点统计表》汇总并编制《盘存表》，《盘存表》一式两联，第一联由库房自存，第二联送财务部门，供核算盘点盈亏金额。

（7）月末盘点是由库房对月末卫生耗材进行的盘点。

第30条 临时盘点

（1）临时盘点由相关负责人视实际需要，随时指派人员抽点。

（2）临时盘点原则上不应事先通知保管部门，组织工作可适当简化。

（3）盘点的技术要求同年终、年中盘点。

（4）抽查盘点工作结束后，盘点小分队应出具抽查盘点报告，同时对盘点中注意事项的内容和库存管理中存在的其他问题及隐患进行文字阐述。

（5）盘点小组的报告经财务部门审阅后，根据盘点报告反映问题的重要程度分别采取上报院领导审批、自行组织调整或账务处理。

第31条 盘点应精确计量，避免用主观的目测方式，应于确定每种商品的数量后再继续进行下一项，盘点后不得随意更改。

第32条 盘点使用报表内所有栏目若有修改处，须经盘点有关人员签认后生效，否则应追究其责任。

第33条 盘点时，会点人均应依据盘点人实际盘点数，详实记录于《盘点统计表》，并于该表上互相签名确认无误，对于差异较大的物资必须进行复盘；盘点完毕，盘点人应将《盘点统计表》进行系统录入。

第34条 在盘点各项工作结束后，相关部门需打印出《盘点盈亏报告表》一式三联，并填写数额差异原因的说明及对策后，呈报相关负责人签核，第一联送财务，第二联呈报相关负责人，第三联相关部门自存作为库存调整的依据。

第35条 财务部门会计参与每年不少于两次的实地盘点，并做好记录。对于盘盈的卫生耗材及盘亏或毁损的卫生耗材应分清责任，及时向医院财务部门做出书面请示，批复后按规定进行账务处理。

第36条 库房负责人根据批准处理的盘点报表进行调账，实现账物一致。

第七章 废损卫生耗材管理制度

第37条 卫生耗材在库保管期间，由于各种原因发生卫生耗材毁损、变质、霉烂造成损失时，必须及时填制"废损报告单"，上报审批。

第38条 库房主管和相关负责人根据各自的审批权限对废损报告单进行审批，出具审批意见，库房根据审批意见对在库废损卫生耗材进行处理。

第39条 库房及时将废损卫生耗材的报表报告报送财务部门，财务部门在授权范围内进行账务处理。

第40条 其他卫生耗材报废申请由卫生耗材使用部门或存放部门提出，并由部门负责人签字确认。

第41条 财务部门对拟报废的卫生耗材申请单进行财务审核和折价计算。

第42条 需要对拟报废的卫生耗材进行检测或复核以确认其是否确实需要报废时，由质量管理部组织专业人员或外请人员对卫生耗材进行检测或复查。

第43条 根据授权审批制度需要由相关负责人进行签字确认的，应及时送相关负责人进行审批。

第八章 附则

第44条 本制度由卫生耗材领导小组制订，各部门参与制订，本规定未做规定或没有明确规定的事项须经领导小组批准，然后执行或办理。

第45条 本制度自×××年××月××日起实施。

二、高值医用耗材管理制度

为加强医院高值医用耗材的管理，规范医院高值医用耗材的管理制度，根据《医院财务制度》和《医院会计制度》要求，结合医院实际情况，特制订本制度。

第1条 要求进行招标的各种高值医用耗材，必须选用相关机构招标范围内的品种与价格。

第2条 使用科室领用物品时应先与采购部门联系，由采购部门与采购员联系，由采购人员进行采购。

第3条　使用科室的管理人员应对产品的验收质量负责。发现物品与单据不符或有质量问题应拒绝收货。

第4条　科室的管理人员应根据物品的不同性质，采取不同的保管方法。注意通风防潮、防热、防损坏等。

第5条　使用科室应有清晰的高值医用耗材明细账目，每单支高值医用耗材的使用去向必须落实到患者，来源必须落实到厂家和生产批号。

第6条　使用科室应保证物品的使用时间必须在保质期内。

第7条　科室的管理人员应根据科室对该物品的使用情况，制订贮备定额，防止物品积压。

第8条　对高值医用耗材出现的不良反应事件立即上报采购部门、医务处，不得漏报、错报。

第9条　本制度由卫生耗材领导小组制订，各部门参与制订，本规定未做规定或没有明确规定的事项须经领导小组批准，然后执行或办理。

第10条　本制度自×××年××月××日起实施。

三、二级库房管理制度

为加强医院二级库房的管理，规范医院二级库房的管理制度，根据《医院财务制度》和《医院会计制度》要求，结合医院实际情况，特制订本制度。

第1条　二级库房向采购中心指定的供货商订货，供货商送货到专用库房。

第2条　二级库卫生耗材到货后，各二级库房指定库管员验收耗材相关情况并登记相关记录，包括供应商名称、耗材的名称、规格型号、数量、质量，使用期限、包装是否完好等指标，供应商提供的送货单等相关资料存档，验收合格的及时入库；验收不合格的应拒绝入库。

第3条　二级库卫生耗材储存保管规定

（1）各二级库房禁止与其他物品混放，应设专库专人储存保管；

（2）各二级库房应按照二级库卫生耗材的属性、特点、用途、有效期等指标储存保管；

（3）各二级库房要保持库房的温湿度、定期消毒等指标进行储存保管；

（4）各二级库房要注意防火、防盗、防潮、防虫、防鼠害。

第4条　二级库卫生耗材出库管理规定

（1）二级库卫生耗材出库时，库管员应在出库登记本上登记患者姓名、病历号、领用日期、领用耗材的名称、规格型号、数量；

（2）二级库卫生耗材出库时，库管员应在出库登记本和患者病历上同时粘贴专用耗材的唯一条形码，以备查，可进行追溯管理。

第5条　二级库的所有卫生耗材要做到零库存管理。

第6条　本规范由财务部门制订，经相关负责人签字后生效。

第7条　本规范自×××年××月××日起执行；解释权和修订权归财务部门所有。

四、卫生耗材核算工作规范

第一章　总则

第1条　为了优化医院卫生耗材管理，规范卫生耗材核算业务，现根据国家《医院会计准则——卫生耗材》及其他财务会计法律法规的要求，结合本医院的卫生耗材管理特点，特制订本制度。

第2条　本制度所称的卫生耗材，是医院向患者提供医疗服务过程中耗费或者植入人体的各种医疗用材料。

第二章　卫生耗材的核算与计价

第3条　建立卫生耗材核算体制

（1）医院财务部门进行卫生耗材的总分类核算和二级明细分类核算，卫生耗材库房进行卫生耗材的三级明细核算。

（2）财务部门设置总账和明细分类账，各卫生耗材库房设置数量、金额的卫生耗材明细账，并按照卫生耗材的品名、规格反映收入、发出和结存情况。

第4条　卫生耗材核算职责分配

（1）财务部门的卫生耗材核算人员定期对库房卫生耗材收、发、存账目进行稽核、划价，稽核划价后加盖本人印章。

（2）库房工作人员每月向财务部门和其他有关部门报送卫生耗材收发存明细表和卫生耗材耗用明细表。

（3）卫生耗材核算人员与库房工作人员相互配合，确保库房卫生耗材明细账与财务部门卫生耗材明细分类账相符。

第5条　卫生耗材计价原则

卫生耗材成本计价的总原则是按实际成本入账，即在卫生耗材收发凭证、卫生耗材明细账和总账上均以实际价格反映卫生耗材的收发存情况。

第6条　计价办法

（1）库房工作人员在收料时根据入库单逐笔登记每笔卫生耗材的数量、单价及金额。

（2）财务部门核算人员定期到库房按加权平均法计算确定卫生耗材的实际价格。发出的卫生耗材，按照会计人员已确定的账面实际价格计价，计算出发出卫生耗材的金额。

第三章　卫生耗材成本的核算

第7条　库存物资在取得时，应当以其成本入账。取得库存物资单独发生的运杂费，能够直接计入医疗业务成本的，计入医疗业务成本；不能直接计入医疗业务成本的，计入管理费用。

（1）外购的库存物资，其成本按照采购价格（含增值税额，下同）确定。外购的物资验收入库，按确定的成本，借记"库存物资"，贷记"银行存款"、"应付账款"等科目。

使用财政补助、科教项目资金购入的物资验收入库，按确定的成本，借记"库存，物资"，贷记"待冲基金"科目；同时，按照实际支出金额，借记"财政项目补助支出"、"科教项目支出"等科目，贷记"财政补助收入"、"零余额账户用款额度"、"银行存款"等科目。

（2）自制的库存物资加工完成并验收入库，按照所发生的实际成本（包括耗用的直接材料费用、发生的直接人工费用和分配的间接费用），借记"库存物资"，贷记"在加工物资"科目。

（3）委托外单位加工收回的库存物资，按照所发生的实际成本（包括加工前发出物资的成本和支付的加工费），借记"库存物资"，贷记"在加工物资"科目。

（4）接受捐赠的库存物资，其成本比照同类或类似物资的市场价格或有关凭据注明的金额确定。接受捐赠的物资验收入库，按照确定的成本，借记"库存物资"，贷记"其他收入"科目。

第8条　库存物资在发出时，应当根据实际情况采用个别计价法、先进先出法或者加权平均法确定发出物资的实际成本。计价方法一经确定，不得随意变更。

（1）开展业务活动领用或加工发出库存物资，按照其实际成本，借记"医疗业务成本"、"管理费用"、"在加工物资"等科目，贷记"库存物资"。

低值易耗品应当于内部领用时一次性摊销，个别价值较高或领用报废相对集中的，可采用五五摊销法。

（2）确认卫生耗材收入结转材料成本时，按照发出材料的实际成本，借记"医疗业务成本"科目，贷记"库存物资"。

（3）对外捐赠发出库存物资，按照其实际成本，借记"其他支出"科目，贷记"库存物资"。

（4）使用财政补助、科教项目资金形成的库存物资，应在发出、领用物资时，按发出物资对应的待冲基金金额，借记"待冲基金"科目，贷记"库存物资"。

（5）低值易耗品报废时，按照报废低值易耗品的残料变价收入扣除相关处置费用后的金额，借记"库存现金"、"银行存款"等科目，贷记"医疗业务成本"，"管理费用"等科目或"应缴款项"科目（按规定上缴时）。

第9条　医院的各种库存物资，应当定期进行清查盘点，每年至少盘点一次。对于发生的盘盈、盘亏以及变质、毁损等物资，应当先记入"待处理财产损溢"科目，并及时查明原因，根据管理权限报经批准后及时进行账务处理：

（1）盘盈的库存物资，按比照同类或类似物资的市场价格确定的价值，借记"库存物资"，贷记"待处理财产损溢——待处理流动资产损溢"科目。报经批准处理时，借记"待处理财产损溢——待处理流动资产损溢"科目，贷记"其他收入"科目。

（2）盘亏、变质、毁损的库存物资，按照库存物资账面余额减去该物资对应的待冲基金数额后的金额，借记"待处理财产损溢——待处理流动资产损溢"科目，按该库存物资对应的待冲基金数额，借记"待冲基金"科目，按该库存物资账面余额，贷记"库存物资"。

报经批准处理时，按照相关待处理财产损溢金额扣除可以收回的保险赔偿和过失人的赔偿等后的金额，借记"其他支出"科目，按照已收回或应收回的保险赔偿和过失人赔偿等，借记"库存现金"、"银行存款"、"其他应收款"等科目，按照相关待处理财产损溢的账面余额，贷记"待处理财产损溢—待处理流动资产损溢"科目。

第四章　附则

第10条　报表时间及要求

（1）各卫生耗材库房结算日期统一为当月最后一天（如最后一天为休息日，则提前），次月3日前将编制的"卫生耗材收发存明细表"和"卫生耗材耗用明细表"报财务部门及相关部门。

（2）月度要求报送卫生耗材进销存分类汇总表，季度、年度要求既送分类汇总表，同时要求报送卫生耗材库存明细表。

第11条　本规范由财务部门制订，经相关负责人签字后生效。

本制度自××××年××月××日起实施。

（单琳琳）

第四节　医院卫生耗材管理流程设计

一、医院卫生耗材采购请购流程

审核→制订采购计划与采购预算→组织执行→提出采购申请→审核→进行采购→结束。

二、医院卫生耗材采购请购关键节点说明

科室根据需求按相关规定、实际需求提出采购申请。

请购人员应根据库存量基准、用料预算及库存情况填写"采购申请单"，需要说明请购物资的名称、数量、需求日期、质量要求以及预算金额等内容。

如果采购事项在申请范围之外的，应由采购部门、财务部门、总会计师/分管院领导逐级审核；如果采购事项在申请范围之内但实际采购金额超出预算的，经采购部门负责人审核后，财务部门和总会计师/分管院领导根据审批权限进行采购审批。

在采购预算之内的，采购部门按照预算执行进度办理请购手续。

采购专员按照审批后的"采购申请单"进行采购。

三、医院卫生耗材采购关键节点说明

采购部门核查采购物资的库存情况，检查该项请购是否在执行后又重复提出，以及是否存在不合理的请购品种和数量

如果采购专员通过计算机管理系统重新预测材料需要量以及重新计算安全存货水平和经济采购批量，认为采购申请合理，则根据所掌握的市场价格，在"采购申请单"上填写采购金额后呈交相关领

导审批。

采购专员通过询价、比价，选择供应商，提交采购部负责人审核后再由财务部门、总会计师/分管院领导审批。

采购部门负责人在总会计师/分管院领导授权下，与供应商签订采购合同。

（单琳琳）

第五节　医院卫生耗材管理工具设计

一、卫生耗材发出计价方法

卫生耗材在发出时，应当根据实际情况采用个别计价法、先进先出法或者加权平均法确定发出物资的实际成本。计价方法一经确定，不得随意变更。

1. 个别计价法　个别计价法，亦称个别认定法、具体辨认法，其特征是注重所发出卫生耗材具体项目的实物流转与成本流转之间的联系，逐一辨认各批发出卫生耗材和期末卫生耗材所属的购进批别或生产批别，分别按其购入或生产时所确定的单位成本计算各批发出卫生耗材和期末卫生耗材的成本。即把每一种卫生耗材的实际成本作为计算发出卫生耗材成本和期末卫生耗材成本的基础。

发出卫生耗材的实际成本＝各批（次）卫生耗材发出数量×该批次卫生耗材实际进货单价

个别计价法的优点是计算发出卫生耗材的成本和期末卫生耗材的成本比较合理、准确。个别计价法的缺点是实务操作的工作量繁重，困难较大，适用于容易识别、卫生耗材品种数量不多、单位成本较高的卫生耗材计价。

2. 先进先出法　先进先出法是以先购入的卫生耗材先发出（出售或耗用）这样一种卫生耗材实物流转假设为前提，对发出卫生耗材进行计价。采用这种方法，先购入的卫生耗材成本在后购入卫生耗材成本之前转出，据此确定发出卫生耗材和期末卫生耗材的成本。

其优点是使医院不能随意挑选卫生耗材计价以调整当期利润，缺点是工作量比较大，特别对于卫生耗材进出量频繁的医院更是如此。而且当物价上涨时，会高估医院当期利润和库存卫生耗材价值；反之，会低估医院卫生耗材价值和当期利润。在通货膨胀情况下，先进先出法会虚增利润，不利于医院资本保全。而且，先进先出法对发出的卫生耗材要逐笔进行计价并登记明细账的发出与结存，核算手续比较繁琐。

3. 加权平均法　加权平均法是指以当月全部进货数量加上月初卫生耗材数量作为权数，去除当月全部进货成本加上月初卫生耗材成本，计算出卫生耗材的加权平均单位成本，以此为基础计算当月发出卫生耗材的成本和期末卫生耗材的成本。计算卫生耗材的平均单位成本的公式如下：

卫生耗材的加权平均单位成本＝（月初结存卫生耗材成本＋本月购入卫生耗材成本）／（月初结存卫生耗材数量＋本月购入卫生耗材数量）

月末库存卫生耗材成本＝月末库存卫生耗材数量×卫生耗材加权平均单位成本

本期发出卫生耗材的成本＝本期发出卫生耗材的数量×卫生耗材加权平均单位成本＝期初卫生耗材成本＋本期收入卫生耗材成本－期末卫生耗材成本

加权平均法适用于前后进价相差幅度不大且月末定期计算和结转销售成本的卫生耗材。该方法的优点是只在月末一次计算加权平均单价，比较简单，而且在市场价格上涨或下跌时所计算出来的单位成本平均化，对卫生耗材成本的分摊较为折中。该方法的缺点是不利于核算的及时性，在耗材价格变动幅度较大的情况下，按加权平均单价计算的期末卫生耗材价值与现行成本有较大的差异。

二、低值易耗品摊销方法

低值易耗品应当于内部领用时一次性摊销，个别价值较高或领用报废相对集中的，可采用五五摊销法。

五五摊销法就是在卫生耗材领用时摊销其一半价值，在报废时再摊销其另一半价值的方法。

一次摊销法指在领用低值易耗品时，将其实际成本一次计入有关费用科目的一种方法。

三、ABC 库存分类管理方法

医院的存货品种数量繁多，特别是医院在提供医疗服务的过程中所需用的存货成千上万种。所以在实际工作中，对这些存货实行全面管理与控制，确有一定的困难。对这个问题可参照西方国家企业采取的 ABC 库存分类管理法。这样既可以保证重点，又能照顾一般，对不同类型的存货采用不同的管理对策，以实现经济、有效及科学的管理。

1. ABC 库存分类管理法的原理　ABC 库存分类管理是指对医院的药品、卫生耗材、低值易耗品、其他材料等按重要性进行分类，分别对其进行控制和管理的方法。把医院的药品、卫生耗材、低值易耗品、其他材料等按该种物资占库存物资总数量的百分比和该种物资金额占库存材料总金额的百分比的大小为标准，划分为 A、B、C 三类，把品种及数量少，而占用资金多的物资及剧毒、麻、药品划分为 A 类；把品种数量较多，占用资金较多的药品材料划分为 B 类；把一些零碎的、种类繁多，但占用资金少的物资划分为 C 类。然后，对耗用总额高的药品、材料等 A 类物资，应作为重点加强管理与控制；B 类药品材料的品种、需要量、耗用总额、对医疗服务的重要性均处于一般状态，可按照常规办法进行管理与控制；C 类物资品种数量繁多，但金额不大，可采用简单的方法加以管理与控制。

2. ABC 库存分类管理法的步骤

（1）把各种药品材料年平均耗用总量分别乘以它的单价，计算出药品材料耗用总量及总金额。

（2）按药品材料耗费的金额的大小顺序排列，并分别计算药品材料所占耗用总数量和总金额的比重。

（3）把耗费金额进行适当分段，计算各段中药品、材料领用数占总领用数的百分比，分段累计药品、材料耗费金额占总金额的百分比，按一定标准将它们划分为 A、B、C 三类。

3. ABC 分类控制方法　上述 ABC 三类存货中，由于药品、卫生耗材、低值易耗品、其他材料的重要程度不同，可采用下列控制方法：

对 A 类药品、材料要进行重点控制，要计算每种药品、材料的经济订货量和订货点，尽可能增加订货次数，减少库存量。同时为 A 类存货分别设置永续盘存卡片，以加强日常的控制。

对 B 类药品、材料的控制，也要事先为每类药品、材料计算经济订货量和订货点。同时，也需要分项设置永续盘存卡来反映库存动态，但不如 A 类药品、材料要求严格，按定期进行概括性的检查即可。

对 C 类药品、材料的控制，由于它们品种众多，而且单位价格又很低，存货占用资金也很低。因此，可适当增加订货数量，减少年订货次数，对 C 类物资日常的控制方法，一般可以采用一些较为简单的方法进行管理和控制，可半年进行清查盘点一次，也可对其实行总额控制。

（单琳琳）

第六节　医院卫生耗材管理方案设计

一、目的

有利于有效进行材料成本控制，加强医院卫生耗材管理，提高医院医疗卫生资源的有效利用，保证收支平衡，防范财务危机。确保医院临床供应，降低患者的经济负担，提高医院的经济效益。

二、职责界定

设立专门库管员、库房会计、物资会计，保证耗材的采购、验收、使用管理等各环节各岗位职责分明、分工明晰。

三、工作思路

规范医用耗材的采购标准和细则，加强高值耗材的实时和追溯管理，降低医用耗材占医院支出的比例，增加医用耗材对医院收入的贡献率，为临床提供绩效数据和指导建议。

四、耗材管理方案内容

1. 医院耗材的分类管理　根据临床医用耗材使用情况，在实际工作中医院根据自身管理情况又常常把医用耗材分为4类，分别是瓶颈耗材、关键耗材、常规耗材和杠杆耗材。关键耗材主要有：神经介入、外周介入、人工关节及骨科耗材、心胸外科手术耗材和神经外科手术耗材。杠杆耗材主要有：医用高分子及注射穿刺类材料和医用卫生耗材及敷料。瓶颈耗材有：手术室常用医用耗材、医用 X 射线附属耗材和检验试剂。常规耗材主要有：整形外科手术耗材、透析器及透析管路和消化系统内窥镜诊断治疗部分耗材。针对4类耗材主要采用以下采购办法：关键耗材实行分散采购；杠杆耗材实行集中采购；瓶颈耗材实行一对一采购；常规耗材采用综合化采购。同时，根据不同的耗材种类，采用不同的方式协调和厂商的关系。关键耗材采用合作型关系。杠杆耗材实行交易型关系。瓶颈耗材实行合作型关系，以保障耗材的供应安全为前提条件，维持采供双方的亲密合作，以协商和说服为主要采购和管理方式，透明运作，以降低运作成本来达到降价或为医院争取优惠的目的。常规耗材实行交易型关系，主要是以控制支付成本为前提条件，以竞争和施压为主要采购和管理方式，同时与供应商保持适当的距离，根据分类实现供求关系分类法及采购管理风险分析。

2. 依据权重关系指导谈判采购和建立供应商评估数据库　医用耗材采购过程中，利用权重性分析法对医用耗材进行评估；从产品的质量和性能、产品的价格和条件、产品品牌和市场占有率、公司对临床支持和优惠、公司或代理的售后保障等方面，根据其权重关系依次进行考核。同时设立严格的医用耗材采购和管理目标，根据其重要性依次排序：确保产品质量，保护患者权益；保证临床供应，避免断货；提高经济效益，增加盈利；提高治疗和诊断水平；降低采购和使用成本；做好采购计划，缩短供应期；管好库存，减少消耗。

3. 医用耗材的实时管理和动态追踪　医用耗材分析主要参照各临床科室业务月/季度/年增减量、医用耗材在各科室收支比重等数值，通过医用耗材管理信息软件构造函数评估比对临床科室的医用耗材使用情况。实现医用耗材使用数据进行月追踪和季度分析，并找出变化原因。不可计价低值易耗材根据季度分析医用耗材使用量与业务量关系，对变化量较大数据找出原因并采取相关措施。

4. 设立二级库实时实地监控耗材使用　二级库管根据临床科室计划、业务量以及库存实际情况，编制二级库需求计划，实时通过医院物流系统向设备部仓库提交。医用耗材送达二级库，库管根据发票或随货同行点货验收，签字确认后妥善保管医用耗材。设备仓库根据二级库管签字确认的票据，办理耗材入库、移库手续，将医用耗材自备仓库移入相对应的二级库。

二级库管根据临床科室提交的物流申请，发放医用耗材，办理出库手续。医用耗材二级库主要职责：对医用高值耗材的产品来源、营销资质、品牌种类、规格型号、价格数量、交接时间、处置方法、最终去向等条目做直接管理和详细记录，杜绝厂商直供和模糊操作。医院可开通的二级库科室有手术室、麻醉科、介入中心、神经外科、骨科、胸心外科等，尤其是使用高值耗材的临床科室。通过全面地建立二级库，实现无缝隙对接，更加有效地监控医用耗材的流向和管理，避免临床科室和厂商的盲目操作。

5. 对于医用高值耗材，要全程动态追踪　高值医用耗材目前是管理重点，医用耗材的采购记录、溯源、存储、档案及销毁都要有明确记录。做好医用耗材的注册登记证有效期，要保证都在有效期内。高值耗材的产品详细信息和使用患者信息都要填写详细并存档，实时管理和动态追踪。

五、高值医用耗材的采购

（1）高值医用耗材的采购须通过政府建立的非营利性集中采购工作平台采购，集中采购入围目录内的高值医用耗材。

（2）按照《合同法》的规定与医用耗材生产企业或被授权的经营企业签订购销合同，明确品种、规格、数量、价格、回款时间、履约方式、违约责任等。

（3）医院原则上不得购买集中采购入围品种外的高值医用耗材，有特殊需要的，须经集中采购管理机构审批同意。

六、医院高值医用耗材的管理

（1）严格执行价格主管部门规定的价格政策，按照有关规定对主要的高值医用耗材的购买价、销售价、生产厂商和经销商等信息进行公示。

（2）加强内部管理，对高值医用耗材的采购、储存和使用全过程进行规范管理。

（3）使用植入性耗材的患者，科室要建立真实、完整的使用记录。

（4）科室使用高值医用耗材应建立详细的使用记录。医生需向患者介绍使用材料的作用、产地、价格等详细资料，由主管医生填写一次性医用材料领用申请单，一式三联，经患者签字确认，科主任同意后交卫生材料管理办公室，按相关程序购入。科室要建立登记本，记录患者姓名、产品名称、规格、型号、使用数量、灭菌批号、产品标识等必要的产品跟踪信息，使产品具有可追溯性。

（5）质量跟踪记录应归入患者病历档案进行管理。

（6）不良事件监测和报告制度，定期进行考核评价，发现问题及时整改。

（单琳琳）

第十二章

医院采购、招标及合同精细化管理

第一节　医院采购、招标及合同管理体系设计

一、医院采购管理的作用

采购是指医院根据医院运营活动的需要，通过信息搜集、整理和评价，寻找、选择合适的供应商，并就价格和服务等相关条款进行谈判，达成协议，以确保需求得到满足的活动过程。采购管理就是指为保障医院药品、卫生材料、设备、服务等的供应而对医院采购进货活动进行的管理活动，是对整个医院采购活动的计划、组织、指挥、协调和控制活动。

采购是一种经济活动，是构成医院竞争力的重要部分，对医院的医疗、教学、科研工作的正常运行、医院质量安全及运营绩效都有重大影响，采购的作用表现在以下几个方面：

（1）采购是保证医院正常运行的重要保证；

（2）采购是保证医疗质量的重要环节；

（3）采购是控制成本的重要手段之一；

（4）采购是科学管理的开端；

（5）采购是医院和资源市场的关系接口；

（6）采购可以促使医院合理使用与配置卫生资源。

二、医院招标采购管理机构设置

招标采购是在完全市场化竞争的条件下，将为医院提供各类物资的供方，通过合理的组织和引导，促使其进行有序的竞争，让医院最终获得优质、优价的物资。

招标采购具有公开性，招标采购面向社会，把采购的信息、宗旨、要求公布于众，使所有的人和单位都有机会参加这一活动，极大地扩大了物资的来源，使挖掘市场潜力的概率达到最大化。

医院应建立适当形式的招标采购组织结构，良好的组织体系是实现医院招标采购目标，提高管理工作效率的基本保障。

（1）招标委员会全面负责医院招标工作，医院招标委员会由院领导、财务部门、招标采购办公室、纪检、审计处及各业务科室人员组成，根据招标业务内容的不同，分为招标监督工作组、基建工程招标、后勤物资采购招标、维修工程招标、医疗仪器设备招标、卫生耗材招标、药品试剂招标、信息设备招标、广告宣传招标、服务劳务招标等工作小组，分别履行相应招标职能。

（2）招标采购办公室是招标工作的具体管理机构，在招标委员会的领导和监督下，由招标采购办公室负责全院招标工作的组织、管理和实施。

（3）招标监督工作组是医院招标活动的监督机构，对招标采购整个环节进行监督，保证招标采购活动的顺利进行。

（4）各招标工作组是负责相关项目招标的具体实施机构，各招标工作组实行组长负责制，工作组

组长为第一责任人。

医院招标采购的主要目的是在保证标的物资质量的前提下，有效降低采购成本，同时注意防范采购风险。因此，建立规范的招标采购机构，有效地实施物资招标，对于医院来说，可以最大限度地降低各种设备、药品、材料的采购成本，减少医院的成本压力；有利于公平、公开、公正，避免医院采购腐败现象的发生；有助于降低患者的经济负担，合理使用卫生资源，提高医疗卫生资源的使用效益。

三、医院采购、招标及合同管理体系

医院的药品、卫生材料、设备、服务等的供应是一项综合性的工程，涉及采购计划、采购预算、供应商管理、采购招标、采购合同、采购验收、采购结算等环节，医院的采购、招标要构建科学、合理的管理体系，以确保医院所需物品及服务等的正常供应，实现医院的可持续发展。

1. 采购计划体系　采购计划是指医院在对医疗市场需求、物资及服务等使用及供给规律充分了解的情况下，对计划期内物资及服务采购管理活动所做出的预见性的安排和部署。

2. 采购预算体系　采购预算是指采购部门在一定计划期间编制的物资及服务采购的用款计划，它是一种用数量表示的计划，将医院未来一定时期内运营目标，通过有关数据系统地反映出来，是医院经营决策具体化、数量化的表现。

3. 供应商管理体系　供应商是指那些向医院提供卫生材料、药品、设备、服务等的厂商或公司。供应商的管理是指对供应商的了解、选择、开发、评价和控制等综合性的管理工作。

4. 采购招标体系　采购招标体系包括建立招标委员会、编制招标文件、发布招标公告、招标资格审查、接受招标文件、开标、定标、发布招标公告、招标争议处理等内容。

5. 采购合同管理　采购合同是医院与供应商经过谈判协商获得一致意见签订的法律性文件，合同双方都应该遵守和履行。采购合同的管理包括采购合同编制、采购合同评审、签订采购合同、采购合同履行、采购合同变更、采购合同争议处理等环节。

6. 采购验收体系　采购验收是核对资证和凭证，对药品、卫生材料、设备等进行数量和质量检验的技术活动的总称。做好采购的验收工作，是提高医院医疗质量、保证医院正常运营的重要过程。

7. 采购结算体系　采购结算是指对物品交易、服务供应等经济往来引起的货币收付关系进行清偿的过程。

四、医院采购、招标及合同精细化管理设计维度及要素

医院物资的采购、招标及合同的精细化管理是实现医院科学、规范管理，有效降低医疗成本，减轻患者经济负担，促进医院发展的重要途径。采购、招标及合同管理受到市场发展、管理理念与技术等诸多因素的影响，因此，建立完备的采购、招标与合同管理对医院来说十分重要。医院物资的采购、招标及合同的精细化管理要实现精、准、细、严四个特征。通过精细化管理，以建立完整、规范的采购、招标及合同管理体系，使采购、招标及合同的管理科学化、标准化、程序化。医院采购、招标及合同管理体系可从岗位职责、管理制度、业务流程、管理工具、业务表单和管理方案六个维度进行设计。

（李恒慧）

第二节　医院招标、采购及合同管理岗位设计

一、采购主管岗位职责

· 制订采购部门规章制度和工作流程；

· 编制年度采购预算和采购计划；

· 参与商定对供应商的付款条件，提出参考意见；

· 药品、卫生材料、设备等价格分析、市场行情分析；

·审核购货合同和采购订单；

·在授权范围内签订购货合同；

·办理大宗物资及重要物资的采购；

·组织进行合格供应商的选择和评审工作；

·维护与供应商的关系，争取优势资源；

·完成领导交办的其他相关工作。

二、采购专员岗位职责

·进行市场调查，填写询价比价单；

·负责起草购货合同和填制采购订单；

·分析产品市场，有效寻找订单产品，并及时进行采购；

·提出采购付款申请；

·实施采购、办理退还货事宜；

·对采购产品进行有效管理，整理供应商信息，逐步形成供应商体系；

·建立、更新与维护供应商档案；

·参与对供应商质量、交货情况等的评价；

·反馈产品和市场信息，协定产品价格；

·完成领导交办的其他相关工作。

三、招标采购岗位职责

·负责医院的招标采购工作；

·认真执行国家有关招标、投标的政策、法规；

·按照医院制订的招标采购管理规定开展招标管理工作；

·履行职责，遵守纪律，严守秘密，廉洁自律；

·客观、公开、公正、公平、诚信地参与评审工作；

·明确提出个人意见并对所提意见承担责任；

·与招标项目或与投标人有利害关系的应主动回避；

·利用电子商务手段进行网上招标工作，建立和完善招标档案管理；

·完成领导交办的其他相关工作。

四、合同管理岗位职责

·建立合同管理体系，审核医院合同管理制度及流程；

·负责规范优化合同业务流程，协调处理合同业务事项；

·制订并监督执行合同风险防范措施；

·审核医院的合同台账；

·审核医院的合同格式；

·审核各部门的合同文本，有效降低合同风险；

·参与重大合同谈判及医院招标工作；

·参与处理合同实施过程中出现的纠纷；

·审核有关合同纠纷的法律诉讼文件；

·监督医院合同的签订及履行情况；

·组织合同履行完毕后的总结、评价工作；

·完成领导交办的其他相关工作。

（李恒慧）

第三节　医院采购、招标及合同管理制度设计

一、医院医疗设备申购管理制度

为科学、规范、高效地管理医疗设备，按照卫计委《医疗卫生机构医学装备管理办法》[卫规财(2011)24号文件]、《×××级政府采购工作规程》及×××级政府集中采购目录等法规要求，特制订本制度。

第1条　医疗设备的购置列入医院年度预算计划管理。每年第三季度，各科室按照医院预算计划通知，科室负责人召开科务会，商定明年开展学科建设、新技术等多方面工作所需的设备购置计划。

第2条　按照卫计委《大型医用设备配置与使用管理办法》规定，医院购置大型（甲、乙类）医疗设备需上报行政主管部门批准后方可进行。对于医院拟购置的大型（甲、乙类）医疗设备，设备处必须事先编写可行性报告及大型医疗设备配置申请表，上报卫生厅、卫计委批准后，方可列入预算执行。

第3条　各科室应使用医院规定的专用表格（电子版在医院网络公共文档），对拟购置的医疗设备提出申请；经分管科室的职能部门、分管院长签字批示，交设备处汇总。科室申请的医疗设备价值超过5万元，须同时提交该设备的可行性论证报告。

第4条　设备处汇总全院各科室医疗设备申请计划，对申请设备从社会效益和经济效益等方面进行充分地调查研究、考察评估，总结出初步意见提交医院医学装备委员会。医学装备委员会召开会议，确定下年度医疗设备预算编制草案，上报院长办公会确定下年度设备预算计划。

第5条　设备处按照年度预算计划，做好医疗设备的分批购置计划。设备处会同使用科室制订拟购设备的技术参数及配置要求；然后转交至医院政府招标采购办公室执行。

第6条　政府招标采购办公室委托由上级备案认可的招标公司组织招标，公开发布招标公告，并组织相关职能部门、设备申请科室负责人员全程共同参与招标。招标公司宣布中标结果，待公示期结束后，设备处、申请科室负责人与中标方一起针对配置清单、优惠条款进行核对，签订合同。

第7条　科室负责人现场签字后的合同文本，交审计处对合同进行审计，如有修改意见则返回设备处，设备处及时联系政府招标采购办公室、中标公司、申报科室对合同进行针对性的修改，再次报审计处。合同审核无问题，签字确认后报财务部门负责人确认，提请分管院领导签字后，由采购中心执行合同。

第8条　对于因设备突发故障且无修复价值的急需小型设备（价值小于5万元），科室负责人向设备处提交申请购置更新设备，经分管院长批复后，按照医院规定程序采购。

第9条　设备处会同相关部门、设备中标方做好设备机房的事前准备、到货安装事宜，负责设备的商务验收及出入库工作，负责设备技术验收和使用人员培训考核验收工作。

第10条　设备处完善设备合同、设备合格证、安装报告、验收单、考核培训表、院办公会纪要等档案材料后，转至档案科存档，同时对大型医疗设备的效益、应用状态等跟踪分析、登记，查对是否与科室购置论证报告相符，并对出现的问题进行整改。

第11条　对于赠送、科研合作等非购置渠道引进的医疗（含教学、科研）设备，必须按程序办理相关手续，并经医疗、科研、设备等管理部门审核，上报院领导批准后执行。如违反规定，造成的医疗事故及其他纠纷，由科室负责人承担有关的责任。

第12条　本制度由设备处制订并监督实施。本规定未做规定或没有明确规定的事项须医学装备委员会批准，然后执行或办理。

第13条　本制度自×××年××月××日起实施。

二、医院采购管理制度

为保证医院各项物资、材料供应及时，确保医疗工作顺利开展，制订本制度。

第一章 总则

第1条 凡医院工作所需劳保用品、采暖五金、电器设备、医疗器材、维修材料等物料采购，均适用此制度。

第二章 后勤用品采购管理

第2条 后勤采购包括劳保用品、采暖五金、电器设备等非医疗用品的采购，含固定资产和办公用品的采购（执行《固定资产管理制度》与《办公用品管理制度》）。

第3条 依据各部门申报的采购计划（经部门负责人签字，院领导审批）与后勤库管核对库存后集中进行采购。

第4条 采购员必须充分掌握市场信息，收集市场物资情况，预测市场供应变化，为医院物资采购提出合理化建议。

第5条 采购工作必须做到坚持原则，掌握标准，执行制度，严格财经纪律，不允许有损公肥私的现象存在，做到无计划不采购，质量规格不明不采购，价格不合理不采购。

第6条 采购物资做到及时、准确、适用，严把质量关；避免盲目采购造成积压浪费。

第7条 对外加工订货，要对生产厂家及物资的性能、规格、型号等进行考察，将结果与使用单位协商，择优订货。

第8条 签订定购合同，必须注明供货品种、规格、质量、价格、交货时间、货款交付方式、供货方式、违约经济责任等。

第9条 凡购进一切公用物资，必须经库房办理验收手续，库房验收时，应对数量、质量、规格等认真核查，做到发票与实物相符，并依据采购员采购发票办理入库手续，否则不予入库。

第三章 医疗器材采购管理

第10条 普通器械：根据各科室工作要求，由设备处供应人员与科室协商制订品种、规格及数量基数。正常损耗交旧换新，由于任务变更等原因可增减基数。

第11条 装备性仪器设备：由各科室年终提出下年度新购进、更新计划并填写可行性报批表（包括品名、规格、数量、价格、产地、申报理由等），交设备处汇总。万元以上仪器装备应附有技术论证报告（即从技术上说明购买该台仪器及选定该厂产品的较详细理由），报院医疗器械管理委员会（或药械科）研究，报请上级主管及财政部门，经批准后实施。

第12条 各科室的普通器械及消耗物品，按消耗规律定期提出计划交供应部门采购供应。

第13条 装备性仪器设备一般为合同订货，统一由设备处对外订购。合同应明确以下事项：

（1）关键性指标，如质量、性能技术要求；

（2）到货不合要求应立即提出退换或索赔；

（3）交货期限，规定到期不交货的赔偿条件；

（4）保修期限及培训计划；

（5）款方式等。

第14条 科室有特殊需要的器械、仪器设备需自行购买的，要经科室主任审查、签字同意，向设备处申请后，报上级主管及财政部门调整预算，经批准后实施。

第15条 所有医疗器械和仪器设备都由设备处仓库发放，各科室指派专人凭领物单领取。

第16条 医师个人使用的听诊器、叩诊锤、音叉、检眼镜等，医院正式医师由科室主任或医务部门批准，由设备处一次性配备登记，易损部分以旧换新，调离本院或离开医师岗位时应交回撤账；实习生、进修生、研究生个人使用的器械，发给负责管理的人员保管，并保持适当数量，轮流使用。

第四章 附则

第17条 本制度由设备处制订并监督实施。本规定未做规定或没有明确规定的事项须医学装备委员会批准，然后执行或办理。

第18条 本制度自×××年××月××日起实施。

三、医院招标管理办法

为加强对医院招标工作的管理，规范招标活动，根据《中华人民共和国招标投标法》、《中华人民共和国政府采购法》、《关于医疗机构药品集中招标采购工作规范（试行）》等有关文件规定，结合医院实际情况，制订本办法。

第一章　总则

第1条　招标项目必须严格按照国家有关法规及相关规定执行。凡招标范围和内容涉及政府采购项目的，同时应执行国家关于政府采购的有关规定和程序。

第2条　招标投标工作应当遵循公开、公平、公正、择优、诚实守信的原则。任何单位或个人不得借故阻扰招标投标工作的正常进行，不得化整为零或者以其他任何方式规避招标。

第二章　招标

第3条　招标范围。凡属下列项目，无论使用财政资金或单位自筹资金，涉及相应项目的有关部门都应根据项目类别，通过相应的招标工作组进行招标：

（1）购买价值总额在5万元及以上的（含批量、单件）各类仪器设备，包括教学设备、实验器材、实验材料、网络设备等。

（2）各类大宗物资年度合计在5万元及以上的，包括卫生材料、化学试剂、印刷品、图书资料、劳保用品、办公设备及用品、家具等。

（3）5万元及以上的基建或维修工程，包括土建、水电安装、装饰、园林绿化等。

（4）通过招标确定年采购额度20万元以上的药品供应商。

（5）购买价值总额在2万元及以上的各类服务，包括宣传、保险、各类咨询等。

（6）5万元以下采购项目组织议标。

（7）医院招标委员会认为必须进行招标的其他项目。

第4条　依法必须进入省市或有关招投标中心进行招标的项目，按照国家及省市的有关规定执行。

第5条　招标项目应具备下列条件

（1）有项目投资计划且项目资金已落实。

（2）履行项目立项审批手续。

（3）临时、紧急项目有项目说明及有关院领导的审批意见和资金投资预算。

（4）投资金额较大的项目有批准的项目建议书或可行性研究报告。

（5）具有满足项目招标需要的设计文件、图纸、项目预算书及其他相关技术资料。

第6条　医院组织的招标方式

1. 公开招标　招标单位或其委托的招标代理机构，通过招标投标管理机构、新闻媒介、信息网络和其他媒介，以招标公告的方式发布招标信息，邀请不确定的法人或其他组织投标。

2. 邀请招标　招标单位以邀请书的方式邀请3个以上（含3个）具备承担项目能力，资信良好的特定的法人或其他组织投标。

3. 竞争性谈判　直接邀请3个以上（含3个）的供应商，就招标项目进行谈判、协商，以确定中标单位。

建筑面积在500平方米以下或投资额30万元以下，不宜实行公开招标或邀请招标的，经招标工作委员会批准，可实行竞争性谈判。

第7条　招标程序

（1）凡属本办法规定之内应进行招标的项目，用户单位均应按项目使用要求至少提前一个月向相应的归口管理部门提出采购申请。

（2）项目管理部门向相关医院招标工作组提出招标申请，并经相关委员会批准；填报由招标采购办公室统一印制的《医院招标申请表》并提供相关技术要求，提供的招标申请书及有关技术资料应对招标项目进行详细全面的描述，应满足编制招标文件的要求。由于技术资料不准确而导致招标失败或延误工作由责任方负责。

（3）招标工作组受理招标申请后，负责招标项目的立项，履行项目立项审批手续；拟定招标内容、招标方式、招标方案和评标原则，并报招标委员会审批。

（4）招标工作组根据项目要求编制招标文件。招标文件应包括招标项目所有实质性要求和条件以及拟定合同的主要条款。按标文件中有关资金情况及支付方式，由财务部门负责审核。招标文件不得要求或者标明特定的产品供应者以及含有倾向性或者排斥潜在投标人的内容。招标文件经财务部门、招标采购办公室审核，由财务部门、招标采购办公室和招标工作组共同会审签字并报招标工作委员会分管副主任委员和主任委员审批后方为有效。

（5）招标采购办公室根据招标方式的规定发布招标公告或邀请书等招标信息。

（6）招标采购办公室接受投标报名并开展资格审查工作，确定合格投标人。经招标采购办公室审核确定的候选投标人名单经招标委员会审批后为最终候选投标人。

（7）招标采购办公室向符合条件的投标人发售招标文件等资料，发售招标文件只能收取工本费。

（8）招标工作组集体组织投标人踏勘现场和投标答疑会，解答投标单位对招标文件、图纸、有关技术资料和勘察现场所提出的疑问，形成书面答疑文件，由招标采购办公室负责在2天内分发给所有候选投标人，并作为招标文件的补充文件。

（9）建设施工项目招标，需编制标底的，应当根据国家和省有关建设工程标准、技术经济标准定额以及批准的概算等，并参照市场价格编制，由招标采购办公室组织具有编制标底资格的造价咨询机构编制标底。

（10）招标采购办公室组织评标准备工作，开标前在招标监督工作组的监督下，从院专家库中随机抽取一定数量的行业专家，组成5人以上单数评标委员会，评标委员会人员名单在开标评标前保密。评标委员会中指定人员需由招标委员会批准。

（11）在招标委员会、招标监督工作组共同监督下，由招标采购办公室组织开标、评标、定标活动。开标应当按照招标文件规定的时间、地点和程序，以公开方式进行，开标时当众验明所有投标文件的密封保存情况。评标委员会根据招标文件的标准和要求，以方案可行性、质量可靠性、技术先进性、报价合理性和售后服务可靠性为依据进行综合评定，通过评分、投票或评议的方式，对候选投标人进行排序，向招标委员会推荐一至三名候选中标人，并形成书面评标报告。

（12）招标委员根据评标委员会的评标报告和候选中标人名单，择优确定中标单位；招标委员会可以授权评标委员会直接确定中标人。

（13）招标采购办公室发布招标中标公示后向中标人签发中标通知书。

（14）发布中标公示，公示期结束后，15日内以书面形式向中标单位发《中标通知书》，30日内各职能部门在招标采购办公室配合下与中标方签订政府采购合同、经济合同及协议书等。

（14）招标采购办公室将招标申请书、招标文件、开标评标过程纪要、评标报告、投标书等有关资料编制归档，形成招标档案。

第三章 招标原则及要求

第8条 投标人申请投标，应向招标人提供以下资料：营业执照、资质证书、法人授权委托书、一般纳税人税务登记证、生产许可证、产品质量证明、企业简历、企业自有资金情况、近几年工作业绩等资料。

第9条 合格投标人条件

（1）具有独立法人资格；

（2）持有相应资质证书，并具有良好的商业信誉和健全的财务会计制度，具有履行合同所必需的设备和专业技术能力；

（3）参加投标的产品必须是成熟的产品。未经考验的新产品、试制品不能参加投标。

第10条 对技术性强、价格不透明的招标项目，可在招标前根据招标项目要求成立考察小组，考察小组应由使用部门、招标委员会成员及有关专家组成，其中专家人数不少于成员人数的三分之二，考察小组根据采购需求，从符合相应资质条件的供应商名单中确定不少于三家的供应商进行竞标。确需进行单一采购的要经招标委员会批准后实施。

第 11 条　资格审查应主要审查潜在投标人或者投标人是否符合下列条件：

（1）是否为正式注册的法人或其他组织；

（2）是否具有招标项目所需的相应资质；

（3）现有人员、设备情况及财务状况；

（4）现有实施任务；

（5）拟投入本招标项目的设备、负责人（项目经理）及主要技术人员；

（6）近三年内是否有质量责任和重大安全责任事故及其他严重违约、违法情形；

（7）近五年内承担类似项目的业绩情况；

（8）法律、行政法规或者招标文件规定的其他资格条件。

第 12 条　投标文件有下列情况之一的，招标人不予受理：

（1）逾期送达的或者未送达指定地点的；

（2）未按招标文件要求密封的。

第 13 条投标文件有下列情形之一的，由评标委员会初审后按废标处理。

（3）无单位盖章并无法定代表人或法定代表人授权的代理人签字或盖章的；

（4）未按规定的格式填写，内容不全或关键字迹模糊、无法辨认的；

（5）投标人递交两份或多份内容不同的投标文件，或在一份投标文件中对同一招标项目报有两个或多个报价，且未声明哪一个有效，按招标文件规定提交备选投标方案的除外；

（6）投标人名称或组织结构与资格预审时不一致的；

（7）未按招标文件要求提交投标保证金的；

（8）联合体投标未附联合体各方共同投标协议的；

（9）投标人法定代表人或者法定代表人委托人均未参加开标会议的；

（10）符合专业条件的供应商或对招标文件做实质响应的供应商不足三家；

（11）出现影响招标活动的违法、违规行为；

（12）因重大变故招标项目取消；

（13）法律、法规、规章和招标文件规定的其他情形。

第 14 条　每个标的只能确定一个标底，标底在评标中应当作为参考，但不得作为评标的唯一依据。评标前标底必须严格保密，密封保存到开标时，所有接触过标底的人均负有保密责任，标底泄漏的招标无效。

第 15 条　招标工作组应当根据招标项目的特点和需要，编制招标文件。招标文件一般包括下列内容：

（1）投标须知；

（2）招标总则和招标依据；

（3）招标项目的投资规模、性质、资金落实情况、标段划分、设计、监理等；

（4）技术规格；

（5）投标报价的要求及其计算方式；

（6）评标原则、方法和评标标准；

（7）交货、竣工或提供服务的时间；

（8）投标人应当提供的有关资格及资信证明；

（9）投标保证金的数额或其他形式的担保；

（10）投标文件的编制要求；

（11）提交投标文件的方式、地点和截止时间；

（12）开标地点和投标有效期；

（13）合同格式和主要合同条款；

（14）需要载明的其他情况。

招标文件中规定的实质性要求和条件，应用醒目的方式标明。招标文件规定的各项技术标准应符合国家强制性标准。招标文件中规定的各项技术标准均不得要求或标明某一特定的专利、商标、名称、设计、原产地或生产供应者，不得含有倾向或者排斥潜在投标人的其他内容。如果必须引用某一生产供应者的技术标准才能准确或清楚地说明拟招标项目的技术标准时，则应当在参照后面加上"或相当于"的字样。

第16条　对投标人不足三家的招标项目，或虽然超过三家，但评标过程中因废标等情况而不足三家的，应重新招标。

第17条　招标工作组和项目管理、使用部门负责对中标人履约情况进行验收。

第18条　签订招标项目合同后，如使用方需追加与合同标的相同的货物、工程或服务的，在不改变原合同其他条款的前提下，可与供应商签订金额不超过原合同金额10%的补充合同，如追加金额超过原合同价10%的或项目经招标后短时期内发生同样项目招标的，需经招标委员会批准后续标，并报招标采购办公室备案后，方可实施。

第19条　招标采购办公室在招标过程中收取的相关费用，实行集中管理、专款专用，由医院财务部门统一管理并单独设立账户，作为招标工作经费，招标工作的各项费用开支由此支付。

第20条　评标专家库的管理

（1）为保证评标活动的公平、公正，提高评标质量，医院组建评标专家库。为满足各类招标项目评标的需要，专家库成员包括院内、院外各行业专业人员。

（2）入选为评标专家库的成员一般应具有副高级以上（含副高级）专业技术职称水平或具有同等专业水平，从事相关工作八年以上，能够认真、公正、诚实、廉洁地履行职责，具有较高的政治素质，能够承担评标工作。

（3）被入选的评标专家应定期接受招标投标法规及相关业务知识的培训。对院内招标专家库实行动态管理，对在评标过程中由于技术水平不能胜任评标工作的，或串通投标单位，有意造成不公平、不公正评标的，取消其评标专家资格。

（4）根据招标项目评标的需要，由招标办公室提出评标组所需专家人员的人数、专业技术要求，在招标监督工作组的监督下从专家库中随机抽取评标行业专家。

（5）评标委员会成员由项目申请科室代表、相关职能部门代表或招标工作组成员、招标委员会委员及从专家库抽取的行业专家组成，随机抽取确定的行业专家不少于评标委员会成员的三分之二。特殊招标项目或因专家库中该行业专家人数达不到规定人数，经招标委员会审批确定评标专家名单。

（6）招标监督工作组和招标采购办公室的工作人员原则上不得参与评标活动，负责工程、设备、物资采购项目具体实施的人员原则上不得参与评标、定标等活动，凡与投标单位具有直接或间接利害关系，可能影响公正、公平评标的人员应回避。

（7）评标委员会完成评标后，应当向招标委员会推荐一至三名中标候选人，并提出书面评标报告。评标报告须经评标委员会全体成员签字。对评标结论持有异议的，应当以书面方式阐述其不同意见和理由。拒绝在评标报告上签字且不陈述其不同意见和理由的，视为同意评标结论。评标委员会应当对此做出书面说明并记录在案。

第21条　中标结果按照规定网上公示。

第22条　招标活动须严格程序，讲求效率。项目用户单位应根据项目使用需要提前一个月向相应的归口管理部门提出采购申请；招标工作组应在三个工作日内办理完有关项目立项和招标内容、方式、方案等审批手续，并同时向招标采购办公室提交招标申请；招标工作组在履行立项审批手续后三至五个工作日内拟定招标文件并报招标采购办公室审批；招标采购办公室在接到招标申请后七至十个工作日内接受投标报名、进行标前考察、报审候选投标人名单、审批招标文件；招标项目从招标文件会审签订到开标一般为七至十个工作日。需进市场集中招标的项目依照招标主管部门规定时间内完成。

第四章 招标工作纪律

第23条 招标活动要严格遵守下述工作纪律

（1）参加招标的工作人员必须遵守国家的法律、法规和有关规章制度，坚持原则，廉洁自律，严禁收受钱、物、有价证券等，严禁接受宴请或任何形式的娱乐活动，严禁利用工作之便徇私情、谋私利；

（2）严禁把项目化整为零，故意规避招标；

（3）与招标工作无直接关系的任何单位和个人，不得以任何理由、任何方式干预和影响医院的招标活动；

（4）严禁未经招标或集体讨论确定施工（供货）单位；严禁明招暗定，严禁违规操作；

（5）所有参与医院招标活动的人员要遵守保密纪律，严禁以任何方式泄漏应当保密的、与招标活动有关的信息和资料；

（6）各投标人在报名的同时与医院签订廉政承诺书（承诺内容另定）。

对违反以上规定者，要追究直接责任人和有关领导人的经济责任和行政责任，构成犯罪的，移交司法机关追究刑事责任。

第五章 附则

第24条 本制度由财务部门制订并监督实施。本规定未做规定或没有明确规定的事项须财务部门批准，然后执行或办理。

第25条 本制度自××××年××月××日起实施。

四、医院经济合同管理制度

为加强医院合同管理，规范合同行为，提高经济效益，根据《中华人民共和国合同法》及有关法规的规定，结合医院的实际情况，制订本制度。

第1条 医院所有基本建设、修缮工程、新增设施、设备、药品、物资材料采购、承包、租赁、技术开发、转让、咨询等对外经济活动必须事先签订经济合同。

第2条 签订经济合同之前，主管部门或项目责任人须了解、掌握对方是否具有法人主体资格、经营权、履约能力及其资信等情况，对方签约人是否法定代表人或法人委托人及其代理权限。无经营资格或资信的单位不得与之签订经济合同。

第3条 合同审查的内容主要集中在合同的可行性、合法性、效益性三方面。

1. 可行性审查 签订合同是否属医院业务所需。

2. 合法性审查 所签订合同是否具有法律依据；合同必备主要条款是否完整；合同项目、单价、金额、付款方式、双方权利、义务、合同期限、违约责任是否符合国家有关法律、法规和医院有关制度规定的要求；法人资格、资质证明等是否真实、有效。

3. 效益性审查 要审查合同履行后能否给医院带来预期的经济效益。

第4条 合同执行过程中，所涉及到的变更、增减、隐蔽事项必须由主管部门或审计人员现场签证认定后方可列入决算，否则不予承认，损失由对方自负。

第5条 医院与有关部门签订的内部承包合同也应严格遵守本制度，当事人应按合同的有关条款认真履行义务，维护医院内部经济秩序。

第6条 各主管部门将初审后的经济合同以书面形式报审计、财务审查汇签后，由总会计师/分管院领导签字，报法定代表人或法定代表人书面委托代理人同意，签字后加盖合同专用章方可生效。

第7条 合同签订后，经双方协商对合同进行变更或解约的，应以书面形式确认并由双方签字盖章。

第8条 本制度由财务部门制订并监督实施。本规定未做规定或没有明确规定的事项须财务部门批准，然后执行或办理。

第9条 本制度自××××年××月××日起实施。

（李恒慧）

第四节　医院采购、招标及合同管理流程设计

一、设备采购需求确定流程关键节点说明

（1）科室根据学科发展、医疗市场的状况，提出设备需求。

（2）对所提出的设备做可行性分析，提出可行性分析报告，报设备管理部门。

（3）设备处汇总科室的医疗设备采购需求。

（4）对医院设备的使用情况进行分析。

（5）对科室提出的设备申请进行经济及技术的评估。

（6）召开设备管理委员会会议，对所需购买的设备进行分析与评价。

（7）按照医院总体财务预算的要求，对设备的采购规模、数量、类型等进行总体的平衡。

（8）编制设备预算，报财务部门。

（9）设备的预算须有可行性分析报告。

（10）财务部门平衡全院的财务预算。

（11）提出设备采购的规模，并同设备管理部门沟通。

（12）财务部门将设备预算提交预算管理委员会及院长审批。

（13）医院将设备预算方案上报财政部门批复。

（14）财政部门批复预算指标。

（15）财务部门按照财政批复指标调整预算方案。

（16）采购部门按照批复的预算，确定采购方式。

（17）采购的方式需经招标管理、财务部门审核后，报医院领导审批。

（18）按照确定的采购方式采购。

（19）将采购的有关档案资料存档。

二、设备采购管理流程关键节点说明

相关部门根据实际情况提出设备采购需求，并对设备情况进行评估与论证。

设备处对所需采购设备进行评估后，依据实际情况撰写设备采购可行性报告，提交医院及审核部门。

（1）采购部门统计所需设备的型号、规格、数量等，确认设备采购信息。

（2）采购部门将设备采购申请表由财务部门进行预算资金审核。

（3）财务部门审核后报请院长审批，若是在院长权限外的还应报请主管部门审批。

（4）采购部门向供应商进行询价，供应商按照采购设备的具体情况进行报价。

（5）采购部门整理分析供应商报价。

（6）采购部门根据汇总供应商信息综合评价各供应商的情况，选定一个最适合的供应商。

（7）在选定供应商后，采购部门根据采购物资要求、供应商情况、医院本身管理要求、采购制度及方针等要求拟定申请单，提交主管部门及院长审批。

（8）院长或指定替代签署人与供应商签订正式设备采购合同。

（9）执行采购合同。

（10）设备处收到设备后，组织设备处技术人员对设备进行质量检测。

（11）质量检测结束后，由相关部门出具设备质量检测报告，对设备的质量和安全性能进行评估。

（12）设备处对采购设备进行安装和调试，检测设备的性能。

三、招标工作流程关键节点说明

（1）按照相关部门提出的要求，开始招标工作。

（2）招标文件内容包括项目简介、投标规定、投标人要求、标底、评标标准与中标原则、采购合同等。

（3）招标主管部门对投标者的品质、投标者的组织机构、中标经验、供货能力、财务状况、业绩等进行审查。

（4）对招标工作中的有关问题进行答疑。

（5）选择委托招标代理公司。

（6）采用公开开标形式的，开标前需检查投标书的密封情况。

（7）开标时需公开供应商名称、投标报价、有无折扣、质量保证等相关内容。

（8）应允许投标人澄清相关信息。

（9）评标专家小组应当从价格、技术、质量、服务、业绩等方面对投标文件进行鉴定、分析、比价议价，推举合适的供应商。

（10）编制评标报告，并进行公示。

（11）接受投标人的有关投标、评标、决标的投诉。

（12）公示期结束，发中标通知。

（13）相关资料存档。

四、政府采购招标工作流程关键节点说明

（1）采购单位根据政府采购中心下发的采购项目、采购限额标准编制部门采购计划，报政府采购中心审核。

（2）政府采购中心根据各采购单位上报的采购计划和采购预算制订统一的采购计划，报财政部门审批。

（3）编制招标文件，包括项目简介、标底等内容。

（4）上报主管部门及财政部门审批。

（5）采购中心根据采购计划和各部门采购要求，按照《中华人民共和国政府采购法》及政府相关法规的规定，确定具体的采购方式。

（6）政府采购中心根据确定的采购方式，编制政府采购方案，提交财政部门审核。

（7）招标文件财政部门批复后，采购单位配合编制招标文件。

（8）经上级部门批准后发布招标公告。

（9）政府采购中心根据财政部门通过的采购方案，按照规定的程序进行供应商选择。

（10）政府采购中心通过相应程序，最终确定合格的采购供应商。

（11）通过资格审查的供应商在提交投标书之前，需缴纳一定数额的投标保证金。

（12）投标书的内容构成有投标函和投标标价书，证明投标人合格且具有能力履行合同的资格说明书，证明投标人所提供的货物是合格货物，且符合招标文件规定的证明文件。

（13）政府采购中心负责组织开标的具体事宜。

（14）开标应当严格按照法定程序进行，包括按规定的时间公布开标开始，核对出席投标人的身份和出席人数，安排投标人或其代理人检查投标文件的密封情况等。

（15）政府采购中心开标后，由政府聘请的专家评审委员会负责评标。

（16）评标应该从价格、品质、技术、服务、业绩等方面综合评定其合理性和可靠性。

（17）专家评审委员会在对所有的标书进行审查和评审后，由政府采购中心确定并公示中标单位。

（18）在政府采购办公室的监督下，采购单位与供应商按照中标文件的约定签订采购合同。

（19）政府采购办公室及采购中心对采购合同的履行情况进行实时监控。

五、采购合同管理流程关键节点说明

（1）为做好采购工作，医院成立采购谈判小组。

（2）采购谈判小组全权负责与供应商的谈判工作。

（3）采购部门经过价格调查、成本分析和财务部门审批通过采购资金预算后，据此指定采购谈判的目标。

（4）采购谈判小组负责谈判的部门应根据采购项目的特点设计谈判方案。

（5）采购谈判方案应报请财务部门审核，并根据其意见进行改进。

（6）谈判小组应依据成本分析所定的底价与供应商进行谈判，在保证供应商一定利润的情况下，尽量追求成交价格低廉。

（7）谈判过程应严格保密，无关人员未经允许不得进入谈判会场，参与谈判部门和工作部门不得泄露与谈判有关的内容，谈判未经最后审定不得宣布结果。

（8）谈判达成一致后，应及时根据谈判达成条件制订采购谈判协议。

（9）谈判协议中应将采购各项事项交代清楚、便于执行。

（10）采购部门必须在进行供应商调查和询价、比价、采购谈判的基础上拟定采购合同草案。

（11）根据对方的资信情况，起草符合本制度规定的采购合同。

（12）采购合同中应包括交货地点、时间、方式、包装要求，规格、特性指标，验收注意事项，付款方式，不合格品处理方法等。

（13）医院院长根据相关部门所提意见、办理程序的规范性以及其他认为需要审查的内容对合同进行审阅并签署意见。

（14）采购部门根据审批后意见对合同进行修改，并据此编制出正式的采购合同。

（15）医院院长或受院长委托的合同签署代理人正式签署合同。

（16）采购部门按照合同约定向订货商下订单。

（17）供应商根据订单要求及时备货。

（18）采购部门在供应商备货过程中进行监督，确保按时交货。

（19）采购部门应对供应商交付的物资或服务进行检验，并评价其交付质量。

（20）采购合同执行过程中，应及时对相关文件进行归档，采购合同需妥善保管。

六、项目采购管理流程关键节点说明

（1）项目采购主管应首先明确项目采购的工作目标，要求在此基础上编制计划文件。

（2）项目采购主管应要求计划制订部门也明确采购目标。

（3）在采购计划指定之前，项目采购部门应明确制订采购计划需考虑的问题。

（4）一般情况下，制订采购计划时应当明确采购的设备、物资或服务的数量、技术规格、参数和要求，物资运输与保管。项目实施阶段，对采购工作的协调管理方法，明确物资在途时间，并据此制订采购提前期。

（5）制订采购计划时，项目采购计划部门需熟悉计划的执行依据，从中提取所需信息，做好采购计划编制准备。

（6）项目采购计划过程应熟悉的依据包括项目需求说明书、项目范围说明书、产品说明书、工作分解结构、项目管理计划书、资源的市场情况、项目风险预测等。

（7）项目采购部门根据项目情况，选择合适的工具制订采购计划，一般情况下，使用工具包括自制/外购分析工具、专家判断法和合同选择工具。

（8）项目过程中，需要专家提供技术性判断，评估采购过程中各类文件的标准性与规范性。

（9）项目采购部门应根据项目周期、范围、成本价格分析等因素确定采购合同类型。

（10）采购部门首先确定采购需求、工作范围、内容及管理要求。

（11）采购部门需明确采购资源信息，包括物资或服务的数量、技术标准和质量要求。

（12）采购部门应预测采购风险，并确定应对措施。

（13）采购部门需选择采购方式与合同类型。

（14）采购部门必须明确计划文件所需采用的标准格式。

（15）项目采购部门应先编制采购计划，清楚阐述采购过程如何进行管理。

（16）项目采购计划应包括采购合同的类型安排、项目采购工作的责任人、总体安排、管理潜在供应商的办法、采购过程各项活动的协调办法、标准的采购单证、采购文件来源及形式等内容。

（17）项目采购部门应根据计划及各类资源需求信息，通过各种方法和工具，制订出具体的作业计划。

（18）项目采购作业计划中规定采购实施过程中各项作业的日程、方法、所购资源、责任和应急措施等内容。

（19）项目采购部门应制订项目采购工作说明书，描述采购的细节，包括需要考虑的技术问题、注意事项等，以便于供应商确认自己是否能够提供本项目所需资源。

（20）项目采购工作说明书由采购说明书、项目工作分解结构和字典三部分组成，在采购过程中还需不断进行修订。

（21）项目采购部门还应编制工作过程中所使用的一系列工作文件，保证项目采购顺利开展、采购信息能够及时传递；这些采购文件包括采购询价单、招标文件、项目谈判邀请书、初步意向书等。

（22）采购计划中各项文件编制完成后，应经财务部门审核，主管部门和院长审批，对采购计划的各项文件提出合理修改建议。

（23）按照建议修改后的采购计划应报请审核后，方可作为项目实施的依据。

（24）各项文件均审核无误后，采购部门应汇总各项文件，并进行整理和下发。

（李恒慧）

第五节　医院采购、招标及合同管理工具设计

一、采购管理风险控制

1. 采购管理常见风险　风险是指在一定的环境和期限内，有可能导致损失发生的不确定性因素。风险控制是医院从内部和外部预防和控制风险的过程。防范风险是医院开展财务控制的目的之一，常见的采购风险如：

（1）采购行为违反国家法律法规和医院制度规定；

（2）采购计划不合理，与医院医疗活动不协调；

（3）缺乏采购申请制度，请购未经审批或越权；

（4）供应商选择不当，可能导致采购物资质次价高；

（5）采购管理不善，出现差错、舞弊、欺诈、贪污；

（6）采购定价机制不合理，缺乏监督，造成医院资金损失；

（7）签订协议、采购合同不当，导致医院权益受到侵害；

（8）缺乏合同履行管理，运输不当，导致物资损失；

（9）采购验收不规范，造成账实不符，采购物资损失；

（10）付款审核不严格，付款方式不恰当，资金受到损失。

2. 采购管理风险控制关键环节　风险控制涉及到医院经营的方方面面，既包括国家经济政策、外部经济环境、医院管理体制、管理模式、重大经营决策等宏观方面，也包括医院运营的微观方面，如医院内控机制的建立与完善等。一所医院的内控工作是否做得好，主要看其关键控制点是否设置到位；控制采购风险应从完善制度、优化流程、加强监督等关键环节入手，建立完善的医院内部控制制度。对医院采购内部风险控制，应从以下关键点入手。

树立风险控制理念：医院应高度重视、狠抓落实，将内部控制规范转化为医院的领导理念和管理思想，营造良好的风险控制环境。

建立风险识别机制：医院采购应建立系统、科学的风险识别系统，建立风险评估、风险预警、风险应对和风险监控的管理体系。

制订采购内控制度：建立内部控制管理架构，完善内控制度，制订内部监督控制制度和风险防范行为规范。

建立岗位分离控制机制：采购权限分配应实行分级管理，各岗位明确职责，各负其责，并且要相互监督、相互牵制。

采购行为合规合法：医院的请购事项应当明确，请购依据应当充分；采购行为应当合法合规，采购验收应当明确规范。采购的过程要遵守国家法律法规。

二、采购计划编制

采购计划是指医院在结合医院医疗活动特点和药品、卫生材料、设备等使用规律的基础上根据市场的供需特点，对医院某一时期医疗活动所需的物资进行计划性和预见性的部署。采购计划的制订是采购活动的第一步，采购计划的编制是一项复杂而细致的工作，编制采购计划需要领导的层层指示以及各部门通力配合才能完成，做好采购计划管理有助于医院规范采购工作部署，提高采购管理水平，确保医院医、教、研各项活动的顺利进行。

三、采购需求计划

（1）采购计划人员应收集采购历史数据、医院医疗工作情况等数据资料。

（2）采购计划应结合医院年度经营目标制订年度需求计划，包括需求量、金额、时间等内容。

四、编制年度采购预算

（1）根据采购需求和预算编制年度采购计划。

（2）确定采购种类、数量、时间、方式等。

五、分解采购计划

（1）采购计划制订完成后，需按月、季度对采购计划进行分解，形成月度、季度采购计划。

（2）对采购计划按部门、种类进行分解，形成部门、种类采购计划。

六、制订采购作业计划

（1）采购计划制订好后，应结合医院的运营情况，前期采购计划分解，制订具体的采购作业计划。

（2）具体的采购作业计划应报经批准。

七、采购计划监督执行

（1）医院应按采购计划执行采购工作，并对采购过程进行监督。

（2）如果执行过程中出现问题，需对计划进行及时调整。

八、采购成本控制

采购成本是指因采购活动而引起的成本，它包括维持成本、订购成本以及缺货成本。采购成本的管理是否到位，是否恰当，直接关系到医院的经济效益的好坏。因此，加强对采购成本的分析与控制，对于医院的发展具有重要意义。

1. 从供应链的角度讲，影响医院采购成本的因素主要有医院的内部因素、供应的外部因素和其他因素

（1）内部因素：部门之间的协作与沟通；采购数量、批量、批次；交货期、交货地点、付款方式；采购价格成本及谈判能力；采购时机与季节性。

（2）供应因素：市场供需情况；与供货商的合作关系；供货商的销售策略；供货商的产品技术水平及质量水平。

（3）其他因素：自然灾害、疾病流行、战争等；国家经济政策、卫生政策、财政金融政策、国家物价收费政策等。

2. 医院采购成本控制　采购成本的降低对于提高医院的经济效益具有重要意义，如何恰当地掌控成本的降低过程，以及合理而科学地应对采购成本降低过程中所产生的问题，这些都是医院在控制采购成本时需关注的问题。采购部门、财务部门以及医疗、设备、后勤等部门在控制采购成本中起着重要的作用，需要各部门通力合作，协调管理，建立有效的采购成本控制机制。

九、采购成本控制关键点

1. 健全采购定价机制
（1）采取协议采购、招标采购、竞争性采购等多种方式，科学合理地确定采购价格。
（2）认真研究物资的成本构成及市场价格变动趋势，确定重要物资的采购执行价格或参考价格。
（3）建立采购价格数据库，定期开展物资的供求及价格行情分析。
（4）建立严格的询价议价体系，确保采购谈判过程中制订合理价格。

2. 制订物资需求计划
（1）建立科学的物资需求管理系统。
（2）准确地预测所需物资的需求数量以及需求时间等。
（3）制订合理的物资需求计划和采购计划。
（4）正确预测采购日期，确保采购物资按时供应。

3. 加强采购会计系统控制
（1）建立完善的会计核算制度及采购成本核算制度。
（2）准确核算各类物资的采购成本、费用。
（3）选择合理的采购成本核算方法。

4. 做好采购成本控制工作
（1）加强对供应商渠道的控制与管理。
（2）认真做好采购计划和控制工作。
（3）改善采购流程和策略。
（4）建立对采购人员的绩效评价体系。

十、供应商管理

医院采购的物资来自于供应商，供应商是医院的重要的利益相关者，对供应商的管理是采购管理中一项非常重要的工作。选择优质、稳定的供应商对于确保医疗活动正常运行，提高医疗质量，降低医疗成本。减轻患者的经济负担具有重要作用。如果供应商选择不当、管理不善轻则会影响医院的医疗活动，重则可能会使医院陷于困境。

1. 供应商管理的风险点　医院供应商管理过程中，可能出现的风险表现在三个方面，一是供应商选择不当，二是与供应商合做出现问题，三是缺乏对供应商的考察评价。

供应商选择不当是供应商管理过程中的主要风险，该风险主要表现在选择供应商之前，没有对供应商进行充分的调查和评价；选择供应商的过程中过度侧重于价格，忽略了质量、服务等因素；供应商选择过程中存在商业贿赂、回扣等舞弊行为。医院与供应商应进行长期、稳定的合作，可以保证医院的采购工作顺利进行，降低采购成本及供应风险，如果与供应商合做出现问题，则容易造成医院与供应商之间不能相互信任、共担风险、共享信息；供需双方未能有效履行合同、不能有效协调存在问题，造成医院与供应商合做出现风险。医院在供应商的管理过程中，如果没有建立完善的供应商考察评价体系，就难以准确掌握供应商的绩效；如果缺乏对供应商的评价工作，就会导致现有供应商缺乏竞争意识、服务水平低下，低水平的供应商不能及时淘汰，其他优秀的供应商不能及时入选等问题。

2. 供应商管理　医院对于供应商的管理可以从以下几个方面来做，建立完善的供应商选择体系，建立与供应商的合作伙伴关系，建立完善的供应商考核体系。

十一、供应商管理控制关键点

（1）建立完善的供应商选择制度并落实。

（2）确定科学的评审标准，确保选到最合适的供应商。

（3）在供应商评审和名单确立过程中做好内控工作，防止出现供应商选择过程中出现舞弊等违规行为。

（4）开展对供应商的质量认证工作，确保合格供应商具备长期履约能力。

（5）采购部门要在调研的基础上，对供应商进行分析、分类，确定伙伴型供应商对象。

（6）根据供应商伙伴关系的要求，制订达成目标的行动计划。

（7）采购部门要通过供应商会议、供应商访问等形式对供应商实施组织和进度跟进，对质量、交货、服务、产品类型、新技术开发等方面的改进进行跟踪考核。

（8）采购部门需定期检查，及时调整行动，早日提升与供应商的合作关系。

（9）对于供应过程中出现的问题，及时向供应商反馈并提出改进要求。

（10）关注供应商的利益诉求，力求达到共赢。

（11）建立供应商考核指标。

（12）确定考核与评价标准。

（13）确定优秀供应商的奖励措施。

（14）建立不合格供应商的淘汰机制。

（15）确定合理的考核期限，并明确考核工作的分工。

十二、采购价格管理

1. 影响采购价格的因素　采购环节是医院保证医疗、教学、科研正常运营的基础和前提，又是影响医院成本和效益的重要因素。现在，人们越发认识到采购领域蕴藏着巨大的经济潜力，因此，医院在进行采购时，如果科学合理确定采购价格，就能够大大降低医院成本，成本的降低就是医院提高竞争力，实现可持续发展的良好开端，而科学地确定合理的采购价格则是获取良好开端的前提。

采购价格的高低受到各种因素的影响，采购价格的确定受到市场的供需关系以及许多因素的影响，包括规格、服务、交货期、运输等都对价格有很大的影响。从我国国内市场来看，了解采购价格的影响因素，在采购价格谈判中做到"知己知彼"，这样才能"百战百胜"，最终以合理的价格采购到最满意的物资。

（1）采购物品的供需关系：供需关系决定市场价格，决定采购价格，如果医院处于主动地位，可以获得优惠的价格折让。如果供应商处于主动地位，商家就会趁机抬高物品价格，以谋求更高利润。规格与品质　作为采购方，如果对采购的药品、卫生材料、设备的规格、品质、工艺等要求越复杂，则价格就越高，医院在追求费用、成本最低的同时，确保采购的物品的质量、规格能满足医疗需求，不能一味地追求价格低廉而忽视物品的质量。

（2）医院的采购数量：采购数量多，供应商为了回报采购方或是向采购方示好，会在采购价格的议定上或多或少地给予数量折扣或降低价格。因此，大批量、大额度、集中采购、联合采购是一种降低采购价格的有效途径。

（3）供应商的成本：供应商的货物成本是影响采购价格最根本、最直接的因素。因此，医院采购的货物一般是在供货商的成本之上，两者之间的差额就是就是供应商的利润额度，可见，供应商的成本就是采购价格的底线。讨价还价以及谈判就是为了压缩供应商的利润空间。

（4）付款条件：在付款条件上，供应商一般多会提供折让等优惠条件，用以刺激采购方提前付款或现金付款。因此，在这种付款优惠条件下，医院若能遵守，那么采购价格就会降低。

（5）交货条件：交货条件也是影响采购价格非常重要的因素之一，交货条件主要包括运输方式、交货地点、交货条件、交货期的缓急等。

（6）供应商的合作意愿：供应商为了获得长期的与医院合作的机会，或想成为医院重要的供应商，采购货品时供应商往往会比其他商家的报价低，医院应充分把握供应商的报价策略和供应商的心理。

2. 采购价格管理　采购价格的确定一直都是医院和供应商关注的焦点。医院作为采购方希望尽可能获得质优价廉的采购物资，降低成本。而供应商则是希望卖出最好的价格，保持供方利润最大化。因此，采购价格的确定成为双方在采购活动中共同关注的重要内容。价格是供求关系的表现，也是双方讨价还价进行交流的结果，因此，采购价格的确定是有方式方法可循的。

十三、采购价格管理

1. 确定采购价格的方式　常用的采购价格确定方式主要有询价采购方式、招标采购方式、谈判采购方式、公开市场采购、订价采购等方式。医院应根据有关政策、规定的要求，根据采购的特点选择合适的采购方式。

2. 做好采购询价工作　在采购作业流程中，询价是采购人员必须经过的一个重要阶段。正常情况下，采购人员在预算编制、计划时，就应该开展询价工作。采购人员应将询价的结果制成书面报告，报经有关部门和领导进行审核。

3. 审核供应商的报价　报价是指供应商在有效期内对医院采购货物的口头询价或书面询价做出的价格反馈。供应商报价的基础有成本加价法、市价法、投资报酬率法、竞争导向定价法。作为采购人员，要想获得满意的采购价格，应做好供应商的成本分析，摸清供应商定价策略及心理是必要的前提。

4. 做好市场价格分析工作　采购部门应组建价格采购分析小组，通过对各种采购价格的资料分析，确定影响采购价格的因素，价格分析人员根据物资数量、特性、并结合供应商的详细情况，进行价格分析，编制价格分析报告。

5. 确定采购最低价格　采购人员在全面收集市场的价格信息，并对信息进行整理、分析的基础上，对采购物资成本进行分析，确定采购物资成本的合理性和适当性。根据采购的方式、采购物资价格等因素拟定采购底价计算公式，计算最低的采购底价，并报经有关部门和领导。

6. 议价的策略　在议价活动中，采购方和供应商各自抱着目的和期望，议价的具体内容多是一些采购方同供应方的分歧点和存在的问题，如采购货品的规格、品质、服务、价格等要求的协商，其他方面也包括交货期、运费负担、付款方式等问题。议价活动应该本着以达成合作为目的，兼顾彼此的利益、解决分歧、协商一致，最终实现双赢的局面。

7. 采购方式　采购是从资源市场获取资源的过程，采购管理是否得当、到位直接影响采购成本和效率，因此，确定科学、合理的采购方式是决定医院采购成本与效率的重要关键。不管是何种采购方式，都有其利弊。医院要根据自身需求和上级有关规定选择合适的采购方式。

（周　岩）

第十三章

医院成本精细化管理

第一节 医院成本管理体系设计

一、医院成本管理与医院战略管理控制

新医改政策要求公立医院必须加快自身内涵发展，才能达到"为群众提供安全、有效、方便、价廉的医疗卫生服务"的改革目标，努力平衡好社会责任、医院发展与队伍稳定三者的关系。加强医院科学化、专业化、精细化管理，是医院建设发展的必由之路。成本管理是指医院通过成本核算和分析，提出成本控制措施，降低医疗成本的活动。成本管理是由成本核算、成本分析、成本控制等各个方面有机组成的统一体系。《医院财务制度》第二十七条规定，成本管理的目的是全面、真实、准确地反映医院成本信息，强化成本意识，降低医疗成本，提高医院绩效，增强医院在医疗市场中的竞争力。医院成本管理是健全医疗服务定价、完善补偿机制、医保支付制度改革以及提高医院运营效率、优化资源配置和加强内部管理的客观需要。成本管理是医院管理中举足轻重的部分，成本管理的核心是成本控制。成本控制是指以成本作为控制的手段，通过制订成本总水平指标值、成本中心控制成本的责任等，达到对经济活动实施有效控制的目的的系列管理活动与过程。成本控制是加强成本管理的重要手段和环节。成本管理的目的是为了规范成本行为，降低成本水平，增加结余，维持医院的生存和发展。

成本控制对医院的战略发展有重要意义。第一，成本控制能合理改善医院的经营管理工作。成本控制的好坏直接关系到医院的经济效益，关系到医院的生存与发展，这就促使医院各科室加强管理：厉行节约，实现医院的精细化管理，从而改善整个医院的经营管理。第二，成本控制能有效增强医院成本信息的准确性。成本控制贯穿于成本形成的全过程，主要任务在于监督成本计划的执行情况，纠正不利差异。这些工作是以准确的原始资料为基础的，所以要求相应的成本数据必须符合实际，原始记录的工作制度必须健全。这就促使医院的发展基础及时、完整、合理及科学。第三，成本控制是优化服务流程、改善医患关系的需要；目前医疗费用逐年递增，政府对医疗机构投入不足，医疗补偿不到位，加强医院的成本管理，控制成本费用，促使医院用较少的物资消耗和劳动消耗，取得较大的社会效益和经济效益，不断降低成本费用，为患者提供比较优质的服务，不但是提高医院管理水平、保持医院可持续发展的需要，也是构建和谐医患关系的迫切需要。第四，健全成本控制考评制度，有助于建立有效的激励约束机制。医院要将预算执行结果、成本控制目标实现情况和业务工作效率等一并作为内部业务综合考核的重要内容，逐步建立与年终评比、内部收入分配挂钩的机制。

二、医院成本管控体系

医院成本控制管理是运用成本管理的基本原理与方法体系，依据现代医院成本运动规律，以优化成本投入、改善成本结构、规避成本风险为主要目的，对医院经营管理活动实行成本管理和控制。所以，医院成本管理体系应以成本管理的科学性为依据，建立由全员参与的成本控制与管理体系。建立科室成本管控体系是新医改新制度政策的宏观方向，加强医院管理科学化、专业化、精细化是医院发展的重要

手段之一。全面成本控制管理包括全过程成本控制管理和全员成本控制管理。具体应包含三个层次：第一，加强成本的事前控制，即成本预算、成本决策、成本计划。第二，强化成本的过程控制，加强过程管理。第三，完善成本的事后控制，进行成本分析、成本考核。同时，强化医院成本管理，把全成本控制作为医院管理的重要手段。医院要统一领导，健全组织机构，明确工作职责，合理划分成本核算单元，确定及规范业务流程，整合医院信息系统，确保以医院成本控制为基础的经济与运营管理，建立一个自下而上、相互配合的以财务部门为中心的多层次全成本管理体系。

三、医院成本管理岗位职责设计

（一）成本核算工作小组岗位职责

·制订成本核算管理各项规章制度和工作流程；

·实行成本核算责任制，建立成本核算组织体系、设置成本核算员，逐级明确各部门的职责；

·确定成本核算对象，包括核算单元（核算科室）、核算项目及核算病种等；

·负责制订成本费用指标，并严格检查控制，以确保各月成本合理，收支平衡；

·负责成本预测、计划和决策工作，及时做好成本分析；

·定期考核各部门成本计划的执行情况，分析成本升降的原因，结合实际调查研究，确定年度医院成本控制方案；

·坚守岗位，坚持原则，及时统计报告各部门经营状况，设法降低成本，提高经济效益；

·开展院内成本管理业务培训和工作指导。

四、成本核算员岗位职责

·依据《医院财务制度》、《医院会计制度》要求，制订医院内部成本管理实施细则、岗位职责及相关工作制度等；

·归集成本数据，进行成本核算，按照有关规定定期编制、报送成本报表；

·开展成本分析，提出成本控制建议，为医院决策、管理提供支持和参考；

·组织落实医院成本管理工作领导小组的决定，监督实施成本控制措施；

·参与成本考核制度的制订，并组织实施；

·开展院内成本管理业务培训和工作指导；

·建立健全成本管理档案；

·完成医院交办的其他相关工作。

五、科室成本联络员岗位职责

·遵守成本核算管理各项规章制度和工作流程；

·收集科室成本核算所需的基础数据；

·定期上报成本核算所需要的科室基础数据给成本核算岗；

·根据成本分析情况的下达，进行本科室内部具体成本分析；

·针对本科室问题及时与科主任沟通，进行成本控制；

·设法提高经济效益，监督本科室经营状况的动态发展；

·定期与成本管理岗位人员沟通，以利于了解近期成本政策和科室其他情况，更好地进行科室成本控制；

·协助成本核算岗人员进行各项成本核算的数据采集等工作；

·完成医院交办的其他相关工作。

（周　岩）

第二节　医院成本管理制度设计

一、医院科室成本管理制度

第一章　总则

第1条　为规范医院成本管理工作，加强成本核算与控制，提高医院绩效，依据《医院财务制度》、《医院会计制度》，及有关财经法律法规，结合医院财务管理实际情况，特制订本制度。

第2条　本办法适用于××医院开展科室成本核算及管理工作。

第3条　本办法所称成本管理包括成本核算、成本分析、成本控制、成本考核与评价等管理活动。

第4条　成本管理遵循统一领导、全面施行、分工负责、科学有效、控制合理、成本最优化原则。

第二章　科室成本核算

第5条　医院成本是医院为开展医疗服务活动而发生的各种消耗，其核算范围包括：

1. 人员经费　是指医院业务科室发生的工资福利支出、对个人和家庭的补助支出。工资福利支出包括基本工资、绩效工资（津贴补贴、奖金）、社会保障缴费等。对个人和家庭的补助支出包括医疗费、住房公积金、住房补贴、助学金和其他对个人和家庭的补助支出。

2. 卫生材料费　是指医院业务科室发生的卫生材料耗费。

3. 药品费　是指医院业务科室发生的药品耗费。

4. 固定资产折旧费　是指按照规定提取的固定资产折旧。

5. 无形资产摊销费　是指按照规定计提的无形资产摊销。

6. 提取医疗风险基金　是指按照规定计提的医疗风险基金。

7. 管理费用　是指医院行政及后勤管理部门为组织管理医疗、科研、教学业务活动而发生的各项费用，包括行政及后勤部门发生的人员经费、公用经费、医院统一负担的离退休人员经费、坏账损失、银行借款利息支出、汇兑损益、印花税等。

8. 其他费用　包括办公费、水电费、邮电费、取暖费、公用车运行维护费、差旅费、培训费、福利费、工会经费及其他费用等。

以上支出应当单独设立明细科目进行会计核算。

第6条　根据《医院财务制度》规定，以下支出不得计入成本范围：

（1）不属于医院成本核算范围的其他核算主体及经济活动发生的支出。

（2）为购置和建造固定资产、购入无形资产和其他资产的资本性支出。

（3）对外投资的支出。

（4）各种罚款、赞助和捐赠支出。

（5）有经费来源的科研教学等项目开支（科教等项目支出所形成的固定资产折旧、无形资产摊销除外）。

（6）在各类基金中列支的费用。

（7）国家规定不得列入成本的支出。

第7条　科室成本核算，是指将医院业务活动中所发生的各种耗费，按照科室分类，以医院最末级科室作为成本核算单元进行归集和分配，计算出科室成本的过程。

科室成本=科室直接成本+科室间接成本

根据成本核算边界，医院成本分医疗业务成本、医疗成本、医疗全成本和医院全成本。

（1）医疗业务成本是指医院业务科室开展医疗服务活动自身发生的各种耗费。不含医院行政及后勤管理部门的耗费、财政项目补助支出和科教项目支出形成的固定资产折旧和无形资产摊销。

医疗业务成本=人员经费+卫生材料费+药品费+固定资产折旧费+无形资产摊销费+提取医疗风险基金+其他费用

（2）医疗成本是指医院为开展医疗服务活动，各业务科室和行政及后勤各部门自身发生的各种耗费。不含财政项目补助支出和科教项目支出形成的固定资产折旧和无形资产摊销。

医疗成本 = 医疗业务成本 + 管理费用

（3）医疗全成本是指医院为开展医疗服务活动，医院各部门自身发生的各种耗费，以及财政项目补助支出形成的固定资产、无形资产耗费。

医疗全成本 = 医疗成本 + 财政项目补助支出形成的固定资产折旧和无形资产摊销

（4）医院全成本是指医院为开展医疗服务、科研、教学等活动，医院各部门发生的所有耗费。

医院全成本 = 医疗全成本 + 科教项目支出形成的固定资产折旧和无形资产摊销

上述各科目含义与会计核算口径一致。

第8条　科室成本核算应当遵循合法性、可靠性、相关性、分期核算、权责发生制、按实际成本计价、收支配比、一致性和重要性等原则。

1. 合法性原则　计入成本的费用必须符合国家法律、法规及相关制度规定，不符合规定的不能计入。

2. 可靠性原则　医院要保证成本核算信息免于错误及偏差，使其具有真实性、完整性、中立性和可验证性。

3. 相关性原则　医院成本核算所提供的成本信息应当符合国家宏观经济管理的要求，满足相关方面及时了解医院收支情况以及医院加强内部管理的需要。

4. 分期核算原则　成本核算的分期必须与会计期间一致，按月、季、年核算。

5. 权责发生制原则　医院收入和费用核算，科室成本核算均应当以权责发生制为核算基础。

6. 按实际成本计价原则　医院的各项财产物资应当按照取得或购建时的实际价值（即取得成本）核算，除国家另有规定外，一般不得自行调整其账面价值。

7. 收支配比原则　医院在进行成本核算时，应当按照"谁受益、谁负担"的原理，归集、分配各项成本费用，使各项收入与为取得该项收入的成本费用相配比；某核算科室的收入与该科室的成本费用相配比；某会计期间的收入与该期间的成本费用相配比。

8. 一致性原则　医院各个会计期间成本核算所采用的方法、程序和依据应当保持一致，不得随意改变；若确有必要变更，则应当在财务报告中详细说明变更的原因、对医院财务收支的影响等情况。

9. 重要性原则　医院在成本核算过程中，对于主要经济事项及费用应当分别核算、分项反映，力求精确；而对次要事项及费用，在不影响成本真实性的前提下，可以适当简化处理。

第9条　核算单元的确定

核算单元是基于医院业务性质及自身管理特点而划分的成本核算基础单位。每个核算单元应当能单独计量所有收入、归集各项费用。财务部门为每个核算单元建立会计核算账户。核算单元具体分以下四类：

（1）临床服务类（以下简称临床科室），指直接为患者提供医疗服务，并能体现最终医疗结果、完整反映医疗成本的科室。包括门诊科室、住院科室等。

（2）医疗技术类（以下简称医技科室），指为临床服务类科室及患者提供医疗技术服务的科室，包括放射、超声、检验、血库、手术、麻醉、药事、实验室、临床营养科等科室。

（3）医疗辅助类（以下简称医辅科室），指服务于临床服务类和医疗技术类科室，为其提供动力、生产、加工、消毒等辅助服务的科室，包括消毒供应、病案、门诊挂号收费、住院结算等核算科室。

（4）行政后勤类，指除临床服务、医疗技术和医疗辅助科室之外从事行政后勤业务工作的科室，包括行政、后勤、科教管理等科室。

第10条　科室成本核算的主要流程是：各核算单元（核算科室）先进行医疗业务支出耗费归集，划分直接成本和间接成本。直接成本直接计入，间接成本分配计入，归集形成科室业务成本。再按照分项逐级分步结转的三级分摊方法，依次对行政后勤类科室耗费、医疗辅助类科室耗费、医疗技术类科室耗费进行结转，形成临床服务科室医疗成本。同时，根据核算需要，对财政项目补助支出形成的固定资产折旧和无形资产摊销、科教项目支出形成的固定资产折旧和无形资产摊销进行归集和分摊，分别形成临床服务医疗全成本、临床服务医院全成本。

第11条　各部门按照规范路径采集成本核算的基础数据。

1. 耗费数据

（1）人员经费：根据会计分期和权责发生制原则，按支出明细项目采集到担任相应角色的人员。其中，工资津贴、绩效工资按计提发放项目采集到个人；社会保障缴费按养老、医疗保险等项目采集到个人；住房公积金按实际发生数采集到个人。对在同一会计期间内服务于多个核算单元的多重角色人员，应当根据其实际工作量情况将其人员经费分摊到相应的核算单元。

（2）卫生材料消耗：应当根据重要性原则，建立二级库房卫生材料管理制度，分别按计价收费与非计价收费、可计量与不可计量、高值与低值、植入人体与非植入人体、门诊与住院、一次性使用与可循环使用等因素对卫生材料进行分类核算，优先选择个别计价法，按单品种卫生材料采购成本和二级库房实际用量归集各科室的卫生材料成本。

（3）药品消耗：以"临床开单、药房发药"信息为基础，分别按计价收费与非计价收费、西药、中成药与中草药、门诊用药与住院用药、医保患者与非医保患者等因素对药品进行分类核算，优先选择个别计价法采集各会计期间单品种药品的采购成本。

（4）固定资产折旧：医院应当按照规定的固定资产分类标准和折旧年限建立固定资产管理制度，按会计期间、固定资产类别和品种将固定资产折旧核算到每一个成本核算单元，房屋折旧按科室占用面积计算。

（5）无形资产摊销：医院应当按成本核算单元采集。

（6）提取医疗风险基金：医院应当按成本核算单元采集。

（7）其他费用：均按照权责发生制原则，从业务发生源头、按成本核算单元进行采集。

2. 收入数据

（1）医疗服务收入：按照权责发生制原则，分别按门诊与住院、临床医生、护理与医技执行单元、医疗保险患者与非医疗保险患者和医疗服务项目，采集医疗服务收入数据。

（2）卫生材料收入：按照权责发生制原则，分别按门诊与住院、临床医生、护理与医技执行单元、医保患者与非医保患者，采集计价收费的卫生材料收入。为使卫生材料收入与成本配比，医院应当建立卫生材料收费项目与物料编码的对应关系，以便根据收益原则核销不同材料、不同患者（病种）、不同成本核算单元的卫生材料成本。

（3）药品收入：按照权责发生制原则，分别按药品品规、门诊与住院、核算单元、临床医生、医保患者与非医保患者采集药品收入数据。

3. 服务量数据

（1）服务工作量

门诊人次：按就诊日期、挂号类别（普通、专家）、医保类型、专科进行明细统计，启用医生工作站的医院应当将工作量采集到医生。

住院占用床日：按住院日期、病区、专科、责任医生、医保类型等进行明细采集。

出院人次：按出院日期、病区、专科、医保类型等进行明细统计。

处方量：按患者、专科、医生、门诊、住院、病区、药房、发药人员统计处方张数和处方记录数。

手术工作量：按手术日期、患者、专科（病区）、医生、手术参与人员等进行明细统计。

大型医用设备检查工作量：按日期、专科（病区）、患者、设备编号、检查项目、技师等进行明细统计。

（2）外部服务计量。

对用水、用电、用气、用氧、洗涤、保洁、维修等外部服务，按服务时间、服务对象（科室）、服务项目进行明细统计。

（3）内部服务计量

按提供服务的科室、接受服务的核算单元、服务日期、服务项目等进行明细统计。

第12条　科室成本的归集

科室为开展医疗服务活动发生的直接成本，直接计入或采用按内部服务量、内部服务价格等方法计算后计入科室成本；间接成本按照一定原则和标准分配后计入科室成本。具体计量方法如下：

1. 人员经费　按核算科室对全院人员进行定位，将员工发生的各项人员经费直接计入该核算科室的成本。

2. 药品费　按药品进价计入核算科室的药品成本。

3. 卫生材料费　按各核算科室消耗的材料费用直接计入其成本；领用而未消耗的材料，视同库存管理，不计入成本。其中，对成本影响较大的低值易耗品可分期计入成本。

4. 固定资产折旧　按会计核算方法计提固定资产折旧，不考虑预计净残值。其中，房屋类固定资产按核算科室的实际占用面积计提折旧；设备类固定资产按核算科室使用的固定资产计提折旧。

5. 无形资产摊销　医院无形资产应当自取得当月起，在预计使用年限内采用年限平均法分期平均摊销，按受益科室确认无形资产摊销费用。

6. 提取医疗风险基金　以临床、医技科室当期医疗收入的3‰计提。

7. 其他费用

（1）房屋、设备维修费：常规维修费用按科室（房屋、设备实际占用科室）实际发生数记录；设备维保费用按维保期间分期计入（符合大型修缮标准的固定资产维修支出增加固定资产原值，计提折旧）。

（2）水电费：按核算科室实际水、电用量计算确认费用；无实际计量的，可按照核算科室占用面积或收入等参数计算确认。

（3）办公费、印刷费：按实际发生的办公性费用直接计入或按领用记录计量计入。

（4）卫生材料以外其他低值易耗品：对成本影响较大的低值易耗品可分期计入成本。

（5）其他：按核算科室的实际消耗量直接或采用一定方法计算后计入费用。例如物业管理费可以按照占用面积，洗涤、交通费用可以按照工作量，计算取得各核算科室的费用。

第13条　科室成本的分摊

各类科室发生的间接成本应当本着相关性、成本效益关系及重要性等原则，按照分项逐级分步结转的方法进行分摊，最终将所有成本转移到临床科室。具体步骤是：

1. 一级分摊　行政后勤类科室的费用分摊。

将行政后勤类科室的费用按人员比例向临床科室、医技科室和医辅科室分摊，并实行分项结转。

核算科室（临床、医技、医辅科室）分摊的某项行政后勤类科室的费用＝该科室职工人数/除行政后勤类外全院职工人数×当期行政后勤科室各项总费用

2. 二级分摊　医辅科室成本分摊

将医辅科室成本向临床科室和医技科室分摊，并实行分项结转，分摊参数可采用收入比重、工作量比重、占用面积比重等。

（1）按收入比重分摊（适用于门诊挂号收费、住院结算室等成本分摊）

某临床科室（或医技科室）分摊的某医辅科室成本＝该科室医疗收入/全院总医疗收入×当期某医辅科室各项总成本

（2）按工作量分摊（适用于门诊挂号收费、住院结算、洗衣、消毒、水、电、气等保障部门，病案部门等成本分摊）

某临床科室（或医技科室）分摊的某医辅科室成本＝该科室消耗工作量（或医疗工作量）/某医辅科室待分摊的工作总量×当期某医辅科室各项总成本

（3）按占用面积分摊

某临床科室（或医技科室）分摊的某医辅科室成本＝该科室实际占用建筑面积/全院临床、医技科

室建筑总面积×当期某医辅科室各项总成本

3. 三级分摊　医技科室成本分摊。

将医技科室成本向临床科室分摊，分摊参数采用收入比重，分摊后形成门诊、住院临床科室的成本。

某临床科室分摊的某医技科室成本＝该临床科室确认的某医技科室收入（按开单科室归集）/某医技科室总收入×当期医技科室各项总成本

第14条　医院应当定期编制成本报表，按照统一格式和要求，随年度财务报表一并向卫计委和财政部报送以下报表。主要包括：

1. 医院各科室直接成本表　反映管理费用和医疗技术、医疗辅助科室成本结转分摊前各科室医疗直接成本，包括医疗业务成本及管理费用。

同时，在本表基础上，加上财政补助支出形成的固定资产折旧和无形资产摊销、科教项目支出形成的固定资产折旧和无形资产摊销的直接成本，填报医院各科室直接成本表。

此表可根据医院会计核算体系数据填报。

2. 医院临床服务类科室全成本表　反映管理费用、医辅科室和医技科室成本逐步分摊转移到临床科室成本后，各临床科室的医疗成本情况，包括科室直接成本和分摊转移的间接成本。

同时，在本表基础上，加上财政项目补助支出形成的固定资产折旧和无形资产摊销、科教项目形成的固定资产折旧和无形资产摊销在分摊转移到临床科室后的成本，填报医院临床服务类科室全成本表。

此表可根据会计核算体系数据和科室成本核算结果填报。

3. 医院临床服务类科室全成本分析表　用于对医院临床科室全成本要素及其构成进行分析与监测。

同时，在本表基础上，加上财政项目补助支出形成的固定资产折旧和无形资产摊销、科教项目形成的固定资产折旧和无形资产摊销的成本，填报医院临床服务类科室全成本分析表。此表可根据科室成本核算结果填报。

第三章　成本分析

第15条　成本分析的目的是了解医院成本状况，为做出相关决策和提高医院管理水平服务。成本分析的意义是通过分析成本揭示成本消耗现状，认识成本变动规律，寻求成本控制的途径，努力降低医疗服务成本，提高医院的社会效益和经济效益，促使医院走优质、高效、低耗的可持续发展之路。

第16条　根据成本核算报表和经营分析评价指标报表所反映的成本信息和指标信息，进行成本分析，并用文字说明成本变化的主要原因，提出有效管理和控制成本的合理化建议。成本分析报告定期向主管部门和医院成本核算领导小组报送。

第17条　医院根据自身管理的需要选择不同的分析方法，分析成本计划完成情况，产生差异的原因，并制订降低成本的措施，编制分析报告。其主要方法包括：

1. 按照分析的目的和要求不同，可以分为全面分析、局部分析、专题分析、全面分析与专题分析相结合。

（1）全面分析：也叫综合分析，是对医院总体收入、成本及收益情况进行综合、全面、系统的分析。通过分析，借以考核成本控制管理过程中所取得的主要经验和成绩以及存在的主要问题，以利于评价工作和改进工作。全面分析一般适用于对季度、年度报表的分析。

（2）局部分析：是对主要问题或主要指标进行扼要的剖析，与往期比较，或与预算比较，借以考核管理水平的提高程度，体现近期经济管理情况或某指标发展的基本，趋势，局部分析一般适用于单个科室的分析。

（3）专题分析：是对某些重大的管理措施或重大项目进行分析，其特点是分析范围单一，研究透彻深入。

（4）全面分析与专题分析相结合。

在单项指标分析的基础上，将各指标形成一套完整体系，强化对医院经济运行的整体性分析，以掌握医院整体成本状况和效益。同时要针对医院管理中存在的薄弱环节开展专题分析。

2. 按照指标的比较方法不同，可以分为比较分析法、趋势分析法、比率分析法、因素分析法、收支平衡分析法。

（1）比较分析法：是将可比较的指标在时间上和空间上进行对比，以分析事物矛盾的一种最基本、最常用的分析方法。比较分析，按指标性质可分为绝对数比较和相对数比较；按比较形式可分为与预算比较，与以前期比较，与同类型科室数据比较。

（2）趋势分析法：是通过连续若干时期相同指标的对比，来揭示各期之间的增减变化，据以预测经济发展趋势的一种分析方法。

（3）比率分析法：是指在同一成本报表的不同项目之间，或在不同成本报表有关项目之间进行对比，以计算出的成本分析比率，反映各个项目之间的相互关系，据此评价医院的经营状况。

（4）因素分析法：是在多种因素共同作用于某项指标的情况下，分别确定各个因素的变动对该项指标变动的影响及其影响程度的分析方法。

（5）收支平衡分析法：通过分析收入与支出配比情况，找出配比不协调的项目，深入分析其中原因，寻找解决方案的分析方法。

3. 本量利分析　主要研究如何确定保本点和有关因素变动对保本点的影响。保本点是指医院收入和成本相等的运营状态。

结余＝医院收入－变动成本－固定成本

当结余等于零时，此时的业务量即为保本点的业务量。

保本点业务量＝固定成本／（单位收费水平－单位变动成本）

保本收入＝固定成本／（1－变动成本率）

医院通过对保本点的计算，反映出业务量、成本间的互动关系，用以确定保证医院正常有序发展所达到的保本点业务量和保本收入总额，进一步确定所必须的目标业务量和目标收入总额，同时固定成本和变动成本的改变也会影响医院的运营发展。

第四章　成本控制

第18条　医院应当在保证医疗质量和医疗安全的前提下，按照经济性原则、因地制宜原则以及全员参与的原则，利用有效管理方法和措施，按预定成本定额、成本计划和成本费用开支标准，对成本形成的全过程进行控制，努力实现成本最优化的目标。

第19条　医院成本控制主要方法

1. 标准成本法　制订成本标准或计划，比较实际成本与标准成本的差异，分析产生差异的原因并予以纠正。这种方法既有成本计划、核算，也有成本分析和控制。

2. 定额成本法　制订合理的消耗定额，比较实际成本与定额成本的差异，分析产生差异的原因并予以纠正。这种方法能及时揭示成本差异。

第20条　医院成本控制的具体措施

1. 预算约束控制　医院应当以成本数据为依据，以科室预算为基础，实施全面预算管理，做好营运成本分析与预测，将全部成本纳入管理范围，对各项经济活动进行统筹安排和全面控制。

2. 可行性论证控制　医院重大经济行为必须建立集体决策审议责任制度，经过充分的可行性论证，利用核算结果指导经济管理决策，避免决策的主观性和盲目性。

3. 财务审批控制　医院应当建立健全成本费用审核制度，加强内部控制，纠正、限制不必要的成本费用支出差异。

4. 执行过程控制　医院应当加强经济活动的内部审计监督，落实招标采购相关制度，对成本控制关键点进行检查、评价，不断改进成本管理水平。

5. 优化资源配置　医院应当结合成本效益分析，提高医疗设备利用率，减少卫生材料、办公用品等资源浪费，节约成本，增强自身的市场竞争力。

6. 加快技术革新　医院应当积极推动医疗技术革新，加强信息化建设，优化各项工作流程，提高劳动效率，降低运行成本。

第五章　成本考核与评价

第21条　为有效控制成本，医院应当强化成本考核，建立成本控制考评制度，评价成本控制效益，建立相应的绩效激励体系，将成本控制效果纳入科室绩效考核体系，做到奖惩分明，促使其能够自觉控制可控成本，减少资源浪费，降低费用。

第六章　附则

第22条　本办法由成本核算工作小组负责解释。

第23条　本办法自××××年××月××日起施行。

二、医院项目成本管理制度

为加强医院科室成本管理，规范和加强各科室、职能部门成本核算的管理，科学合理降低成本，进一步促进医院事业的发展，根据《医院财务制度》和《医院会计制度》要求，结合医院实际情况，特制订本制度。

第一章　总则

第1条　本办法适用于××医院开展成本核算及管理工作。

第2条　本办法所称成本管理包括成本核算、成本分析、成本控制、成本考核与评价等管理活动。

第3条　成本管理遵循统一领导、全面施行、分工负责、科学有效、控制合理、成本最优化原则。

第二章　医疗服务项目成本范围

第4条　医院成本是医院为开展医疗服务活动而发生的各种消耗，其核算范围包括：

1. 人员经费　是指医院业务科室发生的工资福利支出、对个人和家庭的补助支出。工资福利支出包括基本工资、绩效工资（津贴补贴、奖金）、社会保障缴费等。对个人和家庭的补助支出包括医疗费、住房公积金、住房补贴、助学金和其他对个人和家庭的补助支出。

2. 卫生材料费　是指医院业务科室发生的卫生材料耗费。

3. 药品费　是指医院业务科室发生的药品耗费。

4. 固定资产折旧费　是指按照规定提取的固定资产折旧。

5. 无形资产摊销费　是指按照规定计提的无形资产摊销。

6. 提取医疗风险基金　是指按照规定计提的医疗风险基金。

7. 管理费用　是指医院行政及后勤管理部门为组织管理医疗、科研、教学业务活动而发生的各项费用，包括行政及后勤部门发生的人员经费、公用经费、医院统一负担的离退休人员经费、坏账损失、银行借款利息支出、汇兑损益、印花税等。

8. 其他费用　包括办公费、水电费、邮电费、取暖费、公用车运行维护费、差旅费、培训费、福利费、工会经费及其他费用等。

以上支出应当单独设立明细科目进行会计核算。

第5条　根据《医院财务制度》规定，以下支出不得计入成本范围：

（1）不属于医院成本核算范围的其他核算主体及经济活动发生的支出。

（2）为购置和建造固定资产、购入无形资产和其他资产的资本性支出。

（3）对外投资的支出。

（4）各种罚款、赞助和捐赠支出。

（5）有经费来源的科研教学等项目开支（科教等项目支出所形成的固定资产折旧、无形资产摊销除外）。

（6）在各类基金中列支的费用。

（7）国家规定不得列入成本的支出。

第三章　医疗服务项目成本的原则

第6条　医疗服务项目成本核算应当遵循合法性、可靠性、相关性、分期核算、权责发生制、按实际成本计价、收支配比、一致性和重要性等原则。

1. 合法性原则　计入成本的费用必须符合国家法律、法规及相关制度规定，不符合规定的不能计入。

2. 可靠性原则　医院要保证成本核算信息免于错误及偏差，使其具有真实性、完整性、中立性和可验证性。

3. 相关性原则　医院成本核算所提供的成本信息应当符合国家宏观经济管理的要求，满足相关方面及时了解医院收支情况以及医院加强内部管理的需要。

4. 分期核算原则　成本核算的分期必须与会计期间一致，按月、季、年核算。

5. 权责发生制原则　医院收入和费用核算，科室成本核算均应当以权责发生制为核算基础。

6. 按实际成本计价原则　医院的各项财产物资应当按照取得或购建时的实际价值（即取得成本）核算，除国家另有规定外，一般不得自行调整其账面价值。

7. 收支配比原则　医院在进行成本核算时，应当按照"谁受益、谁负担"的原理，归集、分配各项成本费用，使各项收入与为取得该项收入的成本费用相配比；某核算科室的收入与该科室的成本费用相配比；某会计期间的收入与该期间的成本费用相配比。

8. 一致性原则　医院各个会计期间成本核算所采用的方法、程序和依据应当保持一致，不得随意改变；若确有必要变更，则应当在财务报告中详细说明变更的原因、对医院财务收支的影响等情况。

9. 重要性原则　医院在成本核算过程中，对于主要经济事项及费用应当分别核算、分项反映，力求精确；而对次要事项及费用，在不影响成本真实性的前提下，可以适当简化处理。

第四章　医疗服务项目成本的计算

第7条　医疗服务项目成本核算，是指以临床服务类、医疗技术类科室开展的医疗服务项目为对象，归集和分配各项支出，计算各项目单位成本的过程。核算办法是将临床服务、医疗技术类和医疗辅助类科室的医疗成本向其提供的医疗服务项目进行归集和分摊，分摊系数可采用各项目收入比、工作量等。

医疗服务项目核算就是围绕某一服务项目所发生的一切成本进行审核、记录、汇集和分配，并计算实际成本的过程。

医疗服务项目成本核算是以临床服务科室及医疗技术科室二次分摊后的科室成本为基础，以各科室开展的医疗服务项目为对象，归集和分配各项支出，计算出各科室所开展医疗服务项目单位成本的过程。

某医疗项目的单位成本 = 直接成本 + Σ成本动因成本

第8条　医疗服务项目成本的归集、分摊及汇总。

医疗服务项目成本是在科室成本核算的基础上，将临床科室、医技科室的医疗成本向其提供的医疗服务项目进行归集和分摊，分摊参数优先采用项目收入比、工作量等方法，并以上述二级分摊后的结果为基础。

临床科室（或医技科室）某医疗服务项目总成本 = 该项目医疗收入/（科室医疗总收入 - 单独收费卫生材料收入 - 药品收入）×（二级分摊后的科室总成本 - 药品成本 - 卫生材料成本）

某科室医疗服务项目单位成本 = 该项目总成本/该项目工作量

第五章　附则

第9条　本办法由成本核算工作小组负责解释。

第10条　本办法自×××年××月××日起施行。

三、医院病种成本管理制度

为加强医院科室成本管理，规范和加强各科室、职能部门成本核算的管理，科学合理降低成本，进一步促进医院事业的发展，根据《医院财务制度》和《医院会计制度》要求，结合医院实际情况，特制订本制度。

第1条 本办法适用于××医院开展成本核算及管理工作。

第2条 本办法所称成本管理包括成本核算、成本分析、成本控制、成本考核与评价等管理活动。

第3条 成本管理遵循统一领导、全面施行、分工负责、科学有效、控制合理、成本最优化原则。

第4条 病种成本核算的定义

病种成本核算，是指以病种为核算对象，按照一定流程和方法归集相关费用，计算病种成本的过程。

第5条 病种成本核算的路径

按病种核算服务成本，应当包括患者从诊断入院到按治疗标准出院所发生的各项费用支出。病种成本核算办法是将为治疗某一病种所耗费的医疗项目成本、药品成本及单独收费材料成本进行叠加。

第6条 病种成本核算的方法

1. 历史成本法 即通过较大样本的病例回顾性调查，以调查资料为依据，计算服务项目成本，同时将间接成本按一定的分摊系数分配到病种医疗成本中，最后归集为病种成本。其计算公式如下：

某病种总成本 = $\sum$（该病种出院患者核算期间内各医疗服务项目工作量×各该项目单位成本 + 药品成本 + 单独收费材料成本）

某病种单位成本 = 该病种总成本/该病种出院患者总例数

以上医疗服务项目工作量可以从收费系统取得，各项目单位成本可以项目成本核算结果为准。

2. 标准成本法 即对每个病种按病例分型制订规范化的诊疗方案，再根据该病种临床路径所需医疗服务项目的标准成本核算病种成本。

某病种标准成本 = $\sum$（临床路径下该病种各医疗服务项目工作量×该项目单位成本） + $\sum$药品成本 + $\sum$单独收费材料成本

以上项目工作量可从主管部门确定的病种临床路径所包含的项目计算取得，各项目单位成本可以项目成本核算结果为准。

第六条 附则

第7条 本办法由成本核算工作小组负责解释。

第8条 本办法自×××年××月××日起施行。

四、医院诊次和床日成本管理制度

为加强医院科室成本管理，规范和加强各科室、职能部门成本核算的管理，科学合理降低成本，进一步促进医院事业的发展，根据《医院财务制度》和《医院会计制度》要求，结合医院实际情况，特制订本制度。

第1条 本办法适用于××医院开展诊次和床日成本核算及管理工作。

第2条 本办法所称成本管理包括成本核算、成本分析、成本控制、成本考核与评价等管理活动。

第3条 成本管理遵循统一领导、全面施行、分工负责、科学有效、控制合理、成本最优化原则。

第4条 诊次和床日成本定义。

诊次和床日成本核算，是以诊次、床日为核算对象，将科室成本进一步分摊到门急诊人次和住院床日，计算出诊次成本和床日成本的过程。

第5条 诊次和床日成本归集分摊

诊次、床日成本的核算方法是将临床科室成本按门急诊人次和住院床日进行分摊。

全院平均诊次成本 = $\sum$临床科室门诊成本/全院门急诊总人次

某临床科室诊次成本 = 某临床科室门诊总成本/该科室门急诊总人次

全院平均实际占用床日成本 = $\sum$临床科室住院成本/全院住院患者实际占用总床日数

某临床科室实际占用床日成本 = 某临床科室住院总成本/该科室住院患者实际占用总床日数

其中成本总额可以是：医疗成本总额、住院成本总额、科室成本总额、项目成本总额。

第七章 附则

第6条 本办法由成本核算工作小组负责解释。

第7条 本办法自×××年××月××日起施行。

（周 岩）

第三节 医院成本管理流程设计

一、科室成本核算流程关键节点说明

（1）科室成本核算遵循合法性、可靠性、相关性、分期核算、权责发生制、按实际成本计价、收支配比、一致性和重要性等原则。

（2）实行成本核算责任制，建立成本核算领导小组、设置专职及兼职成本核算员，逐级明确各部门的职责。

（3）召开科室成本会议，对科室进行培训，宣传下达。

（4）明确各部门在成本核算中的职能范围，协调各部门关系，对本单位成本核算实施中的重大问题迅速做出决策，保证工作顺利进行。

二、为保证成本核算和管理工作的开展，对各部门进行相关培训

（1）设置"人员经费"、"卫生材料费"、"药品费"、"固定资产折旧费"、"无形资产摊销费"、"提取医疗风险基金"、"其他费用"等一级明细科目。

（2）按照各具体科室进行明细核算，归集临床服务、医疗技术、医疗辅助类各科室发生的。

三、接计入各科室或采用一定方法计算后计入各科室的直接成本

（1）医院应在保证医疗服务质量的前提下，利用各种管理方法和措施，按照预定的成本定额、成本计划和成本费用开支标准，对成本形成过程中的耗费进行控制

（2）医院应建立健全成本定额管理制度、费用审核制度等，采取有效措施纠正、限制不必要的成本。

四、费用支出差异，控制成本费用支出

（1）定期编制成本核算报表、成本分析报告，为领导提供决策依据，指导科室优化成本构成，切实发挥成本核算的作用。

（2）医院应根据成本核算结果，对照目标成本或标准成本，采取趋势分析、结构分析、量本利分析等方法及时分析实际成本变动情况及原因，把握成本变动规律，提高成本效率

（3）撰写成本分析报告，并结合实际调查研究，分析成本变动原因，为医院管理、决策提供参考。

（4）每月定期按照上级部门要求报送成本报表，要求及时、准确。

（5）参与成本核算、管理及各项考核制度的制订，组织监督实施。

五、项目及病种成本核算流程关键节点说明

依据医院的医疗业务流程和财务数据，引入作业成本法，归集项目直接费用，以成本动因作为间接费用的分配依据，采用各自不同的分配标准，追踪资源消耗过程，分配计算项目间接成本。

某医疗项目的单位成本 ＝ 直接成本 ＋ $\sum$ 成本动因成本

某病种成本 ＝ $\sum$（临床路径下该病种各医疗服务项目工作量×该项目单位成本）＋ $\sum$ 药品成本 ＋ $\sum$ 单独收费材料成本

六、诊次和床日成本核算流程关键节点说明

将行政后勤类科室的费用按人员比例向临床科室、医技科室和医辅科室分摊，并实行分项结转将医辅科室成本向临床科室和医技科室分摊，并实行分项结转，分摊参数可采用收入比重、工作量比重、占用面积比重等。

将医技科室成本向临床科室分摊，分摊参数采用收入比重，分摊后形成门诊、住院临床科室全成本。

七、成本核算总体流程关键节点说明

医疗成本＝医疗业务成本＋管理费用

医疗辅助类科室医疗成本＝医辅类科室直接成本＋分摊行政后勤类科室成本

医疗技术类科室医疗成本＝医技类科室直接成本＋分摊行政后勤类科室成本＋分摊医辅类科室医疗成本

临床科室医疗成本＝临床类科室直接成本＋分摊行政后勤类科室成本＋分摊医辅类科室医疗成本＋分摊医技类科室医疗成本

（周　岩）

第四节　医院成本管理工具设计

一、科室成本核算方法

1. 医院科室分类　核算单元是基于医院业务性质及自身管理特点而划分的成本核算基础单位。医院应根据实际情况，由成本管理领导小组确定核算单元，每个核算单元应是人、财、物相对独立的单元，能单独计量所有收入、归集各项费用。财务部门为每个核算单元建立会计核算账户。按照医院财务规定，将医院科室分为四类。

（1）临床服务类：是指直接为患者提供医疗服务，并能体现最终医疗结果、完整反映医疗成本的科室，如内科、外科、妇科、儿科等。

（2）医疗技术类：是指为临床服务类科室及患者提供医疗技术服务的科室，如放射、超声、检验、血库、手术、麻醉、药剂科、医技实验室等科室。

（3）医疗辅助类：是指服务于临床服务类和医疗技术类科室，为其提供动力、生产、加工、消毒等辅助服务的科室，如物业管理、动力、消毒供应、病案、材料库房、营养食堂、门诊挂号收费和住院结算等核算科室。

（4）行政后勤类：是指除临床服务、医疗技术和医疗辅助科室之外的、从事院内外行政后勤业务工作的科室，如人事、科研、教育、后勤等科室。为了提供医疗服务而发生的成本、费用项目，或者说是医疗服务过程中所需花费的代价。在医院里典型的资源项目一般有：药品、卫生材料、低值易耗品、其他材料、燃料与动力费用、工资及福利、折旧费、公用费用、维修费、其他。在科室成本核算时，通常将医院的成本分为直接成本和间接成本两类，分别进行归集到科室。

直接成本：直接成本是科室为开展医疗服务活动而发生的能够直接计入或采用一定方法计算后直接计入的各种支出。直接成本归集方法如下：

1）确认标的消耗的需要直接成本分摊的资源。

2）为这些资源估计单价（一般从进货上取得）。

3）估计标的所消耗的各种资源的数量（一般来自信息系统或管理层的估计）。

4）把消耗资源的单价和标的所消耗的数量相乘。

5）汇总所有直接分摊的成本以获得该标的的直接成本。

间接成本：间接成本是为开展医疗服务活动而发生的不能直接计入、需要按照一定原则和标准分配计入的各项支出。间接成本分摊的原则是：

1）尽可能将间接变为直接费用。

2）收益性原则：谁受益、谁负担。

3）及时性原则：真实与准确。

4）成本效益性原则：分摊工作要强调成本。

5）基础性原则：准确的原始记录、不能制造虚假成本。

6）管理性原则：提高成本分配的科学性。

7）多元性原则：成本分配标准、分配方法。

间接成本分摊的程序：

1）确定分摊科室；

2）归集共同费用；

3）选择分配基础；

4）确定分配系数。

2. 科室成本的逐级分摊　按照医院现行财务制度规定，科室成本核算采用分项逐级分步结转法，将医院的科室分为四类：行政后勤类、医辅类、医技类、临床服务类，对于各类科室发生的成本应当本着相关性、成本效益关系及重要性等原则，按照分项逐级分步结转的方法进行分摊，最终将所有成本转移到临床科室。具体步骤是：

（1）一级分摊：级分摊即行政后勤类科室的费用分摊。将行政后勤类科室的费用按人员比例向临床科室、医技科室和医辅科室分摊，并实行分项结转。

核算科室（临床、医技、医辅科室）分摊的某项行政后勤类科室的费用＝该科室职工人数/除行政后勤类外全院职工人数×当期行政后勤科室各项总费用。

（2）二级分摊：二级分摊是将医辅科室成本向临床科室和医技科室分摊，并实行分项结转。分摊参数可采用收入比重、工作量比重、占用面积比重等。

1）按收入比重分摊（适用于门诊挂号收费、住院结算室等成本分摊）：

某临床科室（或医技科室）分摊的某医辅科室成本＝该科室医疗收入/全院总医疗收入×当期某医辅科室各项总成本

2）按工作量分摊（适用于门诊挂号收费、住院结算、洗衣、消毒、水、电、气等保障部门，病案部门等成本分摊）：

某临床科室（或医技科）分摊的某医辅科室成本＝该科室消耗工作量（或医疗工作量）/某医辅科室待分摊的工作总量×当期某医辅科室各项总成本。

3）按占用面积分摊：某临床科室（或医技科室）分摊的某医辅科室成本＝该科室实际占用建筑面积/全院临床、医技科室建筑总面积×当期某医辅科室各项总成本

（3）三级分摊：三级分摊是将医技科室成本向临床科室分摊。分摊参数采用收入比重或作业成本法分摊，分摊后可以分别计算门诊、住院临床科室的成本

某临床科室分摊的某医技科室成本＝该临床科室确认的某医技科室收入（按开单科室归集）/某医技科室总收入×当期医技科室各项总成本

二、项目成本核算方法

医疗服务项目成本核算是以二次分摊后的科室成本为基础，以各科室开展的医疗服务项目为对象，归集和分摊各项支出，计算出各科室所开展医疗服务项目单位成本的过程。对于项目成本的核算通常将成本分为直接成本和间接成本两类，分别进行归集。

1. 项目直接成本的归集　即收集可直接归集到各医疗服务项目的费用，如人员经费、卫生材料费等。

2. 项目其他成本的分摊　　即将项目开展科室的医疗成本按照一定方法分摊至服务项目。

一般来说，成本分摊系数包括收入分摊系数、工作量分摊系数和操作时间分摊系数、约当量系数。

（1）收入分摊系数

收入分摊系数是指某服务项目年医疗收入占该项目所在科室总医疗收入的百分比。

计算公式如下：

某服务项目成本 = 该服务项目医疗收入/该科室总医疗收入 × （该科室二次分摊后成本 – 可以单独收费的药品及材料成本）

（2）工作量分摊系数

工作量分摊系数是指某服务项目工作量占该项目所在成本科室总工作量的百分比。

计算公式如下：

某服务项目工作量 = 该服务项目工作量/该科室总工作量 × （该科室二次分摊后成本 – 可以单独收费的药品及材料成本）

（3）操作时间分摊系数

操作时间分摊系数是指某项目的操作时间占该项目所在成本科室总操作时间的百分比。

计算公式如下：

某项目操作时间 = 该项目操作时间/该科室总操作时间 × （该科室二次分摊后成本 – 可以单独收费的药品及材料成本）

（4）约当量系数

约当量系数是指某服务项目成本占该项目所在成本科室总成本的百分比。

计算公式如下：

约当量系数 = 该服务项目成本/该科室总成本

某服务项目成本 = 约当量系数 × 该科室全成本

3. 项目成本单位成本计算

项目的单位成本 = 该项目总成本/该项目工作量

三、病种成本核算方法

病种成本核算办法是将为治疗某一病种所耗费的医疗项目成本、药品成本及单独收费材料成本进行叠加来计算。按病种核算服务成本，应包括患者从诊断入院到按治疗标准出院所发生的各项费用支出。病种成本核算的方法有历史成本法、标准成本法两种：

1. 历史成本法　　历史成本法，即通过较大样本的病例回顾性调查，以调查资料为依据，计算服务项目成本，同时将间接成本按一定的分摊系数分摊到病种医疗成本中，最后归集为病种成本。

其计算公式如下：

某病种总成本 = ∑（该病种出院患者核算期间内各医疗服务项目工作量 × 各该项目单位成本 + 药品成本 + 单独收费材料成本）

某病种单位成本 = 该病种总成本/该病种出院患者例数

以上医疗服务项目工作量可以从收费系统取得，各项目单位成本可以项目成本核算结果为准。

2. 标准成本法　　标准成本法，即对每个病种按病例分型制订规范化的诊疗方案，再根据临床路径所需医疗服务项目的标准成本核算病种成本。

某病种标准成本 = ∑临床路径下该病种各医疗服务项目工作量 × 该项目单位成本 + ∑药品成本 + ∑单独收费材料成本

以上项目工作量可从主管部门确定的病种临床路径所包含的项目计算取得，各项目单位成本可以项目成本核算结果为准。

四、诊次及床日成本计算方法

科室成本二级分摊后，可以分别计算诊次和床日成本。诊次和床日成本核算是以诊次、床日为核算对象，将临床科室全成本按门急诊人次和住院床日进行分摊，计算出诊次成本、床日成本。

全院平均诊次成本＝∑临床科室全成本／全院门诊诊疗人次

某临床科室诊次成本＝某临床科室全成本／该科室门诊诊疗人次

全院平均实际占用床日成本＝∑临床科室（住院）全成本／全院住院患者实际占用床日数

某临床科室实际占用床日成本＝某临床科室全成本／该科室住院患者实际占用床日数

五、作业成本法

1. 作业成本法模型　医疗服务项目成本核算一般采用作业成本法（Activity-Based Costing）模型。作业成本法是一种通过对所有作业活动进行追踪动态反映，计量作业和成本对象的成本，评价作业业绩和资源的利用情况的成本计算和管理方法。它以作业为中心，根据作业对资源耗费的情况将资源的成本分配到作业中，然后根据产品和服务所耗用的作业量，最终将成本分配到医疗项目中。作业成本法的主要思想："作业消耗资源，产品消耗作业"，即把各医疗科室成本（资源）按照资源动因（工作量、收入比等）分配到作业中，以及把作业成本按照作业动因分配到医疗项目（产品）中的核算方法。

2. 作业成本法实现步骤与框架　作业成本法的实现步骤如下：

第一步：确定核算科室、核算项目和数据采集期间

第二步：数据采集

第三步：制作基础字典表

第四步：划分科室作业

第五步：科室作业数据整理、归集

第六步：确定资源动因

第七步：资源成本分配计算，产出科室作业成本

第八步：医疗项目数据整理、归集

第九步：确定作业动因

第十步：作业成本分配计算，产出医疗项目单位成本

六、成本分析方法

1. 按照分析的目标和要求分类

（1）全面分析：全面分析是对医院总体收入、成本及收益情况进行综合、系统的分析。通过分析，借以考核成本控制管理过程中所取得的主要经验和成绩以及存在的主要问题，以利于评价和改进工作。全面分析一般适用于对季度、年度成本的分析。

（2）局部分析：局部分析是对主要问题或主要指标进行扼要的剖析，与往期比较，或与预算比较，借以考核管理水平的提高程度，体现近期经济管理情况或某指标发展的基本趋势，局部分析一般适用于单个科室的分析。

（3）专题分析：专题是对某些重大的管理措施或重大项目进行分析，其特点是分析范围单一，研究透彻深入。

2. 按照指标的比较方法分类

1）比较分析法：是将可比较的指标在时间上和空间上进行对比，以分析事物矛盾的一种最基本、最常用的分析方法。比较分析，按指标性质可分为绝对数比较和相对数比较；按比较形式可分为与预算比较，与以前期比较，与同类型科室数据比较。通过比较分析发现问题，找出原因，合理控制成本。

运用比较分析法应注意两个问题：第一是对比指标的可比性，只有对比指标具有共同的基础，才能使比较结果有实际意义。第二是比较分析所获得的结果，只能说明数量的差异，而不能说明差异的原因，为了查明差异形成的原因，还要进行深入的分析研究。

2）趋势分析法：是通过连续若干时期相同指标的对比，来揭示各期之间的增减变化，据以预测经济发展趋势的一种分析方法。

3）比率分析法：是指在同一成本报表的不同项目之间，或在不同成本报表有关项目之间进行对比，以计算出的成本分析比率，反映各个项目之间的相互关系，据此评价医院的经营状况。常用的比率分析有相关比率和构成比率分析。

（1）相关比率分析：它是以某个指标和其他指标进行对比，求出比率。通过相关比率的分析，以便更深入地了解医院的经营状况。如将医院总成本和总收入相比，反映医院收入和成本的关系，从而分析医院单位收入所要付出的成本情况。

成本收入率 = 成本费用/业务收入 × 100%

成本收益率 = 收支结余/成本费用 × 100%

（2）构成比率分析：它是以某一个经济指标的各个组成部分在总体中所占的比重来分析其构成内容的变化，以便进一步掌握该项经济活动的特点和变化趋势。其计算公式为：结构相对数/部分总体 × 100%。构成分析法的特点就是把分析对象的总体作为100，借以分析构成总体的各个部分所占的比重，以认识局部和总体关系的影响。

4）因素分析法：是在多种因素共同作用于某项指标的情况下，分别确定各个因素的变动对该项指标变动的影响及其影响程度的分析方法。收入、成本增减总是多种因素综合作用的结果，各种因素的影响不同，各种因素之间又存在着某种联系。要揭示出各个因素的影响方向和程度，就要运用因素分析法。其具体方法是：以指标体系为基础，逐次替换每个因素，当某个因素替换时，其他因素不变，由此所产生的差异，就是被替换的因素影响的结果。分析的结果，可用绝对值表示，也可以用相对数表示。

（张雪娟）

第十四章

医院内部审计精细化管理

第一节　医院内部审计管理体系设计

一、医院内部审计的作用

医院内部审计是内部审计机构和审计人员对医院的财务收支、经济活动的真实、合法和效益进行独立监督审核的行为。医院内部审计是医院进行现代化管理的一种重要手段，通过对医院预算、内控制度、专项资金、固定资产投资、基建项目等重要经济业务的效益审计，促进医院管理水平和经济效益的提高。

医院内部审计具有双重任务：一方面制止违规违纪现象，保护国家财产和医院利益；另一方面促进医院改善经营管理，提高经济效益。医院内部审计主要包括以下作用。

1. 审计监督作用　内部审计的基本职能首先是经济监督。内部审计监督是对医院所有经济监督的第一道关口。通过监督和对问题的揭示与查处，促使医院内部各部门规范管理，堵塞漏洞，提高效益，为医院实现经营目标服务，促进医院经营活动良性循环。

2. 风险管理作用　风险管理是识别风险并设计控制的方法，其核心是将没有预计到的未来事项的不利影响控制在最低程度。对风险管理首先要求在内部审计的组织中发现那些高风险暴露的领域，对高风险暴露点的识别要通过对组织的分析进行，这种分析既包括审计人员的客观测试，也包括主观的判断，将分析的结果与认为可接受的风险水平相比较，最后实施必要的变革，使医院的风险暴露水平与其所设定的目标相一致。通过持续的跟踪审计，确保对医院最严重的风险以及潜在的风险及时采取有效措施，加以纠正或化解，以达到风险管理的目的。

3. 内部控制作用　内部控制制度是医院的一项重要组织制度，建立科学严密的内控机制，正确处理监督与发展的关系，是确保医院安全有效运行的关键。内部审计是内部控制的一个组成部分，是对医院内部控制的再控制。内部审计机构和审计人员，在对审计出的问题进行综合分析，测算和研究并报告审计结果的同时，对内控制度存在问题提出最佳解决方案和改进建议，供决策时参考。

4. 评价鉴证作用　评价过程的实质是针对审核检查中发现的问题和缺陷进行评议，从而肯定成绩，提出不足。评价是内部审计的基本职能和作用之一。鉴证是对医院财务管理及其经济活动的鉴别和证明，据以做出审计结论。通过内部审计评价医院的决策、目标和计划是否具有可持续发展性，以及经济效益水平高低及影响因素，经营管理者是否有效地管理了医院，并是否切实履行了其应尽的各种职责。

5. 服务目标作用　一切经济活动的最终目的是实现其经营目标，内部审计的一个重要作用，就是从始至终在不同层次、不同范围、不同领域为医院运营目标服务并促进各个目标的实现。审计趋势的变化将医院发展治理结构中的内部审计服务目标的作用提升到了更高的层次，同时也对内审人员的综合素质提出了更高的要求。只有逐步适应这种变化并不断适应新形势、新要求，内部审计在医院发展治理结构中的重要作用才能够顺利实现。

二、医院内部审计的管理体系

为了加强医院内部审计工作，医院应建立健全内部审计的管理体系，提高内部审计的质量。医、院内部审计质量管理是对具体审计流程的质量控制，主要包括审计前调研、审计方案制订、审计过程控制、审计报告、后续审计等环节，这些环节的质量控制水平，是内部审计质量控制核心环节。

1. 审计前调研　审计前调研是通过了解审计事项以及被审计的基本概况，为开展审计工作打好基础。对被审计单位要了解其管理制度、主要业务和工作流程、审计期间重大决策情况等信息，做到心中有数，以提高审计结论的科学性和效率。

2. 审计方案制订　审计方案的制订是根据审前调研所获得的信息确定审计重点，设计具体审计程序并根据审计组成员的业务专长分配审计任务。审计方案制订得科学与否，直接影响审计质量，审计方案制订过程中要与审计组成员充分沟通，审计组成员充分研讨达成共识的审计方案可操作性强。

3. 审计过程控制　内部审计过程的质量控制方法包括建立审计日记制度、审计底稿复核制度等。审计日记被形象地称为审计项目的"黑匣子"，可以清晰地再现审计过程，突破内部审计过程质量不易控制的盲区，界定审计责任，有利于规范内部审计程序，提高内部审计质量；审计底稿的复核制度是对审计底稿中所列审计事项及结论与支持证据相互核对的制度，可以合理保证审计证据的真实性、充分性和相关性，以及审计意见的准确性，减少审计风险，提高审计质量。

4. 审计报告　审计报告质量控制阶段要注意审计报告撰写、复核和向被审计单位征求意见的环节。内部审计报告是内部审计工作的成果，集中体现内部审计质量。审计报告撰写要坚持客观公正原则。为保证审计报告质量，要建立审计报告复核制度，将报告与审计底稿复核，检查审计报告的完整性，检查审计结论的准确性，检查审计建议的科学性和可操作性，这是内审质量控制的关键环节之一。在正式发出审计报告前，要向被审计单位管理层和相关部门征求意见，对提出的不同意见进行核实后，可以进行报告修改，以保证报告质量。

5. 后续审计　审计项目的后续质量控制阶段涉及审计档案的管理和后续审计的进行。审计档案的管理工作是内部审计质量管理的重要环节，为内部审计质量的监督和评估提供了原始资料。内审部门应该以制度形式明确审计档案的归档范围、保管年限，明确由审计项目负责人对审计档案的完整性负责。

后续审计的目的在于督促审计意见的落实情况，审计意见的落实是审计质量控制的直接目标。如果审计建议如期落实，则实现了内部审计的目标，也意味着内部审计质量得到了被审计单位的认可；如果审计建议没有落实，应耐心听取被审计人员的反馈意见，对于落实的难点问题，内审部门应反映给高级管理层，请其协助落实。此外，对于不切实际的审计建议，审计组成员应该分析原因，以利于下一次审计项目的改进，逐渐形成良性的内审质量促进机制。

三、医院内部审计精细化管理设计维度及要素

医院内部审计对医院的资金管理、业务收支、招标采购等整个过程起着重要的监督作用，建立完善的内部审计有利于提高医院的社会效益和管理水平。医院内部审计的精细化管理要实现精、准、细、严四个特征。通过精细化管理，以建立完整、规范的内部审计体系，使内部审计管理科学化、标准化、程序化。医院内部审计体系可从岗位、制度、流程、工具、表单和方案六个维度进行设计。

（张雪娟）

第二节　医院内部审计岗位职责设计

一、审计主管岗位职责

（1）拟定内部审计规章制度，制订年度内部审计计划；

（2）拟订审计方案，起草审计报告；

（3）负责预算内、预算外资金的管理和使用情况审计；

（4）按照干部管理权限开展有关领导人员的任期经济责任审计；

（5）负责医院的经济管理和经济效益情况审计；

（6）负责固定资产投资项目、基本设投资、修缮工程项目审计；

（7）审查各项财务制度的落实情况，评审内部控制制度的健全性和有效性以及风险管理；

（8）评审重大经营决策的可行性、合理性、效益性；

（9）负责政府采购、医院内部自行采购及招标投标情况审计；

（10）负责经济合同的签订及执行情况审计；

（11）负责医院成本核算与管理审计；

（12）评审卫生、科研、教育和各类援助等专项经费的管理和使用，评审专项资金及外汇管理和使用情况；

（13）协助外部审计工作的开展，维护与外部审计单位的良好关系；

（14）法律、法规规定和医院主要负责人或权力机构要求办理的其他审计事项。

二、审计员岗位职责

（1）协助审计主管拟定审计计划或方案；

（2）根据年度审计计划对医院收支结余的真实性、准确性、合法性等进行审计；

（3）根据年度审计计划对各项财务收支、专项资金的使用和核算情况进行审计；

（4）根据医院领导意见，对有损医院利益或严重违反财经纪律的行为，会同相关部门领导对其进行审计；

（5）对医院内部管理制度进行审计，以检验其是否健全、严密和有效，并审计其执行情况；

（6）审计工作结束后，及时向领导出具审计报告，并及时通报审计中发现的问题；

（7）根据国家有关制度和医院的相关规定，配合外部审计机构进行必要的调查取证工作；

（8）按规定使用所获取的资料；整理归档审计资料及文件；

（9）完成领导交办的其他工作。

（张雪娟）

第三节　医院内部审计管理工具设计

一、医院内部审计的方法

（1）对书面资料的审计检查方法。

（2）对实物的审计检查方法。

（3）其他审计方法。

一般的审计工作往往要涉及到多种方法，审计人员可根据实际情况，采取有效方法，较好地完成审计工作。

二、内部审计的风险评估

根据对医院风险的识别与分析，以及内部控制的评估，内部审计人员可以开展对医院风险和审计风险的整体评估。在评估的基础上，合理选择被审计单位和事项，进而形成审计项目计划。

1. 风险评估时所考虑的因素　按照内部审计的有关职责范围，结合医院建立健全计划与控制系统和内部控制所遇到的风险的实际情况确定，并对各因素加以细分类，选取分值。关注的主要内容有：

（1）内部审计的职责：内部审计的授权性表明内部审计职责的重要性，内部审计的职责，规定了内部审计的审计范围，各科室的各种经济活动是否属于内部审计的范围，是否已经过内部审计或外部的监督，都是值得考虑的重要因素。

（2）是当前医院的战略及目标：作为医院的内部审计部门，其活动也是组织内部的管理活动，必须服从于医院当前的发展战略和目标。

（3）是行业风险：要求关注被审计对象的外部环境风险，因此需要考虑被审计对象所处的行业风险，如当前的社会环境压力、管理当局环境风险方面等。

2. 风险评估的过程　在搜集资料阶段，重视单位的经营目标、战略及计划，重点围绕单位的中心任务，按照单位中心任务的重要性，增加一定的分值进行先后次序的考虑。对于金额大，性质特别重要的风险较大的项目，采用全过程跟踪，分配重点的审计资源加以重点审计，而对金额小，性质重要的风险较高项目，主要采用分析性复核等方法。对医院的内外部环境进行分析，分析出科室和事项的风险的排序，再通过对内部控制进行审计风险的综合评价，两个评价结果的转化及综合的结果，确定审计工作内容的优先次序，审计资源的分配。

3. 形成计划的原则　形成内部审计项目计划的原则主要有：

（1）风险导向原则：风险导向是审计立项的核心原则。审计立项应当以风险为导向，对风险大的审计单元优先考虑，实现有重点的、差别化审计。

（2）周期性覆盖原则：审计立项应能保证在一定的审计周期内，对所辖的全部审计单元至少进行一次审计。

（3）分类分项原则：审计立项按照全面审计项目、专项审计项目和定向审计项目三类分别立项。

（4）统筹兼顾原则：应统筹兼顾风险评估绝对额增量、风险评估相对值、审计周期、政策监管及决策层关注事项等内容。

（5）优化组合原则：可以按照其机构关联程度、业务特性或内在逻辑关系进行组成，形成最优的审计项目集合。

最后，综合年度工作目标、风险评估报告、备选审计项目、审计资源情况等来确定审计项目计划。

4. 风险因素排列　根据风险评估应考虑的主要因素，结合内部审计部门对本年度医院经营风险管理的评估结果，医院各科室风险评估的结果，以及内部控制评价审计得出的控制风险评价结果，再结合其他相关的重要资料，就可以对要进行风险评估的主要因素的状况有一个总的评价结论。

从风险评估排序表中可以看出，基建部门的风险最高，其次是收费科，因此，将基建部门和收费科作为审计重点单位。对于其他单位，减少审计频率和时间，集中精力关注较高风险的单位。

良好的计划是成功的一半，通过从审计计划开始的一系列以风险导向的内部审计工作，形成了以防范风险和加强内部控制制度建设为核心的审计监督体系。主要职能是加强内部监督和控制，改进和完善内部管理，防范和化解风险，提高工作效率，确保各部门贯彻执行单位制订的决策方针，促进医院管理水平的提升。

（张雪娟）

第四节　医院内部审计管理方案设计

一、财务收支审计方案

（一）审计目标

（1）规范医院财务收支审计工作。

（2）促进医院加强资金和财产物资的管理，提高资金的使用效益。

（二）职责界定

（1）审计部门负责对在建工程进行审计。

（2）相关科室提供资料，给予配合。

（三）审计内容

1. 财务管理制度审计的主要内容

（1）财务管理体制、机构设置、财会人员配备是否符合国家和上级主管部门的规定并适应本单位发展需要。

（2）财务规章制度和内部控制制度是否健全、有效。

（3）会计核算是否符合会计准则和相关制度规定。

2. 预算管理及执行情况审计的主要内容

（1）预算编制的原则、方法及编制和审批的程序是否符合国家、上级主管部门和医院的规定；各项收入和支出是否全部纳入预算管理，有无赤字预算。

（2）各项收入和支出是否按照预算执行，是否真实、合法，会计核算是否合规，预算执行过程中的内控制度是否健全、有效。

（3）预算调整有无合理的原因和明确的项目，是否按规定程序办理并经批准后执行。

（4）保证预算完成所采取的措施是否合法、有效。

（5）预算执行情况及产生差异的原因。

3. 收入管理审计的主要内容

（1）是否严格按照国家、上级主管部门和医院的规定依法组织收入，是否将应上缴收入及时足额上缴。

（2）各项收入是否统一管理，统一核算，有无隐瞒、截留、挪用、拖欠或私设"账外账"、"小金库"等问题。

（3）收费项目、标准和范围是否合法并报主管部门批准，有无擅自增加收费项目、扩大收费范围、提高收费标准等乱收费、乱集资的问题。

（4）收费票据是否使用国家规定的合法票据，是否建立票据领用、回收制度。

（5）捐赠收入的核算是否合规；是否设置限定性捐赠辅助账，对其支出情况进行详细登记。

4. 支出管理审计的主要内容

（1）各项支出是否真实并按预算执行，有无超预算等问题。

（2）各项支出是否严格执行国家、上级主管部门和医院有关财务规章制度的开支范围和开支标准，有无虚列虚报、违反规定发放钱物和其他违纪违规问题。

（3）专项资金是否专款专用，有无挤占挪用等问题，核算和结算是否合规。

（4）是否严格执行国库集中支付制度和政府采购制度的有关规定。

（5）基本建设和维修工程等资本性支出是否在保持预算收支平衡的基础上统筹安排，并按规定报批。

（6）各项支出所取得的效益如何，有无损失浪费等问题。

5. 资产管理审计的主要内容

（1）货币资金的管理和使用是否符合规定，内控制度是否健全、有效；银行账户的开设和使用是否合法、合规。

（2）应收和预付款是否及时清理结算，有无长期挂账的问题。

（3）存货是否定期清查盘点，是否账实相符，盈亏调整是否符合相关规定。

（4）固定资产是否定期清查盘点，账卡物是否相符；盈亏调整是否符合相关规定；折旧的计提及账务处理是否合规。

（5）无形资产的管理是否符合有关规定，转让、购入、捐赠和投资的无形资产是否按规定进行评估。

（6）资产的出售、转让、报损、报废等处置是否按规定进行鉴定或评估，并按规定程序审批；资产有无流失、无偿占用等问题。

（7）资产的出租、出借是否按规定报批，收入是否纳入预算管理并统一核算。

（8）资产的处置收入是否实行"收支两条线"管理；是否建立资产共享、共用制度。

（9）对外投资是否按规定报上级主管部门批准或备案；以实物或无形资产对外投资的，是否按有关规定进行评估；对外投资收益是否纳入预算并统一核算。

6. 负债管理审计的主要内容

（1）各项负债是否按不同性质分别管理，核算是否正确、合规。

（2）各项负债是否及时清理并按规定办理结算。

（3）是否建立负债的风险控制机制，借入款项的管理是否科学、规范。

7. 成本费用管理审计的主要内容

（1）是否正确划分资本性支出和收益性支出，会计处理是否合规。

（2）是否正确归集教学、科研及其他活动的各项费用；不能直接归集的，是否按规定合理摊销。

8. 净资产管理审计的主要内容

（1）财政拨款结转和结余资金、非财政拨款结转和结余资金的使用及会计处理是否合规。

（2）各项专用基金的设置是否符合有关规定；是否及时足额到位；是否设置专门账户进行管理，会计核算是否合规。

（3）各项专用基金的管理是否符合有关规定，是否按照规定或捐赠人限定的用途使用捐赠资金。

9. 财务决算审计的主要内容

（1）年度财务报告编制的原则、方法、程序和时限是否符合财务制度的规定和上级主管部门的要求。

（2）年度财务报告的内容是否完整，填列的数字是否真实，有无隐瞒、遗漏或弄虚作假的情况。

（3）年度财务报告所列各项收入和支出是否合法、合规，有无违纪违规问题。

（4）财务情况说明书是否真实反映了该单位年度财务状况，对本期或下期财务状况发生重大影响的事项是否真实有据。

（5）是否合理设置反映财务综合实力、财务运行绩效、财务发展潜力等方面的指标；是否定期编制反映事业发展和预算执行、资产使用及财务管理情况、存在问题和改进措施等方面的财务分析报告。

（6）其他需要审计的事项。

二、基建工程项目审计方案

（一）基建工程审计目标

（1）确定基建工程是否存在。

（2）确定基建工程是否归受查单位所有。

（3）确定基建工程增减变动的记录是否完整。

（4）确定基建工程的期末余额是否正确。

（5）确定基建工程的披露是否恰当。

（二）职责界定

（1）审计部门负责对基建工程进行审计。

（2）相关科室提供资料，给予配合。

（三）基建工程审计程序

1）获取或编制在建工程明细表，复核加计正确，并与报表数、总账数和明细账合计数核对是否相符。

2）实地观察工程现场：确定在建工程是否存在；观察工程项目的实际完工程度；检查是否存在实际已使用，但是未办理竣工决算手续、未及时进行会计处理的项目。

3）对于重大建设项目，取得有关工程项目的立项批文、预算总额及建设批准文件、施工承包合同、现场监理施工进度报告等业务资料。

4）检查本年度在建工程的增加数

（1）支付工程款：抽查工程款是否按照合同、协议、工程进度或监理进度报告分期支付，其付款授权批准手续是否齐备，会计处理是否正确。

（2）领用工程物资：抽查工程物资的领用是否有审批手续，会计处理是否正确。

（3）借款费用资本化：结合长短期借款、应付债券或长期应付款的审计，检查借款费用（利息、汇兑损益）资本化的计算方法是否正确，资本化金额是否合理，会计处理是否正确。

（4）工程管理费资本化：结合管理费用等的审计工作，检查工程管理费资本化的金额是否合理，会计处理是否正确。

5）检查本期在建工程的减少数

（1）了解在建工程转固定资产的政策，并结合固定资产审计，检查在建工程转销额是否正确，是否将已经达到预定可使用状态的固定资产挂列在建工程，少计折旧。

（2）检查已完工程项目的竣工决算报告、验收交接单等相关凭证以及其他转出数的原始凭证，检查账务处理是否正确。

6）将在建工程的增减与募集资金使用情况的披露进行核对。

7）查询在建工程项目保险情况，复核保险范围是否足够。

8）对于因资产评估调整在建工程账面原值的，取得有关资产评估报告和国有资产管理部门的确认文件，检查其会计处理是否正确。

9）检查是否有长期挂账的在建工程，如有，了解原因，并关注是否会发生损失。

10）检查有无与关联方之间的工程建造或代开发业务，其是否经适当授权，是否为按正常交易价格进行交易。

11）结合银行借款等的检查，了解在建工程是否存在抵押、担保情况。如有，则应取证记录，并提请受查单位做必要披露。

12）检查在建工程合同，以确定是否存在与资本性支出有关的财务承诺。

13）验明在建工程的披露是否恰当。

（四）基建结算审计

基建工程办理结算付款申请时，应由审计部门执行基建工程结算审计，具体的审计内容包括：

（1）审核决算资料，应包括：合同、开工报告、设计变更、技术交底座谈纪要、隐蔽记录、竣工验收单、经项目指挥部或基建总部初审的结算书等。

（2）工程、设备、管线等工程结算是否各自参照不同的方式、步骤和竣工资料进行。

（3）办理决算时提供的竣工验收证书是否经工程项目负责人、施工负责人、随工负责人签名。

（4）审核工程造价是否合理，计算是否有误，对不合理的部分应提出调整意见。

（5）对于经审计无误的决算申请，可出具《工程决算审计报告》。

（6）财务部门办理决算付款时，除应要求请款单位提供相关的请款文件外，还应以审计部门出具的无保留意见的《工程决算审计报告》作为最终付款的依据。

三、科教项目审计方案

（一）审计目标

（1）能引起各方面对科研经费管理的重视，营造和谐的审计环境。

（2）能够有效促进科研经费管理。

（3）规范报销手续，加强内控管理。

（4）加强制度建设，规范经费使用程序。

（二）职责界定

（1）审计部门负责对在建工程进行审计。

（2）相关科室提供资料，给予配合。

（三）审计方式

（1）由内审部门对科研项目经费的收入、支出等情况进行审计，并出具内部审计报告。

（2）相关部门联签：由信息技术部门、财务部门、审计部门等部门按照科研项目经费管理的相关规定，对其经费财务决算报告进行审签。

（四）审计内容

根据科研管理部门要求和课题项目来源、金额大小，科研项目经费审计采用不同的审计方式，包括以下审计内容。

1. 科研经费决算审签　此类审计主要涉及按照科研经费管理的相关规定，须经医院审计部门审签后方能上报经费决算的科研项目，对其经费财务决算报告的审签。审签主要包括如下内容：

（1）财务决算的编制是否符合课题的要求。

（2）决算是否符合预算的要求，有无超预算现象。

（3）科研项目决算编制及数据的真实性、完整性，有无弄虚作假现象。

（4）项目预算资金、配套资金、自筹资金的到位情况。

（5）经费决算的开支是否符合有关科研经费管理相关政策、规定的情况。

（6）决算报表数据是否与财务账簿记录相符，经费收入、支出、结余是否准确。

（7）决算报表内容填写是否完整。

2. 科研经费结题审计　此类审计是根据上级有关政策及医院科研经费管理办法，由内审部门对科研项目经费的收入、支出等相关内容进行审计。科研经费审计内容主要包括：

（1）科研经费纳入财务部门集中核算、统一管理、专款专用的情况。

（2）科研经费管理的内部控制制度及其执行情况。

（3）批复的项目资金、配套资金、自筹资金按预算（或合同）的到位情况。

（4）科研经费支出是否符合项目批复的预算范围和标准，项目经费使用的合法、合规性，经费支出执行科研经费管理办法和财务制度相关规定的情况。

（5）有无截留、挪用、挤占、虚列项目经费的情况以及其他违反财经纪律行为。

（6）科研经费用于设备、软件等物资采购，以及建设项目支出等是否执行政府采购和招投标等相关程序规定的情况。

（7）科研管理费提取、劳务费的使用是否符合有关文件规定。

（8）科研经费转拨情况。

（9）科研经费使用进度情况、结余是否超过科研经费管理规定的金额情况。

（10）项目预算（或合同）要求的财务指标完成情况。

（11）其他需要审计的事项。

（黄俊谦）

第十五章

医院信息化建设规划设计

医院信息化建设是医院利用计算机技术实施管理，优化业务流程的重大变革，信息化已经深入到医院工作的方方面面，而且投入巨大，部分医院的信息化投入已经过亿元。如何确保这些巨大的投入得到有效的利用，需要进行认真仔细的规划与设计。但是，全国医院信息化建设的整体情况不容乐观。经过十几年的医疗信息化建设，全国各个医院均已运用了大批信息系统，但由于医疗信息化建设缺乏整体规划和顶层设计，医院内部遍布信息孤岛，信息难以互联互通的现象普遍存在；而且，很多医院的信息化就是手工流程的翻版，无法满足医院标准化和精细化管理的要求，因此，整体规划与顶层设计是医院信息化建设的重要前提和基础。

第一节 医院信息化建设概述

一、国内外医院信息化发展历程

医院的信息化建设起源于美国，20世纪50年代，美国最初将计算机技术应用于医院的财务管理。20世纪60年代末到70年代初，美国已经充分认识到医院信息化建设的重要性，并随之进入到建设初期阶段，至今已经经历了4个不同的阶段。第一阶段：20世纪70年代，以收费系统为主的医院信息系统建设。第二阶段：20世纪70年代末到80年代，美国医院开始推广一些具有相应功能的临床系统，1977年发布ICD-9和DRGs标准，1985年发布DICOM标准，1987年发布HL-7标准。第三阶段：20世纪90年代，美国医院信息化逐渐实现了高级临床系统推广，包括PACS系统、LIS系统、EMR系统及临床路径（CP），1996年克林顿总统签署的HIPAA法案也积极推动了医院信息化发展。第四阶段：自2000年以后美国将电子病历作为信息化建设的主要内容，布什总统2004年提出10年内每人拥有健康档案（EHR）计划，奥巴马总统投入200亿美元推广使用医疗信息技术，并启动了相应的奖励计划。通过电子病历特别是医嘱录入系统（CPOE），通过电子化处方和药品知识库，自动核查用药差错，降低医疗成本。同时美国政府提出建立国家健康信息网络（NHIN），实现医疗机构之间信息共享。

我国在20世纪70年代开始了计算机在医院业务中的应用，1973年医科院肿瘤医院成立计算机室，开展了全国肿瘤疾病死因调查数据统计处理工作；1978年南京军区总医院引进DJS-130小型机开展药品管理工作。

1986年卫生部成立计算机领导小组，将医院信息化建设工作提升到政府主管部门，2000年，卫生部将信息化领导工作统一归口"信息化领导小组"。1989年卫生部在等级医院评审时，提出各医疗机构成立信息部门的要求，极大地促进了医院信息化的发展。1990年总后卫生部组织"医院医疗信息管理系统"的研发，提出"需求推动，顶层设计"的工作思路，实现了全军病案首页和医疗统计数据的统一上报。

1993年卫生部医院管理研究所开始组织实施国家"八五"重点攻关项目《医院综合信息系统研究》，1995年总后组织研发"军字一号工程"，1997年卫生部发布《医院信息系统软件评审管理办法

（试行）》，通过了《卫生系统信息化建设"九五"规划及 2010 年远景目标（纲要）》，并且提出了具体量化目标：到 2000 年，50% 以上省级医院实现信息化管理，30% 以上中心城市医院实现信息化管理。这是卫生部首个医院信息化的纲领性文件。1998 年卫生部发布了《医院信息系统（HIS）软件基本功能规范》，详细规定了医院信息系统遵循的数据标准和 16 个基本功能模块。2002 年卫生部发布《医院信息系统基本功能规范》。2003 年卫生部颁布《全国卫生信息化发展规划纲要（2003 - 2010）》。2007 年卫生部公布了首批 20 家数字化试点示范医院，期望通过示范医院发挥带动作用，将现代化科学管理模式引入医院管理体系，推进全国医院信息化发展。

2009 年国家新医改方案出台，关于医疗卫生信息化，新医改方案要求：建立实用共享的医药卫生信息系统。方案指出："大力推进医药卫生信息化建设。以推进公共卫生、医疗、医保、药品、财务监管信息化建设为着力点，整合资源，加强信息标准化和公共服务信息平台建设，逐步实现统一高效、互联互通。加快医疗卫生信息系统建设。完善以疾病控制网络为主体的公共卫生信息系统，提高预测预警和分析报告能力；以建立居民健康档案为重点，构建乡村和社区卫生信息网络平台；以医院管理和电子病历为重点，推进医院信息化建设；利用网络信息技术，促进城市医院与社区卫生服务机构的合作。积极发展面向农村及边远地区的远程医疗。建立和完善医疗保障信息系统。加快基金管理、费用结算与控制、医疗行为管理与监督、参保单位和个人管理服务等具有复合功能的医疗保障信息系统建设。加强城镇职工基本医疗保险、城镇居民基本医疗保险、新型农村合作医疗和医疗救助信息系统建设，实现与医疗机构信息系统的对接，积极推广'一卡通'等办法，方便参保（合）人员就医，增加医疗服务的透明度。建立和完善国家、省、市三级药品监管、药品检验检测、药品不良反应监测信息网络。建立基本药物供求信息系统。"在被形象地比喻为"一顶、四梁、八柱"的新医改方案中，信息化作为其中一大支柱，史无前例地占有一专门章节。医改目标的实现离不开信息化的支持。唯有通过信息化手段，建立共享服务，在医卫服务全环节中实现协同和整合，才能推动医患资源的灵活流动和结构优化，得以实现"六位一体"的医改目标。

2010 年卫生部发布了《电子病历基本规范（试行）》和《电子病历系统功能规范（试行）》，出台了《电子病历试点工作方案》极大地促进了我国医院电子病历系统的发展，制订了《卫生信息化建设指导意见与发展规划（2011 - 2015）》，提出了国家"十二五"期间卫生信息化建设的总体框架，即"3521 工程"：建设国家、省和地（市、县）3 级卫生信息平台；加强公共卫生、医疗服务、医疗保障、药品供应保障和综合管理 5 项业务应用；建设居民电子健康档案、电子病历 2 个基础数据库；健全覆盖全行业的卫生信息网络，推动居民健康卡建设，加强信息标准和信息安全体系建设。

2011 年卫生部颁布了《电子病历系统功能应用水平分级评价方法及标准（试行）》，2012 年卫生部统计信息中心启动"卫生信息互联互通标准化成熟度测试"工作。

2015 年李克强总理在《政府工作报告》中提出"互联网 +"行动计划，国务院办公厅下发《关于印发全国医疗卫生服务体系规划纲要（2015—2020 年）》的通知，要求开展健康中国云服务计划：应用移动互联网、物联网、云计算、可穿戴设备、健康大数据，转变医疗服务模式，提高服务能力和管理水平。

2016 年习近平总书记在《"健康中国 2030"规划纲要》中提出建设健康信息化服务体系，发挥信息化引领支撑作用，创新医疗卫生服务供给模式，提升医疗服务水平和质量。

二、医院信息化建设目标与任务

医院信息化建设，是指以实现医院科学管理、高效运营、优质服务为目标，运用信息和通信技术，依据医院所属各部门需求设计个性化的信息收集、存储、处理、提取、交换和共享能力，满足所有授权用户的功能需求。前面说明了信息化建设的目标，后面说明了信息化建设的任务。

1. 医院信息化建设的目标　医院信息化建设的目标是围绕医院整体的战略目标而形成的，最终目的是实现数字化医院和智能化医院。在总目标的指导下，还有一系列具体目标，包括 HIMSS 评级的目标、电子病历评级的目标、互联互通等级测评的目标、信息安全等级保护测评的目标等。

2. 医院信息化建设的任务　医院信息化建设的任务是建立能够满足临床、管理业务需求的信息化服务支撑系统，尤其是对医院精细化管理的支撑。例如，对医院通过 JCI 论证的支撑。

建设任务是为目标服务的。例如，要实现对临床业务精细化管理目标，就需要通过一系列具体任务去落实，包括闭环管理等一系列优化医疗工作流程的系统开发与实施。改进医院管理模式是医院信息化建设的重点，也是实现医院精细化管理的前提条件。

医院信息化建设始终伴随着医疗服务流科改造和重建的发展过程，同时也为降低医疗服务运行成本，提高医疗服务的工作效率发挥了积极的作用。

信息化建设是医院管理的重要工具和手段，精细化管理方式是医院管理发展的方向，两者相辅相成，互为促进，共同发展。在数据引领未来的大数据时代，信息化建设地位日益突出，成为医院发展的必经之路。一方面，医院管理模式的转变催生了管理者更广泛、更精细、更个性化的信息化需求，对医院信息化建设提出新的挑战；另一方面，积极创新、深入发掘信息化功能，将有力推进医院管理体系完善，助力精细化管理，提升医院整体竞争实力。

三、医院信息化建设内容

很多人对医院信息化建设的认识有误区，以为医院信息化建设就是建设信息系统，这是错误的。医院信息化建设内容不仅指信息系统的建设，而且包括支撑信息系统运行的基础设施和信息安全保障机制，以及配套信息化组织机制和管理制度，最后还有对信息数据的挖掘利用，最重要的一点是服务于医院的战略目标。信息化建设是随着医院的整体战略定位走的，必须有明确的目标。如果医院定位于智能化医院、精细化管理，信息化建设就要按照前面的目标进行逐步展开。因此，现代医院的信息化建设已经从收费管理（HIS）、临床数据采集与共享（EMR）扩展到数字化手术室、医疗质量的闭环管理、楼宇自控、智能照明、门禁与安防智能化，还有数据集成平台和大数据的挖掘利用。系统也从院内延伸到医院之间（医联体），患者的数据也从门急诊、住院延伸到社区和二级医院。而且，医院信息化建设还有一个非常重要的趋势就是为精细化管理服务，目前越来越多的医院积极参与到 JCI 的评审，国内已经有多家医院通过了 HIMSS7 级，他们的共同特点就是强调患者安全，医疗过程的精细化管理，强调规范化、标准化和流程追踪。因此，这本教材将从精细化管理的角度，全面分析数字化医院所涉及的各种信息化建设内容。

四、医院信息化建设规划与方案

医院信息化建设是利用计算机技术协助医院进行管理，优化医疗服务流程的重大变革，是医院一项重要的基本建设。其特点是周期很长、投资大（部分医院投资已经超过数亿元）、涉及医院工作的方方面面。如果没有一个整体的规划，建设出来信息系统必将是各自为政，信息不能流动与共享，大量的重复建设，绝对不能想到哪干到哪。因此，医院信息化建设一定要有规划。规划是基于医院整体发展战略基础上制订的，建设规划应该根据医院的实际情况，包括信息化基础条件、业务的需求、资金投入等综合因素，制订切实可行的目标。医院信息化建设的目标包括总体目标和阶段性目标，原则是"整体规划，分步实施"。很多院长希望，加大投入，一步到位，这是错误的想法。

一份好的整体规划是医院信息化建设的行动纲领，制订规划应该是一个严密、谨慎的过程，包括从规划立项、规划小组成立、需求调研分析、规划编写、专家论证，以及通过院长办公会审议等一系列的阶段，而且，规划也需要根据医院的实际情况定期修订。

医院信息化建设方案是对建设规划的一种呼应，有了规划、有了目标，具体如何实现这个目标，就是医院信息化建设的方案。方案是实现目标的手段。很多医院将规划与建设方案混为一谈，甚至直接将厂商的技术方案作为医院的规划，这是非常错误的。医院信息中心一定要自己研究医院整体发展战略，分析医疗和管理的各种业务需求，再结合医院的具体条件，制订切实可行的规划。如果医院信息中心技术力量薄弱，也可以借助专家和社会专业机构协助制订。

（喻允奎）

第二节 医院精细化管理与信息化

一、医院精细化管理

所谓医院精细化管理，是指一个将精细化管理的思想、方法、工具围绕以人为体系核心品质，贯穿于医院的整个医疗体系之中的管理过程。

精细化管理作为一种理念、一种文化，源于20世纪50年代以丰田的大野耐一等人为代表的精细化生产的创始者们在自身特殊的产业环境和人文精神的孕育下，创造了著名的"丰田生产方式"，即"精细化管理"，生产效率和管理效能大为提升，并逐渐渗透至其他行业管理领域。20世纪90年代中期美国医疗界掀起学习精细化管理的高潮，并产生诸如美国的梅奥诊所、霍普金斯医院、麻省总医院、弗吉尼亚马森医疗中心等医院应用丰田精益模式的现实成果。

2009年，美国梅奥诊所编写了著名著作《向世界最好的医院学管理》，马克·格雷班（Mark Graban）又以华盛顿弗吉尼亚马森医疗中心为蓝本，撰写了《精益医院》一书，揭示了国际上医院管理发展的最新走向。在国内，2010年易利华教授撰写出版了中国第一部《医院精细化管理概论》，探讨了精细化管理的溯源、在医院管理中的理论探析，以及医院精细化管理的诸多应用方面，如医疗活动的精细化、护理管理的精细化、医院运营工作的精细化、医院绩效考核的精细化、医院人力资源管理的精细化、医院行政工作的精细化和医疗保障管理的精细化等内容，是中国卫生系统当时最早的一部有关医院精细化管理的理论著作。

精细化管理是社会分工的进一步精细化和服务质量的精细化对现代管理的必然要求，是建立在常规管理的基础上，运用科学的技术工具和有效的管理方法，将常规管理引向深入的基本思想和管理模式，是一种以最大限度地减少管理所占用的资源和降低管理成本为主要目标的管理方式。

1. 医院精细化管理依据 2016年11月，中共中央办公厅、国务院办公厅转发了《国务院深化医药卫生体制改革领导小组关于进一步推广深化医药卫生体制改革经验的若干意见》，其中第14条专门提到了医院的精细化管理："加强公立医院精细化管理。完善医疗质量安全管理制度，健全质量监控考评体系，推进临床路径管理，促进医疗质量持续改进。实行全面预算管理，开展成本核算，全面分析收支情况、预算执行、成本效率和偿债能力等，作为医院运行管理决策的重要依据。推行第三方会计审计监督制度，加强对医院国有资产、经济运行的监管"。从文件中我们可以解读出，医院的精细化管理是医改的一个重要措施和发展方向，今后公立医院在深化医改过程中要建立精细化管理的方法和手段，推进医疗质量管理、医疗服务管理、医疗资产管理、医疗费用管理从经验化向大数据、科学化、精细化方向发展，并且要与医疗绩效管理相结合，为全国2.4万家公立医院的改革和发展指明了道路。

卫生部《关于改进公立医院服务管理方便群众看病就医的若干意见》（卫医管发〔2010〕14号）要求公立医院服务要加强精细化管理，提供服务绩效，同时要求加快医院信息化建设，合理配置和利用医疗资源，逐一解决影响缩短平均住院日的各个瓶颈环节，减少患者预约检查、院内会诊、检查结果等方面的等候时间。要加强重点学科建设、流程管理和科室合作，有效提高医疗服务效率，为患者提供便捷、满意的医疗服务。同时实施临床路径管理，探索单病种质量控制和单病种付费改革，推动医院提高绩效。由此可见，国家对于医院精细化管理的重视。

2. 医院精细化管理内容

（1）精细化的操作：指医疗活动中的每一个行为都要严格按医疗行业的操作规范和要求来完成。精细化的操作是源于对各种标准的严格执行，减少偏差与偏离度。医院每一名员工都应遵守这种规范，从而使医院的各种医疗行为更加正规化、规范化和标准化。

（2）精细化的控制：医院组织内部的运作要形成一个有计划、执行、考核和反馈的过程。加强对这个管理回路的流程控制，就能控制好医疗活动整个过程可能出现的系统错误和管理漏洞。

（3）精细化的核算：这是一个医院维持运营良好状态的重要手段，也是医院运营过程中反映成本的一个必要过程。

（4）精细化的分析：通过现代化手段，将医院管理目标中的问题从多个角度去展现和从多个层次去跟踪。同时，还要通过精细化的分析；研究提高医院发展动力的方法。

（5）精细化的规划：一方面是医院领导层根据区域发展规划和医院自身发展的情况而制订的中远期目标；另一方面是医院领导层根据上述目标而制订的具体实施计划。

3. 医院精细化管理解析

（1）精细化是一种管理方法：管理是医院将有限的医疗资源发挥最大效能的过程。要实现精细化管理，必须建立科学量化的标准和可操作、易执行的操作流程，以及基于操作流程的管理工具；在现代医院管理中，现行医疗制度的执行，比如十三项核心制度、护理的三查七对制度、检验报告的核对制度等管理中的各种规章制度，都有一整套可以量化的标准和操作的流程。但实际的医疗操作和医疗管理过程中，尚缺乏一些环节与流程的操作标准，如转科过程中的交接、住院患者院内检查过程中的看护等，这是在精细化管理过程中，需要制订和补充的。用精细化的管理，可以降低医疗风险、减少医疗差错的发生概率，提升患者安全。

（2）精细化是一种管理理念：精细化体现了医院领导对管理的完美追求，是医院管理严谨、认真、精益求精思想的贯彻。理念决定行为。医疗是一个严谨的过程，只有用精细化的管理理念，指导严谨的医疗实践，在医疗服务的各个环节和程序中，以严谨、认真、精益求精的理念对待诊疗、护理的每一个环节和过程、对待医院管理和经营的每一个步骤，医院才会取得竞争的优势和品牌的发展。精细化的管理理念是一个自上而下又自下而上循环往复的过程，是一个组织内领导对员工与组织体系熏陶的潜移默化过程，只有在组织内畅行精细化的管理理念，精细化的管理才能成为领导者与员工们的习惯。

（3）精细化是一种管理文化：精细化体现了医院组织内管理的文化氛围和体系。三流的组织卖产品，二流的组织卖标准，一流的组织依靠文化影响。精细化管理在医院组织内部形成一种文化氛围后，就会在全体员工之间、各个操作流程、操作环节之中流动形成一种自觉与自愿，这是一种理念的更新，更是一种管理的自我要求，是建立在规范基础上的主流文化氛围。

（4）精细化是一种环节管理：精细化管理的实现更注重于环节的衔接。环节的流畅与自然过渡是医院精细化管理的难点所在。医院组织管理的有效与效率体现，就是在医院管理的衔接过程中。在医院，由于对疾病的诊疗涉及多学科、多部门、多体系的分工配合，如医生、护士、医技检查人员、后勤服务人员、财务收费人员的相互配合；在治疗过程中，还涉及同一服务体系中不同班次人员之间的交接，由此而产生的各种交接班制度等，因此，各种诊疗服务环节之间衔接的精细化管理，是体现医院管理是否高效的重要标志之一。

（5）精细化是一种非泛化管理：医院精细化管理的落脚点是精、准、细、严，不是停留于空泛管理之上。要求具体到医院组织内部的每一项管理要求，准确到医院专科发展建设上，每一个人操作规范上，细化到每一个诊疗操作的步骤上，严格执行各种行业规范与准则，将管理具体化、内容清晰化、过程明朗化，以实现医院精细化管理的要求。

（6）精细化是一种系统管理：医院任何一个部门都是一个多系统协作的组织，精细化管理要对医院组织系统内不同部门、不同流程、不同环节之间的统一协调管理，包括对每个诊疗服务流程从起始、中间、结束、后续等一整套的系统管理过程，以及在不同流程中，需要的对不同部门及环节之间的配合和配套服务跟进工作。医疗服务的产品就是患者的健康，在促进患者健康的过程中，医疗部门不仅要对患者的身体健康康复做出治疗，同时更重要的是应用社会一生物一心理的医学模式，对其身心做出系统的治疗康复过程。因此，医院的精细化管理更注重于系统的管理过程。

（7）精细化是一种目标管理：彼得·圣吉在《第五项修炼》中指出，共同愿景是团队学习的重要步骤。在医院精细化管理过程中，为组织内成员描绘一个共同愿景，让所有成员在可及的共同愿景下，为着共同的目标而努力奋斗。这就要求医院的目标要可及，且有具体的实施步骤。精细化管理的要求，就是要让每个目标能分解成若干个子指标，并有具体可实现的步骤，让组织成员明确实施步骤的岗位职责和具体工作。医院精细化管理在目标管理过程中，就是要细化、明确目标的分解、组成，以达到最后实现医院共同目标和愿景的目的。

（8）精细化是一种持续管理：医院管理要形成回路，是一个持续改进的过程。医院精细化管理就是要求在管理的过程中，不断收集回馈医院管理的信息，根据医院管理的实际不断做出修正和调整。事物的发展是一个动态变化的过程，特别是医疗管理过程中，患者疾病的发生、发展、转归是不停地变化。因此，医院精细化管理就是要求医生和护士不断地根据新情况、新问题、新要求做出适当的调整和反馈，形成医院管理的回路以达到医院管理的实效。

综上，可以总结出精细化管理的一些基本要素。

（1）精细化管理的5个阶段：明确目标、制订规则、执行到位、考核保障、持续改进。

（2）精细化管理8化：细节化、协同化、计量化、严格化、流程化、实证化、标准化、精华化。

（3）精细化管理4元素：岗位（有人负责）、标准（有人监督）、流程（有章可循）、考核（有据可查）。

（4）精细化具体实施方式：固化、优化、复制、控制。

二、医院精细化管理与信息化的关系

1. 信息化建设是精细化管理的数据基础　医院精细化管理的整体特征是：从惯性管理、经验管理到科学管理、量化管理。精细化管理以精细操作和管理为基本特征。所有的运作程序和流程都是建立在严密完整考核平台上，通过软指标硬化、硬指标量化、定性与定量相结合、定性的规范化、定量的数据化，来保证精细化管理的目的性和有效性。

但是，精细化管理所要求的标准化、流程化、协同化是一项艰巨的任务，如果单纯依靠医院文化的培养，员工的主动意识是不够的，文化和意识是一个缓慢培养的过程，一项长期的任务。因此，如何确保医院精细化管理的落实，就必须有新的手段和新的机制。

信息化的特点就是标准化和规范化，通过信息系统可以将医疗操作的流程固化下来，违反规定的医疗活动不允许进行。例如，没有术前讨论记录，系统将不允许进行手术申请和手术排班。另外，信息系统的大量数据不仅可用于临床和科研，也为医护人员的服务质量和医院的运营效率评价提供科学依据。因此，信息化是医院精细化管理的基础与支撑。

在医院管理向规范化、精细化和个性化转变的背景下，加强医院信息化建设，实现医疗信息充分利用和全面共享，将为医院精细化管理提供坚实的数据基础和信息支持。

2. 信息化建设为精细化管理提供服务　随着信息技术的不到创新和发展，信息化对医院管理的支撑不仅体现在数据的采集、汇总、统计、上报，而且要进行数据分析，同时具有动态监测、安全预警功能，为管理服务，为决策服务，为临床服务。这种服务要体现及时性、准确性、针对性、便捷性、前瞻性等，最终实现精细化管理。

信息化支撑医院精细化可以深入到医院运行的每一个层面、每一个部门。使管理者对于情况的掌握由事后变为事中，实时掌握情况；由个案报告到整体数据分析；由定期的专项检查变为动态监控，特别是对于数据的进一步挖掘分析，可以协助院领导找到问题的根源。例如，通过对天坛医院2015年11月对门诊患者就诊时间的精细化管理，包括建卡与挂号时间差19.6分钟。分析——挂号排队时间过长，目标10分钟以内；挂号与看诊时间差78.6分钟。分析——就诊等待超过1小时，是最长环节；平均看诊时间9.3分钟。分析——接近10分钟，保障了就诊质量；最短环节看诊与缴费时间差12.86分钟，分析——缴费等待时间接近10分钟，比较合理；分科缴费和集中缴费结合缴费与取药时间差14.9分钟，分析——取药时间稍长，需要优化。

信息化不仅可以促进医院管理精细化的开展，也支撑着医疗管理的精细化。在信息化条件下，精细化的医疗管理可以实现科室管理精细化、流程安排精细化、动态监测实时化、安全预警自动化、自助服务便捷化。科室管理精细化可以协助主任及时掌握业务数据，包括科室内各位人员工作状态、工作任务完成情况，存在哪些方面问题，与哪些医生有关。做到有的放矢，精准管理。精细化应用在流程安排上，首先要有数据做基础，如垂体瘤手术过程的精细化管理，手术医生有9个操作步骤，巡回护士8个步骤，刷手护士 7 个步骤，麻醉师有 13 个步骤。医生、护士、麻醉师各个步骤需要几分钟，而且步骤之间应该如何配合与协同。动态监测包括对门急诊流量监测、医生出诊情况和工作时间监测、门诊部主任可以根据实时数据，随时调派住院医生进行支援。安全预警自动化包括在医生工作站，信息系统随时提示药品配伍禁忌、医保超限用药、抗生素合理使用等。也包括手术申请与术前讨论的逻辑校验，没有术前讨论记录，系统自动提示不能进行手术的申请等。

（高　杰）

第三节　医院信息化顶层设计

医院信息化建设的顶层设计是运用系统工程论的方法，从医院战略发展角度，从上向下对医院信息化建设进行整体梳理，制订医院信息化建设的整体技术框架。信息化顶层设计对应信息化发展规划，规划是战略层面，具有总体目标和阶段性目标，实现这些战略目标需要技术方案，需要技术框架进行支撑。信息系统的技术架构不能随便建，很多医院因为缺乏经验，基本是临床和业务部门需要什么，就开发对应的系统，缺乏整体和统筹的考虑，也没有顶层设计，因此，医院信息系统的整体架构极其混乱，信息不能共享，系统不能互通，各个系统均是自己的数据字典，科室编码、医生编码、患者编码、药品编码、卫材编码各不相同，最后产生的数据也无法相互对照和呼应。这样的技术架构是无法满足数字化医院和智能化医院的整体需求的。

医院信息系统本来就非常复杂，对"复杂度的管理"是不可回避的问题，信息系统的顶层设计就是解决复杂系统问题的有效手段，而企业架构及其框架理论在本质上正是将医院视为复杂的客观对象，并对其在各个领域（战略决策、业务、数据、应用、技术和项目实施）中的复杂度进行有效管理。

顶层设计是起源于企业架构（EA）。微软对 EA 的定义：是对一个公司的核心业务流程和 IT 能力的组织逻辑，通过一组原理、政策和技术选择来获得，以实现公司运营模型的业务标准化和集成需求。

企业架构可分解为业务架构和信息技术架构。业务架构对医院而言就是各部门的组织结构、人财物要素、相互关系、业务流程和运行的规则。信息技术架构就是对业务系统进行支撑和保障的，包括信息系统基础架构、数据架构和应用系统架构。业务架构和信息技术架构都有一个共同的目标，就是医院的整体战略目标。美国卫生署 2003 年发布了 EA 架构手册，明确了 EA 概念和实施方案，指导医院合理开展信息化设计和建设。

我国医院信息化建设规模越来越大，各医院也逐步开始重视信息化建设的顶层设计和医院信息化整体技术架构，但是目前我国奇缺医院信息化建设有经验的架构师，部分咨询公司要价很高，而且提供的技术架构与医院的实际情况差距很大，实施的效果很差，反而耽误了医院信息化建设。因此，需要对顶层设计的一些基本情况做一个概括，增加医院对其了解。

1. 顶层设计的原则

（1）整体性原则：从战略层面规划医院信息化业务流程、应用系统、数据结构和技术架构，以及相互之间的内在联系，系统规划信息化建设需求，实现医院一体化结构体系。

（2）先进性原则：参照国内外数字化医院和智能化医院的目标定位，以 SOA 面向服务架构设计实现为指导，在业务流程、应用平台、数据管理和技术架构等方面体现先进性，适应国际主流技术应用发展趋势。

（3）开发性和兼容性原则：医院信息化架构应该遵循"松耦合"的设计思想，满足灵活性、扩展性和统一性要求，以流程管理和数据管理为核心，推进信息系统平台化、模块化建设，确保医院信息架构具备开放性和兼容性，适应医院业务需求变化和今后长期发展的需要。

（4）继承性原则：架构设计应该基于医院业务的稳定性，应充分考虑现有信息系统对业务支撑的情况，采用模块化的流程方法，逐渐对业务流程优化进行持续改进，将架构的规划设计与信息化项目建设有机结合，统筹利用，确保信息化投入与建设取得最大的应用效果。

（5）时效性原则：架构设计与规划及信息化建设是一个长期发展的过程，但一定要设置时间节点，针对不同的发展阶段，有明确的阶段性目标；要配合医院的发展战略和年度重点工作，取得阶段性成果。

（6）安全性原则：医院信息架构规划与设计必须符合国家等级保护的要求，国家卫计委明确要求，三甲医院的核心业务系统必须达到信息安全等级保护三级。

2. 顶层设计的目标

（1）为业务部门提供配套的信息化技术支撑。

（2）满足临床和科研对数据的需求。

（3）满足移动互联网、物联网等新技术手段的对接。

（4）满足院内和跨医院之间的互联互通需求。

（5）满足对精细化追踪管理的需求。

（6）满足云平台、大数据挖掘利用的需求。

（7）保障信息系统和数据的安全。

3. 顶层设计的核心　数据及数据架构是顶层设计的核心。医院信息系统越来越多，业务流程也越来越复杂，但是数据的需求是不变的。患者服务需要数据、临床诊疗需要数据、科研需要数据、运营管理需要数据，数据是。信息系统为业务系统服务的基础。数据是流动的，是按照业务流程进行有序的流动。因此，抓住数据和数据流这个核心，顶层设计就有了纲和目，才能纲举目张。业务需要哪些数据，精细化管理需要哪些数据，这些数据是如何流动的，哪些系统能够提供这些数据，这些数据在不同的系统中如何对接与协同，需要我们采用工程学的方法去进行梳理，梳理清楚了，顶层设计就有着落了。当然数据的标准化是顶层设计的前提与核心。

医院数据可以规划为三类。第一类是基础数据，是信息系统运行的基础，包括人员、科室、药品、卫生材料、后勤物资、大型医疗设备等，也就是大家常说的数据字典。第二类是业务数据，是信息系统运行的结果，也包括大量的中间结果。业务数据包括临床数据、科研数据、运营管理数据等。第三类是主题数据，是医院根据某个主题的需要，对业务数据进行抽取、梳理、分析，按照主题的业务逻辑关系重新整合形成的数据。

其中，基础数据的设计与规划最为重要。例如，患者的基本信息在很多应用系统（HIS、LIS、PACS、EMR 等）中都需要使用，如何进行统筹规划，依据信息系统集成平台建立患者主索引，将患者基本信息进行统一，最终实现以患者为中心，将各个应用系统的临床数据整合在一起，进行互联互通和信息共享。

数据的规划与设计是由应用的目标和结果决定的。例如，科研业务系统的数据设计需要呼应研究结果产出的 CRF 表，凡是 CRF 表中涉及的数据都应该采集，而且设计采集的数据应该涵盖疾病预防筛查、急救转运、急诊绿色通道、住院手术、康复治疗、出院后随访等各个环节。

数据设计一定要考虑精细化管理的业务需求，精细化管理的特点是流程化、节点化，需要对每一个业务流程的节点进行考核和评价，而且需要追踪到责任主体，因此，需要采集业务流程每个关键节点的数据。

在基础数据的设计中一定要遵循标准化原则，按照国家标准、行业标准、地方标准的顺序进行；在没有标准的情况下，医院可以自定义，但必须按照标准化要求，建立完善的数据自定义文档。

4. 顶层设计的方法

（1）能力分解方法：该方法是基于自上而下进行分析和设计的方法，包括需求分析、改进计划、整合设计、分段实施四个方面。需求分析就是研究医院战略目标，依据信息化发展规划，对各个信息应用系统进行分析，形成数据和业务性能的分析报告。改进计划就是依据目标和业务需求，对医院信息化架构的现状进行剖析，提出自上而下的改进策略，尤其是顶层数据的需求。在医院的精细化管理中，需要大量的数据进行支持，尤其是环节过程中产生的数据，这是进行标准化管理和追踪管理的基础。整合设计就是将各个需要改进的技术方案进行整合、协同，描绘出数据在各系统中的流向，分清各子系统的数据边界。分段实施就是要根据实际使用的情况，分阶段实现各子系统的集成，最后实现顶层的数据共享和互联互通。

（2）技术路线图法：该方法是通过对医院战略发展前景分析，明确信息化实现手段。首先需要根据医院战略远景，确定整个信息数据的流程规范；其次要确定信息工程的范围和边界。再次要确定实施各子系统的顺序和风险规避方法，以及工期图和验收标准；最后汇总成为技术路线图报告。

（3）体系结构法：该方法采用规范化设计，对医院信息系统的整体架构、业务流程、数据提供能力、技术支撑能力等多个维度进行设计，形成一系列制度与文件，包括业务架构、数据架构、硬件设备架构、技术架构四个方面。

另外，顶层设计还有风险矩阵方法和 DoDAF 方法。

（杨　菲）

第十六章

医院智能化管理

第一节　医院智能化管理概述

智能化医院随科学技术的发展而逐步提高，由原来仅限于医院智能建筑的概念，逐步发展为智能建筑与信息相融合的多元化、一体化、集成化、无线化、智能化、区域化与标准化的数字医院。

目前，医院具有人员密集、流动性大；设备管理复杂，物流量大；信息发展迅速，实时性要求高等显著特点，使通过智能化系统的建设实现对医院的安全、设备资产、信息的合理有效管理，为医院业务管理、设备运行，以及对外服务提供一种高效率、高科技的管理和服务手段逐步成为医院建设的重点之一。

（一）医院智能化系统设计建设的目标

智能化系统建设的目标是构建高速信息传输通道和信息基础设施，适应医院不同领域的信息应用和未来发展需求，方便患者就诊，缩短患者候诊时间，提高医疗服务水平，提高医生的诊疗效率，提供良好的医疗环境等，打造融高效、安全、节能、管理为一体的智慧型数字化医院。

医院智能化系统的设计建设应参照国家智能信息化建筑标准规范，合理考虑维护与操作的可行性、经济性、产品选型和最佳的性价比，而且技术应适当超前，积极采用国内外新技术和新设备，充分考虑功能和技术的扩展。

（二）医院智能化系统设计建设的原则

医院智能化系统设计建设必须遵循一定的原则。

1. 整体性　智能化系统涉及诸多领域，应总体设计、分步实施，避免重复建设，避免信息孤岛，注重系统集成和集中管理。

2. 经济实用性　系统应立足于当前实际，选用性价比高的软、硬件平台，运行费用相对较低，系统要具有良好的可操作性，管理方便、应用灵活。

3. 兼容性　智能化设计应注意标准化，应用国际国内主流技术，在系统间、设备间能够兼容，便于集成。

4. 开放性　系统开放体现了系统的可扩展性和可成长性。在设备的选型、网络的结构上应充分考虑系统延伸和扩展的需要，选用的设备具有一定的开放性，以满足二次开发的需求。

5. 稳定性　系统架构、设备选型、软件部署、未来运行应注重稳定、安全、可靠。

6. 规范性　系统设计应按照已有的标准，施工、设备安装、现场管理、验收等应规范。

7. 易维护性　系统应便于维护和备件的采购。

8. 前瞻性　系统不仅要满足当前的业务需要，同时又要考虑未来的发展。

（李　岩）

第二节　多媒体音视频及导医系统

多媒体音视频及导医系统作为医院数字化、信息化过程中一个重要组成部分，应充分体现医院的人性化管理。通过采取集中控制、统一管理的方式，以患者为中心，规范了医疗秩序，提高了医院的管理水平和自我形象，为医院做好公共事业服务提供有力的支持。多媒体音视频及导医系统包括公共广播系统、有线电视系统、信息发布系统、自助查询系统、多媒体会议系统、智能导医系统等。

（一）公共广播系统

医院公共广播系统主要应用于医院公共场所内的广播通告、背景音乐播放、服务性广播、紧急报警消防广播等，具体功能体现在三个方面。

（1）医院属于人流密集场所，安全问题尤为重要，在消防火灾等紧急情况下，公共广播系统可迅速应对，将广播通告、背景音乐和服务型广播切换至紧急消防广播状态，为院内所有人员提供及时有效的预警及引导。

（2）在患者候诊过程中，播放背景音乐、疾病预防常识等内容，缓解患者情绪的同时，也为患者进行了健康宣教。

（3）针对医院医疗区域功能的各不相同，可分控播放不同的内容，便于就诊人员、有序排队，引导就诊，提高就诊效率。

近年来，公共广播系统越来越多地采用 IP 数字网络广播技术，相较于传统的模拟定压广播技术，其功能强大，音质清晰，可实现分点、分区点播和应急找人，智能化程度高，更能适应现今医院的信息化发展要求。

（二）有线电视系统

医院有线电视系统是满足医院患者和医务人员收看经济信息、文化娱乐、新闻报道的一个渠道，主要功能包括接收本地有线、网络数字电视信号或通过卫星地面接收设施收看运营商的电视节目、医院自办宣教节目、健康保健知识、本院新闻、娱乐节目等，有利于传播医院文化，提升医院形象，宣传医院技术优势，普及健康教育等。

医院在有线电视接入时可有多种选择：市有线电视节目源、网络电视节目源、卫星电视节目源和医院自办节目等，随着电视技术的不断发展进步，电视数字化、网络化和高清化已经成为有线电视的主流发展方向。借助复合的数字电视网络，以及更先进的交互式电视网，可更好地普及卫生防疫知识和健康保健知识，同时，还可在原有基础上扩展查询、点餐购物等后勤服务应用，提升医院服务水平。

（三）信息发布系统

医院信息发布系统是一个基于网络的综合性信息发布平台，由显示终端、传输网络、信息发布服务器、管理服务器、接口服务器和管理工作站组成，负责医院公共区域内各类显示屏的集中控制和管理，实现以高清数字信号发布挂号、就诊情况、就医导引、医疗科普等重要信息，方便患者就诊和规范就医流程。

医院在医院门急诊大厅、住院部、候诊区、就诊区、分诊台、药房、电梯间等人流密集的公共区域内设置 LED 大屏、电视机、排队叫号屏、广告屏等信息显示屏，并且针对不同功能区域分配不同的信息内容，管理、控制、显示方式多样化，便于缓解患者候诊压力，缓解情绪，提升医院服务管理水平。遇到紧急、突发事件时，也可实时发布预警，提高医院应急处置能力。

（四）自助查询服务系统

医院自助查询服务系统是利用在门急诊大厅、候诊区、化验检验窗口等附近设置的自助查询一体机、查询电脑或查询客户端软件，通过网络支持，为患者提供多类信息查询服务，包括医院综合导引信息、医疗科普信息、化验检查单信息、药品信息和政策法规信息等内容，是医院信息发布系统的补充。

近年来，医院在原有的人工服务基础上，增加自助查询服务系统，为患者提供优质、规范的服务，提高了医院的医疗质量和效率，有效避免患者在院滞留时间长、多次排队等候等问题 9 随着医院信息化的发展和技术的革新，自助查询系统前端所使用的触摸屏可以与其他系统共机使用，由后台不同功能的服务器支持，促进自助查询系统逐步向自助服务终端方面发展，使其可集成查询、挂号、打印报告、预约诊疗、自助发卡、自助缴费等多项功能，为患者提供越来越来便捷的服务，改善患者就医环境。

（五）多媒体会议系统

医院多媒体会议系统是为医院的行政管理、后勤服务、医疗教学科研提供音视频功能服务的智能化子系统，其使用定位配置的音频、视频、网络及相关智能控制设备，将各种形象化的图、文、声、影等多媒体信息集中表现，可调动与会者感官知觉，提高会议效果。多媒体会议系统主要包含会议发言系统、扩声音响系统、投影显示系统、发言追踪系统、灯光系统、视频自动跟踪系统、集中控制系统，根据需要还可扩展投票表决系统、视频会议系统、桌面显示系统等。

医院行政办公区的多媒体会议室需要满足简单的开会需求，配置简单的多媒体功能，如发言、扩声、音响、投影等；学术报告厅多媒体功能丰富，除音视频功能外，还需设置有线网络口和覆盖无线WiFi，方便工作汇报、议题讨论等；对于大型医院，可考虑接入网络，实现全院视频会议和预留手术示教现场显示，兼顾手术示教和远程医疗的观摩点。

（六）智能导医系统

医院导医系统是指利用医院信息平台的互动性和共享性，在医院门急诊大厅、住院部、候诊区、收费处、取药处所设置的智能化呼叫、分诊排队管理系统、电子地图导医系统等，是一套更为有序且更为高效的分诊方式。

医院在人工导医的基础上设置智能化导医系统，使用科学的方法，将医院的服务做到秩序、文明、公平，给患者提供了公平、公开、高效的医疗方式，减轻了医生和护士的工作压力，有效改善了医疗环境，使医院的医疗秩序规范化、管理现代化，实现医院资源优化配置。

在大、中型医院，患者多，病种复杂，一个诊疗过程可能涉及很多个功能区域，每个功能区域经常分布在不同楼宇或不同楼层的不同位置。电子地图导医系统，利用医院信息平台，根据患者在医院的诊疗状态，智能判断下一个医疗环节涉及的功能区域，利用电子地图将其指引到正确的位置，有效改善了就诊患者由于对医院环境不熟悉，导致在院滞留时间长，诊疗效率低等问题。

（周水红）

第三节　数字化手术室

随着医疗信息技术和医疗设备技术的发展进步，人们对医疗环境要求的改善，数字化手术室的建设是现代化数字化医院发展的必然趋势。目前，不断增加的手术设备造成了手术室使用空间的局促狭小，增加了管理使用的难度，通过数字化、智能化的设备管理来提高手术室的使用效率，可以实现多种信息传播和无纸化作业，使得大流量数据传送支持下的手术演示与技术交流都可以通过数字化手术室来综合实现。

发挥数字化手术室系统在医院洁净手术部建设中的重要作用，同时应结合不同医院医疗的专有特点和特殊属性。数字化手术室系统从其系统管理功能而言，是一项庞大的、复杂的系统工程。随着医疗科技的不断发展更新，新智能化技术不断涌现，洁净手术室的使用功能会更加完善，每个数字化手术室可以按照不同用户的需求设计，供多个科室使用或专供某个科室使用，在更好地为医患人员服务的同时，集网络技术、自动控制技术、图像信号处理技术、综合布线技术于一体，使得手术过程中的各相关系统有机地协调结合在一起，从多个方面保证和实现数字化手术室建设中对洁净手术室的高效、安全、舒适、环保的要求。

数字化手术室是通过将先进的智能化、信息化等技术运用到洁净手术室，使得外科医生能够更好地获得大量与患者相关的重要信息，以及及时满足医院的医疗培训教学工作，同时便于操作，提高医疗效率。

数字化手术室，通常按配置的医学装备可分为如下五种类型：

（1）一体化手术室。

（2）MRI 导航手术室。

（3）机器人手术室。

（4）杂交手术室。

（5）复合型手术室。

（一）一体化手术室

一体化手术室是融合计算机网络技术、图形信号处理技术、空气洁净技术、机电设备自动控制技术于一体，将与手术过程有关的各种系统有机地结合进行统筹设计，为整个手术提供更具准确性、安全性的工作环境，能够实时获得大量与患者相关的重要信息，能够实时观察和控制设备的运行，从而使手术室便于操作，提高工作效率。

一体化手术室建设分两个阶段。第一阶段包括手术示教、远程会诊、设备控制、设备数据采集、多媒体控制管理、信息系统集成等。第二阶段是手术室临床信息系统建设，包括智能排班、耗材管理、麻醉系统、手术护理等。这些系统主要依靠系统服务器和工作站来完成。

一体化手术室设备，主要包括三个组成部分：一体化手术室集中控制系统（SCB）；一体化学手术室数字网络信息传输及存储系统（AIDA）；一体化手术室交互式咨询控制系统（Tele Medicine）。

在手术室无菌区内用一个触摸液晶屏可以轻易控制所有手术室内的设备，包括内窥镜设备、手术灯床、摄像机、室内照明等几乎所有设备。可实现对内窥镜设备及第三方设备的功能进行一体化、集中化控制和参数设置，可控制多台以上的不同设备，通过一个界面进行集总"控制"，是将现有手术室整合成一个功能性的手术室系统，以提高手术的安全、效率和能力。

一体化手术室系统由医院手术总控制室、多间手术室、医生办公室组成，通过网络把教室、专家会诊室、院外专家、出差的医生等连接在一起，组成一个大手术信息共享平台。

手术室内部集中控制系统可配置多种接口，连接手术室多种信号，如固定视频源（包括术野摄像机、全景摄像机、视频会议终端、HIS 患者数据、PACS 影像资料、生命监护器、麻醉机等）；移动视频源（显微镜、内窥镜、彩超机等）；音频源（天花话筒、医生头戴话筒、DVD 机、电话终端等）；显示设备（悬挂式液晶、嵌入式液晶等）；音箱；打印与录制设备；控制触摸屏等组成。

（二）MRI 导航手术室

磁共振介入手术室简称 MRI 导航手术室，是复合手术室的重要组成部分。MRI 手术的基本概念是通过进行术中 MRI 成像来协助指导进行的外科手术，MRI 手术室则是指安置有术中导航功能的 MRI 扫描设备，并可进行全部或部分外科手术的手术室（或指符合外科手术要求并能进行外科手术的 MRI 机房）。MRI 手术的目的是通过术中 MRI 扫描和导航来提高外科手术对病灶的完整切除率和治愈率。在手术室安装开放磁共振成像设备，采用磁共振介入的原理，向手术医生提供手术过程中动态的、变化的实时信息。

MRI 手术室是 MRI 设备及手术室组合而成的复合体，属多学科相互交融的边缘学科，一台术中核磁共振手术是由手术者、放射科医生、工程师、物理师、麻醉及护士共同配合完成的，放射科医生要参与所有手术病历的术前计划和术中影像学的处理，为外科医生提供最佳的手术入路及术中影像的动态变化，成员之间的交流显得尤为重要。手术室的设计和施工必须满足这些工作要求。

MRI 手术室的布局既要考虑到能进行 MRI 成像又要考虑到便于外科手术的操作和人员的移动。同时，MRI 手术室的面积应大于普通 MRI 机房的面积，一般要求在 40m^2 以上。一种是放置在医院外科手术室区域内的专用 MRI 手术室；另一种是将影科的常规 MRI 室改建成符合手术要求的 MRI 手术室。

实施中既要实现常规 MRI 检查室的电磁屏蔽要求，又要满足洁净手术室的规范要求，解决好净化风管、医疗气体管道、电气管线的屏蔽与滤波是关键点，同时根据选择的厂家不同，应考虑连接磁体失超管的路径。由于 MRI 设备重量较大，应考虑楼板的承载力。运输通道的便捷也是场地选择的要素，同时应考虑周围环境的影响，特别是附近移动车辆、周围电梯等对磁共振设备的影响。

（三）机器人手术室

手术机器人是复合手术室众多设备中的领军者，机器人手术室是复合手术室的核心组成部分，目前国内达芬奇手术机器人较为普遍。达芬奇手术机器人是医学、工程学相结合的又一典范，其功能、性能、操作范围，是目前最好的外科手术机器人系统。

达芬奇机器人手术系统具有光学放大 10 倍的高清晰 3D 立体图像，同时创伤面较小、操作精确，因此，对在腹腔镜下行胰管空肠黏膜吻合术困难的患者较容易实施手术。外科手术机器人手术逐渐成为微创外科手术的主要潮流。手术种类涵盖泌尿外科、妇产科、心脏外科、胸外科、肝胆外科、胃肠外科、耳鼻喉科等学科。如何更好地发挥达芬奇机器人实施系统和腹腔镜建设的优势，扬长避短，一直是外科医生探索的课题。

（四）杂交手术室

杂交手术室实现了介入医学、外科医学和影像诊断学技术的完美结合，实现了多学科联合治疗的最佳方式，提高了医院的医疗效率和患者的生存率。

杂交手术室是将数字减影血管造影（DSA）机安装在洁净的手术室内，以满足多学科医务人员联合为患者同时进行外科手术和介入手术，这样的洁净手术室即杂交手术室。

杂交手术室开展的手术类型涉及心胸外科、血管外科、神经外科等临床领域。目前广泛运用于心血管外科和血管外科，如在杂交手术室内进行冠脉支架植入和搭桥手术联合治疗，联合血管外科的开放式切开取栓术，血管旁路术和血管内科的球囊扩张支架植入术都能取得比单一手术更好的治疗效果。杂交手术室的优势在于将传统的外科手术室和介入治疗室有效地整合在一起，实现了多学科同步联合的最佳治疗方式。介入治疗和外科手术同步进行，可以避免患者在手术室与导管室之间转运的风险，降低患者损伤程度，提高医院的医疗效率。杂交手术室面积应该大于等于或 60m^2，整个杂交手术室组合面积不应小于 110m^2。

（五）复合型手术室

复合手术室或称混合手术室，是介入治疗发展到今天的一个热点。现代的 Hybrid 手术技术，主要融合了内、外科优势并整合了医学影像学技术，包括数字减影血管造影（DSA）杂交手术室、磁共振成像（MRI）手术室，是大型的一体化复合手术室的总称。该手术室整合了术中介入影像造影设备和磁共振定位技术，除了能够进行复杂的心血管和神经外科手术外，还能进行胸主动脉夹层动脉瘤的术中造影和经皮支架置入，避免因来回搬运患者带来的较高风险。外科医生能在实时影像指导下进行手术，减少手术偏差。将手术室和 MRI、DSA、CT、DR 等大型医疗设备整合在一起，组成超强功能的复合手术室，受到医学界的广泛关注。

总之，上述各类手术室通常是依据不同专业的需求由多个系统组合的名称，均属于数字化手术室的范畴。当前国内各类数字化手术室的发展日新月异，是将净化工程与数字信息化完美融合，在符合现行国标《医院洁净手术部建筑技术规范》GB50333 的基础上，采用数字医学影像及相关信息的格式及其信息交换方法的标准，通过接口采集现代数字医学成像设备的图像数据，实现与医学图像档案和通信系统 PALCS 的有效对接，并能和医院信息系统融为一体，使得 MRI、CT、DSA、ECT、PET/CT 等临床医学检查设备所获得图像资料及时传输到手术室，使手术医生、麻醉医生、手术护士获得全面的患者信息、更多的影像支持、精确的手术导航、通畅的外界信息交流，为整个手术提供更加准确、安全、高效的工作环境，也为手术观摩、手术示教、远程教学及远程会诊提供了可靠的通道，从而创造手术室的高成功率、高效率、高安全性以及提升手术室的对外交流。

因此，数字化手术部系统更加符合未来数字化医院的建设需求，即将数字减影血管造影（DSA，高清信号）、血管内超声（IVUS）、达芬奇、腔镜、术中 MRI、显微镜、高清术野摄像、全景摄像等多路影像及音视频信号传输到医院任一会议室，示教室，专家、主任及领导办公室等任何场所（无须专线，任何网络互通的地方均可），并在转播的同时可随时获取患者检查、检验及电子病历等各种信息进行讨论，从而使手术学术交流、教学管理及远程手术指导真正变成现实。同时，从数字化医院未来的发展来看，数字化手术部建设必将成为我国医院手术室建设大的趋势，也为医院未来建设全院数字化手术部统一平台提供了有力的保障。

鉴于数字化手术室项目工程建设比较复杂，涉及手术净化、医疗设备、医疗信息及临床医学等多个领域，而手术室又处于特殊的洁净环境，因此，数字化手术室建设必须从净化工程设计和医疗设备采购两个环节进行整体设计，还需明确手术室功能和用途，如 MRI 手术室、DSA 手术室之间的功能、布线工程设计都不尽相同，各有特点，从而数字化手术部设计也就不同。

数字化手术部项目建设是一项非常复杂的系统性工程，从项目立项、需求调研、方案建议、合同签约、系统实施，到项目验收、售后维护，整个实施过程跨部门、参与人员多、持续时间长、协调难度大。采用闭环管理以医院主管领导为组长，以医务、信息、设备、使用科室等院方领导为主的项目领导小组，主要是对项目实施整个过程中的重大问题进行决策。院方具体工作的执行小组，负责流程规划、设计规划、配合实施等，并由基建部门配合执行，同时负责制订工作计划，掌握工程进度，检查工程质量；指导工作；协调各部门、各单位之间的关系，做好保障服务工作，保障数字化手术室的顺利实施，完成全建设过程的闭环管理。

（孙祖莹）

第四节　手术示教与远程会诊系统

（一）手术示教系统

随着手术学术交流越来越广泛，传统的模式已不再能满足当前医生和专家学者的要求，数字化手术室示教系统已成为发展的潮流。数字化手术室示教系统是指基于计算机信息技术、生物医学工程技术及现代医学技术，实现手术音视频信息高清采集、有效视频点播、术后加工、存储、检索，支持手术观摩、示教、学术交流、远程协助等功能的管理信息系统。数字化手术室示教系统应用于医院手术室，为临床手术技能培训和管理提供了现代化手段，有助于医院开展远程医疗与视频学术会议，提高医院临床教学水平，实现基于网络的手术室监管。

为了适应手术教学，以及当前国内医院手术转播的现状，加之医院对手术转播需求的不断提高，手术示教系统逐渐进入医院智能化的视野。手术示教系统的优点在于利用医院现有网络，节省了大量建设经费，且手术过程和细节信息实时、清晰。另外，通过对接各种微创镜类手术设备，提高了教学效果，而且随时随地观看想要观看的手术过程。相对于之前的手术示教，完全摆脱了传统手术示教模式在时间、空间和人数上的限制，实现一次示教，多人观摩。通过高清视频的传送，观摩实习生在示教室内即可清晰获得手术室内的诊疗过程和细节信息，减少了进入手术室的人员数量，避免了观摩人员造成手术室内污染的概率，保障了手术室良好的工作秩序，也保证了观看手术的质量，提高了手术室的管理。

1. 手术示教的内容

（1）实时的远程手术示教：观摩人员可与手术室医生双向互动交流，实现实时教学讲解、实时提问、实时解答，提高教学质量。

（2）手术录像存储及查询：对手术影像和场景视频进行全程的实时记录，并进行高质量、长时间的存储，用于日后教学。手术后对照这些影像资料进行学术探讨和研究，可以有效提升医生的手术水平。

（3）手术现场即时拍摄：对教学过程中的关键动作通过拍摄方法记录下来。

2. 高清手术示教系统配置　高清手术示教系统要呈现的视频画面有术野操作、器械传递、心电监护、麻醉机和呼吸机的工作状况，以及与患者相关的 PACS 影像资料信息。

（1）手术室视具体情况配置前端设备，包括：①术野操作摄像机；②器械摄像机，除了拍摄手术器械传递的画面外，也可用于拍摄手术室的全景；③麻醉机和呼吸机的工作状况监控摄像机；④高清信号（兼容标清信号输入并转 HD 格式）输入接口，用于腹腔镜视频信号、心电监护仪和 PACS 影像资料的信号输入和格式转换。

（2）用户端：授权用户可进入高清手术示教系统管理平台，观看手术现场直播或点播手术录像；同时对手术室前端设备进行控制、画面选择和语音交互。

（3）其他要求：一个手术室可以支持多个远程教室同时观看；医学专家可以在局域网任意点连接同一个手术室或连接多个手术室，进行手术指导和讨论；具有对手术高质量音视频存储、回放和管理等功能及手术实况音视频信息实时直播、刻录的功能。另外，为了便于双向沟通和增加现场感，手术示教系统还应提供手术室现场声音传送和对讲功能。数字化手术室对音视频质量有严格要求，系统应选取实时性强、质量高的视频终端，采用成熟可靠的音视频、文本信号传输技术，同时应采取相关安全机制保护患者的隐私。

一个集医疗、教学、科研、预防保健为一体的综合性现代化三级甲等医院，应实现数字化手术室示教系统建设与应用，有效满足低带宽传输，稳定、连续、流畅、高图像质量的网络视频需求，以及手术观摩学习、专家会诊、远程指导等多种视频应用需求，实现医院数字化手术室规范化管理，同时摆脱了传统示教模式在时间、空间、人数及安全性上的限制。

（二）远程会诊系统

随着计算机网络通信技术与多媒体技术的飞速发展，远程医疗会诊在医学专家和患者之间建立起全新的联系，使患者在原地、原医院即可接受远地专家的会诊及其指导下的治疗与护理，从而节约医生和患者的大量时间和金钱，有效提高基层医疗机构的服务能力，提高疑难重症救治水平，缓解群众"看病难、看病贵"问题，同时也促进了医疗机构间的科研和教学的共享，在一定程度上解决了医疗卫生资源分配不均问题。远程会诊系统的功能通过远程会诊软件平台，集成视频会议系统、手术示教系统、网络系统硬件平台的功能来实现。

远程会诊是指上级医院专家同基层医院患者主管医生，通过远程技术手段共同探讨患者病情，进一步完善并制订更具针对性的诊疗方案。

远程会诊的基本功能：

（1）会诊预约：包括会诊申请单的填写、提交与修改，专家库信息查询，电子资料组织与传送，会诊申请的查询等。

（2）会诊管理：包括会诊流程管理、病历资料管理、会诊报告浏览、随访管理、会诊服务评价等。

（3）会诊服务：包括病历资料浏览、音视频交互病情讨论、病历资料白板书写交互、会诊报告编写发布与修改、会诊报告模板管理等。

无论是远程会诊还是远程手术示教系统，信息安全建设都是其应用和发展的重要内容。为了有效地实现远程医疗信息的安全性，更好地发挥远程医疗服务的作用，应通过相关的技术和管理手段达到信息安全保障的目的，保障远程医疗信息系统安全。

（万文俊）

第五节　智能化病房

医院的住院患者，平均在院时间较长，其心理、生理和行为都会发生变化，这与医院病房的环境和功能、医患关系、医疗质量、医疗技术及社会综合因素等都有极其重要的关系。医院应能满足患者的基本生活需求且便于操作；保障医疗安全需要，获得更多相关的保健知识、就诊须知及消遣娱乐等需求。加之，信息化、网络化在医院建筑中不断升华，使智能病房建筑和智能病房系统逐步成为现代数字医院发展的必然趋势。

智能化病房的目的是及时通过实效的服务，最大程度地满足医患双方的使用及医院管理要求。智能化病房，即智能自动化的病房，尽量让患者自己照顾自己，减少陪护人员，不但能够有效预防院内感染，还能提高护理质量，提高治疗效果。主要推行以人为本的服务理念，满足社会对护理工作的发展需求，减轻了护士的日常劳动强度，也节省了家属的陪护负担，填补了国内外医疗护理设备的空白。

智能病房系统是病房中的各种医疗传感器和设备利用有线或无线网络连接，将所收集的数据实时传入系统中，并转化为信息传送到医护工作人员的移动医疗应用程序上，从而辅助医工作者的日常工作。另外，智能病房系统还包含用于突发情况预警、跟踪定位和医疗决策的功能模块，以支持医护工作者的诊断和治疗。

（一）环境控制

环境控制是指可实时监测病房内的温湿度，提供预警，也可设置自动调节，或者通过手机 APP 统一控制房间内的灯光、电源、电视、空调、窗帘、净化器、移动求助按钮等设施，营造更舒适的智能病房。

（二）病房智能呼叫系统

病房呼叫系统为患者、护士、主治医生提供远程对话功能，可以加快患者与护士之间的联系。通过音视频技术，患者在病床边即可快捷地与护士交流，并能与医生远程沟通。在夜间也可由护理人员通过对讲主机来对病床实施自动循环监听，查探病床有无异状，使医护人员不受时间、地点的约束，方便快捷地建立与患者的沟通，加强相互之间的配合，使治疗取得较好的效果，使医患关系得以融洽，从而进一步提高医院的服务质量。

（三）患者知情、信息查询及宣教知识

通过手机 APP 可以方便地查询本次或历次的就诊信息，包括病案首页、医嘱、病程记录、检查、检验、手术麻醉、费用等信息。另外，还包含知情同意相关信息和患者及家属需要的所有医疗相关信息和住院服务信息等。

（四）遵从性提醒

基于疾病分类推送相关疾病与治疗知识，有针对性地提示时间、术前准备或者检查检验准备及注意事项等，避免遗漏或延误相关检查。

（五）智能床位监测及智能输液监测系统

将运用力敏、振动及温度等多参数结合的传感器安装在病床上，对患者的心率、呼吸率及体动翻身、离床等数据进行动态、实时、连续的采集、分析统计，通过无线技术由物联网网关上传到床旁服务平台，实现护士工作站对病床的统一监测、异常事件提醒等功能，打破了传统采集生命体征的方式，提高了生命体征监测的智能性，减少了护士的工作量。

（1）生命体征监测：床垫里装有无线网传感器，可以实现对床位患者连续 24 小时不间断的监测，包括体温、心率、呼吸、体动，并且可以自由配置床位患者的体征阈值报警，对体征项数据达到危险值的床位进行实时报警。

（2）离床、坠床监视：通过压力传感器实时对患者离床、坠床进行监测，并给护理人员提供即时的报警信息。

（3）压疮的风险管理：对于长期卧床的患者，通过设定的时间间隔和上次动作发生的时间，自动生成短消息提醒看护人员给患者再次移动。系统还能够对压疮的风险进行分析并及时报警，护士可以对不同风险等级的患者进行有效监护。

（4）睡眠质量分析：系统对床位患者每天的睡眠质量进行分析，并通过与长期趋势和医护标准在睡眠时间、躁动、夜间心率和呼吸率的对比来监控患者夜间睡眠质量，包括浅睡时长、深睡时长、翻身情况等。

现在医院常使用传统的重力驱动输液系统，需要护士与患者实时监视液体，而通过智能输液监测仪及智能输液监测系统，护士在电脑上便能监测输液全过程，包括液量变化、输液速度、需要输液的时间，并在输液结束或输液故障时发出报警信号，提醒护士及时干预，提高了医院的医疗效果和医疗质量，降低了护理强度，减少了医疗事故的发生，在一定程度上减轻了陪护人的负担。

（六）信息核对、无线查房、婴儿防盗

利用物联网技术，实现移动护理、移动查房。基于 JCI 标准正确识别患者的要求，采用移动护理终端发出电子信号自动核对患者手腕上的手环信息，每次医嘱实行时，都要用手机扫描一下药品上的二维码和患者手环，如果对不上，系统会自动报警。

医护人员可以利用 PDA 及手推车上的电脑进行查房和医嘱的录入，以及影像传输、电子病历的书写、信息浏览、报告、HIS 中相关医嘱执行情况的查看等。

为新生婴儿佩戴传感器脚环，服务器可根据串口信息自动跟踪每一个婴儿的位置，腕带被切断或出现脱落异常，会及时报警并自动关闭出口大门。

（七）自动药房管理

药房根据医嘱自动发药，并通过包药机包装带有条形码的药品，从药房到病房，达到药品分派更安全更有效，药物能够被充分利用和避免可能发生的错误。这样既满足药房对药品管理安全有效的需求，同时也减少了工作量。也有医院采用轨道小车派送药品。

（八）可视对讲式病房家属探视系统

安装可视对讲式探视系统，架起了沟通的桥梁，满足了患者家属的信息需求心理，解除或降低了其焦虑与烦恼，改善其恐惧感；而且家属与患者之间的联系，可有助于患者自信心的建立。

（九）点餐服务

依托医院 HIS 网络，做到患者点餐信息化，系统具备消费扣款、现金充值、挂失解挂、报表统计等功能，方便患者，提高效率；同时具有餐饮设定、食谱管理功能，患者入院时每人一张卡，相关信息存储卡内，疾病谱与食谱对应，确保安全；每天可自动生成食品原料汇总（明细）表，提高管理效率。

（十）互联网娱乐

利用院内无线网络，安全地接入互联网，查看基于授权使用的 APP 影视频道等。

（十一）增值服务

提供在线超市、护工等 APP 应用，实现院内与院外服务的对接，方便建立双方的服务连接，并能提供扩展机制，实现服务的可扩展性。

（十二）交费及费用查询

一日账单查询及在线缴费。

（十三）参与评价

患者能对医生的治疗各环节提出自己的想法和意见，共同参与到康复过程中；能对护理服务提供相关评价，促进服务质量改进。

总之，智能化病房可以通过各种通信技术快速实现病房、监控中心及患者之间的数据无障碍共享，实现病房的自动化智能管理。对于现代化数字医院来讲，智能病房的上线有利于整合医院、医护人员、患者资源；有利于提升医院服务水平，降低医院管理工作强度和医疗事故的发生频率，提高患者治疗体验，最终实现医患关系的有效缓解。

（孙斐斐）

第六节 楼宇自动控制系统

医院人流量大，能耗大，空气通风要求高，而且医院的特性决定了对环境要求的多样性和复杂性，这就需要有一个强大的楼宇管理系统去支撑，满足医患各方需求。楼宇自动控制系统是智能建筑必不可少的基本组成部分，主要监控医院大楼的机电设备，可为医患人员提供安全、舒适、经济、高效、便捷的工作和生活环境，并通过优化设备运行与管理，降低运营费用。楼宇自动控制系统是将建筑物或建筑

群内的通风空调、变配电、电梯、照明、供热、给排水等众多分散设备的状态变化、运行参数、能源使用状况等进行集中监视、管理，同时又分散控制的建筑物管理与控制系统，主要包括楼宇自控系统、抄表计量管理系统和智能灯光控制管理系统。其关键技术是传感技术、接口控制技术及管理信息系统。

（一）楼宇自动控制系统监控的内容

1. 冷热源系统

（1）冷源群控系统：监控的内容包括冷负荷需求计算；冷水机组台数控制；冷水机组联锁控制；冷冻水压差控制；冷却水温度控制；机组保护控制；机组定时启停控制；机组运行参数；水箱补水控制；群控控制，等等。

（2）换热站控制系统：监控的内容包括二次水温自动调节；自动联锁，即当循环泵停止运行时，热水/蒸汽阀应迅速关闭；机组保护控制，即水泵启动后，水流开关检测水流状态，与水泵的反馈点反映的信息进行印证并进行自动联锁；设备定时启停控制，即根据事先安排的工作及节假日作息时间表，定时启停设备；自动统计设备运行的工作时间，提示定时维修；参数检测及报警，即自动监测系统内各监测点的温度、压力、流量等参数，自动显示、定时打印及越限报警等。

2. 空调新风系统　监测送风温湿度、回风温湿度、新风温度；监测空气质量，并提供超标报警信号；监测风速；监测风机手/自动状态；监测风机故障状态；监测风机风流状态；监测滤网压差开关状态；监视防冻开关，低温时报警；风机起停控制；新回排风阀控制；盘管水阀开度调节；带加湿功能机组将控制加湿阀开度。

3. 送排风系统

（1）通过 BAS 根据送风量来控制风阀执行器的任意开度。

（2）监测室内的温度，并根据预定的高低限值判断，超限则输出报警信息；使用经典 PID 计算出房间所需的送风量来控制风阀大小，调节温度。

（3）通过软件监测 VAV 末端联动　调节空调送风机的速度。

（4）自动监测各回路（送/排风机）的运行状态、风流状态、手/自动状态、故障报警、风流状态。

（5）根据事先设定的工作日及节假日作息时间表，定时启停（送排风机）动力回路。

（6）卫生间排风机将可控制排风阀。

4. 给排水系统　给排水系统主要是对于饮用水的提供，以及对于污水的排放。污、废水泵运行状态、故障报警、手自动状态监测，并控制水泵启停；监测污水坑、废水坑、消防水池、消防水箱、生活水箱的高低液位；集水坑的高低液位报警监测；消防水泵、喷淋水泵、排污水泵、生活水泵的运行状态、故障报警、手自动状态监测，并控制水泵启停；监测中水泵变频状态及故障；监测生活水泵变频状态及故障；监测生活给水管网压力、气压罐压力、减压阀超压报警；系统还可根据时间表对排水泵启停进行分时、分区控制。

5. 变配电系统　为了大楼的安全，对变配电系统的有关变配电状况，由中央监控系统实施监视而不做任何控制，一切控制操作均留给现场有关控制器或操作人员执行。BA 系统提供对于建筑物内的高低配电房及所有变配电设备的监视报警和管理及程序控制，提供对于重要电气设备的控制程序、时间程序和相应的联动程序。

6. 照明系统

（1）具有定时启停功能，可以根据预定的时间表启停设备，进行节能控制。医院公共区域，如走道、大厅、路灯、景观灯等的监测与远程控制或基于光通量传感器、红外传感器的自动控制。

（2）监测照明的故障报警状态，一旦报警，以提醒操作人员做出相应操作。同时可根据相关需求配合安保系统实现联锁控制。

7. 电梯及扶梯控制系统　电梯一般有一套自带电梯控制系统，通过接口网关对电梯上下运行状态和故障报警进行监测，实现对电梯的运行状态、故障报警、上/下行状态的集中监视。

8. 能耗管理系统　通过实现对病区内各护理单元的用电量、用水量（冷水、生活热水）、医用气体（氧气、压缩空气、负压空气、笑气）、空调热能实现量化管理，建立自动抄表系统，即时提供系统的能耗数据，建立单床能量消耗的统计数据和节约分析的意见。这是提高后勤管理效率，降低运行成本的重要手段。

9. 巡更管理系统　电子巡更系统就是保证安保人员按时、全面对防区内各巡视点进行巡视的有力措施。

10. 综合管路系统　弱电桥架、管路的设计与施工是弱电专业的局部工程，是弱电工程的基础。医院建筑内部功能分区较多，桥架管路走向力求合理，且兼顾各系统需求，宜放置多路主干桥架，满足医疗、智能化专网、后勤管理等诸多方面的需求。

11. 安保监控系统　实现被监控区域的监控和录像，系统操作简便，易于维护，应用广泛。对于监督医院医疗水准，提高医务人员的办公效率，保护医务人员的人身安全及医院财产，都有极其重要的意义。

12. 通道（门禁）管理系统　区域管制主要涉及电梯厅、楼梯厅、病区通道、病区出入口（包括ICU区域隔离通道）、建筑通往地下的通道等，特殊通道一般采用远距离控制。重点管制主要涉及领导办公室、财务室、智能化中心机房、IT机房、贵重药品间、剧毒药品间、贵重仪器仓库、设备仓库等，主要采用近距离管制。

（二）楼宇自动控制系统上线的意义

1. 节省能源　楼宇自动控制系统对全院的设备进行监视和控制，根据预先编排的时间程序对电力、照明、空调等设备进行最优化的节能控制。

2. 节省人力资源　由于楼宇自动控制系统采用集中电脑控制，在投入使用后可以大量减少运行操作人员和设备维护维修人员。

3. 延长设备使用寿命　医院配置楼宇自动控制系统，使医院设备的运行状态始终处于系统的监视之下，完整地记录设备的运行情况，及时发现故障，把事故消除在萌芽状态，确保机电设备的安全、稳定、高效运行。楼宇自动控制系统还可以定期打印出维护、保养的通知单，保证维护人员按时进行设备保养，使设备的运行寿命加长，降低医院的运行和维护费用。

4. 保证医院及工作者安全　楼宇自动控制系统中的电梯控制系统、巡更管理系统、安保监控系统、通道管理系统等模块与消防报警系统联网，极大地提高了医院的精细化管理水平，保障了医院及其工作者的安全。

5. 保障医院环境健康舒适　楼宇自动控制系统对医院设备实施实时控制，如空调新风系统和送排风系统等的准确调节控制，使医院环境更加舒适，从而提高医院工作者的工作效率。

总之，楼宇自动控制系统的精细化控制满足了医疗大楼内部环境要求，并极大地减少了日常巡视的维护工作量，节省了人力资源，提高了人员的工作效率，同时也降低了设备的运行能耗及运行成本，保障了建筑物内机电设备的长期运行安全、稳定，为患者提供了一个合理、高效、节能和舒适的医疗环境。

（高亚峰）

第七节　物联网在医院业务中的应用

（一）物联网的概念

物联网是通过射频识别、红外感应器、全球定位系统、激光扫描器等信息传感设备，按约定的协议，把任何物品与互联网相连，进行信息交换和通信，以实现对物品的智能化识别、定位、跟踪、监控和管理的一种网络，是新一代信息技术的重要组成部分。

物联网技术在医院的应用，主要体现在对医院人、财、物和资金的有效管理，实现人员及物资管理可视化、医疗信息数字化和医疗过程数字化。利用信息化手段，实现医疗信息共享，提高工作效率，提升服务品质，创新服务模式，优化业务流程，控制医疗缺陷，保障医疗安全，提高医疗质量，实现精细化管理，提升医院整体管理形象。

（二）物联网在医院的具体应用领域

医院物联网的应用主要基于以下几个方面：①基于重点人群识别和管理；②基于重点设备及物品管理；③基于重点区域监控和管理；④基于医疗信息数字化管理；⑤基于医疗过程数字化管理。具体应用领域见下文详述。

1. 消毒物资追溯管理　随着医院信息化的发展，将物联网技术引入到医院内所有诊疗器械、器具和物品的清洗、消毒、灭菌管理流程中，可以实现对各类器械消毒过程的全程质量监督，有效避免因手术器械感染而造成的医疗差错和医疗事故，基于 JCI 标准中关于感染的预防与控制的要求，同时也符合卫生部颁布的《医院消毒供应中心管理规范》中对消毒物品质量提出的新要求。

消毒物资追溯管理系统通过引入先进的 RFID 技术，将灭菌管理流程中的回收、清洗、打包、灭菌、存放、发放、术前核对、术后清点、追溯几大功能实现信息化，简化工作操作步骤，强化、规范手术供应室流程管理，使整个流程中的所有环节具有可追溯性。一旦发生感染事故，其追溯性可快速追踪流程信息，确定问题所在，有效降低医疗纠纷的发生率，完善了整个服务流程，提高了医院的服务质量。

（1）回收：供应室护士用胸卡登录器械包回收系统，进入工作状态。科室护士刷卡并确认其验证信息，系统会显示其器械包中的工具数量，信息确认完成后，即可完成器械包回收确认。

（2）清洗：对回收器械进行分类清洗，记录清洗设备数量。

（3）打包：对清洗合格的器械按种类打包，并绑定数据标签。

（4）灭菌：系统自动记录器械包消毒核实人员、消毒器柜号、消毒时间等信息。信息核实完成后，数据上传至服务器，以便器械包信息的追溯。器械包消毒完成后，送往无菌室存储。

（5）存放：器械包消毒完毕后存入无菌存储室，通过 RFID 读写设备，系统自动记录器械包类别、存入时间、取出时间、有效期等信息。可通过信息管理查询系统进行库存及有效期的查询。

（6）发放：无菌室根据科室申请发放并采集人员及包对应数据。

（7）术前核对：刷卡登录术前模块扫描标签，系统自动完成信息匹配对比。

（8）术后清点：通过手术器械包签中的信息对包内器械的种类、数量进行清点。

（9）追溯：根据时间、科室、操作人员等条件追溯对应单个器械包。

2. 医疗垃圾追溯管理　医疗垃圾追溯管理系统是采用射频识别技术、卫星定位技术、网络技术，实现医疗垃圾产生、回收、运输、处理等全过程的监控和追踪，使整个处置过程具有可追溯性，为各管理一部门对医疗垃圾处置过程的全程监管提供了基础的信息支持和保障。

医疗垃圾属于危险废弃品，含有大量的感染性废物、病理性废物、损伤性废物、药物性废物、化学性废物及放射性污染物等有害物质。按照卫生部相关规定，必须封闭储存、定点存放、专人运输，必须进行焚烧处理，以确保杀菌和避免环境污染，不允许任何形式的回收和再利用。

医疗垃圾追溯管理系统在医院的应用，有利于对医疗垃圾流转数据进行电子数据采集及统计，使管理部门有依据监控并及时准确地掌握废弃物处置情况，提升了管理水平；实现了医疗垃圾运输处置的电子化监管和预警。根据垃圾种类的不同，自动提醒垃圾的处置差异，一旦发生医疗废物污染事故，可有效地确定责任，快速采取措施，减少危害；实现医疗卫生机构对医疗废物登记的电子化管理和处理过程的可追溯，有效降低医院内的感染发生率。其中，手术室作为控制医院感染最重要、最核心的环节，加强对手术室医疗垃圾的监管和追溯，可有效防止院内感染的发生。

3. 婴儿防盗管理　婴儿防盗管理系统是近年来发展起来的一种高科技产品，基于 JCI 标准中对患者安全的要求，其采用物联网射频识别技术（RFID），在婴儿身上佩戴可发射出无线射频信号且对人体无害的智能电子标签，对婴儿所在位置进行实时监控和追踪，还可对企图盗窃婴儿的行为及时报警提示，实现实时监控、主动防护。

医院在人为防范的基础上，使用婴儿防盗管理系统，可避免因新生儿特征相似，理解和表达能力欠缺而出现的错误识别、报错的现象；将医护人员与婴儿、母亲与婴儿绑定，防止婴儿被人从医院内盗走，有效保护婴儿安全，保障各方权益；规范产房的日常管理，防止和避免医生对母婴的例行巡检，提高医疗质量；整合母婴识别、婴儿防盗、通道权限等功能，充分提高医院新生儿管理效能和服务水平。

4. 资产定位追踪管理 贵重、抢救医疗设备作为医院资产的重要组成部分，对医院的发展至关重要。医院管理人员及时、准确地了解贵重设备的分布动态情况，防止贵重设备的丢失与闲置，可增加效益，降低成本，提高设备的使用效率和医疗服务效率，也符合 JCI 标准中对医疗设备安全有效管理的要求。

医院资产定位追踪管理系统是在医疗资产和设备上安装防拆卸 RFID 标签，进行资产定位、防盗等管理。通过该系统为每件医院资产分配唯一的定位标签，管理员通过定位标签，短时间内即可全面而准确地掌握资产状况，及时了解贵重、抢救医疗设备的在离线状态，实现自动库存盘点，消除人工盘点的失误。

5. 高值医疗耗材管理 高值医疗耗材属于医疗耗材中特殊的种类，其医疗安全要求高，生产使用过程需要严格控制，仅限于部分科室使用且价格相对比较昂贵。传统的高值医疗耗材的管理基础数据登记不全，领用不规范，相关记录不完全，极易导致错账、漏账、重复记账，安全隐患大。

高值医疗耗材管理系统运用物联网技术，为每种高值耗材对应唯一条形码，对其采购、在库、使用各个环节进行全程控制和跟踪，避免不必要的损耗，实现医院对高值医疗耗材的规范化、精细化管理，加强成本控制，提高医疗质量，保障患者安全。基于 JCI 标准中质量改进与患者安全的要求，在系统中，建立医院审核通过的资质合格产品信息，日后工作中通过扫描产品条形码，即可识别产品资质是否合格，确保源头的安全性；由相关科室扫描条形码完成高值医疗耗材的备库、领取、收费等流程，减少人工录入的失误率，提高工作效率；医院管理人员通过系统中各环节扫描条形码的相应记录，可以准确掌握耗材的流向和质量，实现全程追踪，可追溯源头，堵塞管理漏洞，提高管理质量。

6. 冷链管理 近年来，国家对药品、血液、试剂、生物制品等对温湿度敏感物品的生产、存储、流通等环节的监管越来越严格。冷链药品在存储和运输过程中，需要遵守严格限制的指标，使其在流通的整个链条中处于恒定状态，保证药品有效期和药效不受损失。如果温度过高，药品效价降低或失效，甚至出现严重不良反应；如果温度过低，会出现药品冻融过程，导致部分药品性状发生变化，可能使药品变性或者失效。

医院冷链管理系统是利用新一代信息化网络、传感器技术即 RFID 冷链传感器、二维条码技术等，将其安装到医院的冷藏设备上，通过无线传输，结合各种物联网策略管理技术，融入医院信息系统，使对温度敏感性医用试剂在存储和运输过程中符合国家规定的冷藏要求做到不"断链"，实现全程实时智能化管理，对异常情况预警报警，以保证药品、试剂的质量。

7. 门禁管理 医院门禁管理主要布点于病区进出通道、病区治疗室、重要场所进出通道等地，安装门磁开关、电控锁及读卡器等门禁控制装置，对持卡人进行身份识别，设置不同的权限和有效时段信息，防止非授权人员的进出，目的在于对人员的流动进行合理的监管和控制，实现严密而灵活的通道管理，加强医院的安全防范管理，给医生和患者提供一个相对安全、有序的环境，也符合 JCI 标准安全与防范的要求。

门禁管理系统一般与一卡通系统共用一张智能卡，兼容门禁管理、收费和消费管理、巡更管理、考勤管理、停车场管理和图书管理等，所有来医院就诊的患者和医院医护人员，使用该智能卡实现院内各种身份识别和电子支付功能，做到一卡多用。

8. 一卡通管理 医院智能一卡通管理系统是智能卡在医院的应用，和医院的日常管理和生活息息相关，主要体现在人员信息管理、就医缴费、饭堂就餐、门禁通道、停车管理、院内消费、考勤管理和查询管理等方面，实现"一卡多用，多卡合一"。其功能包括身份识别和电子钱包，满足医院现代化管理要求，方便医务人员、患者和患者亲属等各种持卡人在医院工作生活的方方面面，最大限度地缩短患者就医时间、滞院时间，使医院实现电子化管理，提高管理效率。

一卡通系统的基本流程如下：根据身份证等相关证件为医护人员和患者每人发行一张智能卡，作为其在医院内的身份识别凭证和电子钱包，取代众多纸质证件和现金；在医院各服务点安装不同功能的智能卡读卡器、自助机和管理软件；持卡人在服务点机器上刷卡，便能在医院内部自动实现多种身份识别和电子支付服务功能。

9. 食堂售饭管理　医院食堂管理是一个综合管理的系统过程，涉及营养专业、食品卫生、食堂运作、行政管理、经济管理等方面。传统的食堂管理，手工进行订餐、配餐、制作报表，由于数据量大，容易出错，费时费力，管理工作烦琐，在数据分析上时有出入，影响成本核算，误导决策。

医院食堂售饭系统的应用为医院提供了一个高效的管理模式，整个系统流程包括食堂窗口点餐、员工送餐管理、患者营养餐管理、消费精细化管理、后勤决策支持等。医务人员和患者点餐完毕后，所有数据都由计算机分析执行，规范了业务流程，提高了工作效率，改善了服务质量，为医院经营者和决策者提供更加及时、准确的消费数据和管理信息，动态掌握业务整个流程的处置情况。

医院食堂售饭系统采用智能卡、手持机等技术，结合手机点餐等功能，实现智能点餐和结算，通用性强，具备良好的实时性。人员数据和存储容量没有限制，扩展无限制，使用方便，使餐厅食堂管理科学化、现代化。

10. 刷卡洗澡管理　刷卡洗澡管理系统主要采用智能卡、控制器、自助机等技术，解决病房和职工宿舍在洗浴过程中的用水流量问题，实现过程精细化管理，达到节约成本的目的。该系统的应用，符合《绿色医院建筑评价标准》的要求，既节省了水资源，又能提高医院精细化管理水平，避免医院内日常洗澡中常见的长流水现象，通过这种管控方式让大家重视水资源节约问题，同时避免无意识浪费。

11. 样本追溯管理系统　随着《电子病历系统功能规范》与《等级医院评审标准》的推广与应用，医院对样本的追溯管理、实验室样本的状况检测需求越来越强烈，医院对实验室信息管理系统的要求，不仅仅是对业务流程的记录与规范，而是上升到了管理流程的记录与规范。

样本追溯管理系统以检验瓶贴条码为核心，实现全院样本信息电子化采集、流通、共享。其不仅仅是一个业务流程系统，更是一个管理流程系统，全院有一个整体平台可以实时查询、监控样本流转状态。样本追溯系统的应用，将医院内的临床部门、后勤部门与实验室等多个部门之间形成闭环监控管理，整个系统以监控患者标本为中心，由临床部门医生开单、临床部门护士采标、后勤部门送标、实验室标本组接标审核、实验室工作组预存、实验室出具检验报告及审核，各个环节形成闭环监控管理，并实时监控样本流转过程，并根据设定的预警提示、超时警告信息，实时提醒样本状况，提升了工作效率和管理水平，使整个处置过程具有可追溯性。

（三）物联网在医院应用的意义

医院通过物联网技术的应用，可实现对人、财、物和资金的智能化管理，支持医院内部医疗信息、设备信息、药品信息、人员信息、管理信息的数字化采集、处理、存储、传输与共享等，提高工作效率，提升服务品质，创新服务模式，优化业务流程，控制医疗缺陷，保障医疗安全，提高医疗质量，使医院向人性化、主动化、精确化服务的管理模式转化。具体体现在四个方面。

（1）有效优化医院业务流程，形成闭环管理，提高医院人员的工作效率和管理水平。基于物联网技术的医院信息系统，为一线医护人员提供了快捷、方便的信息服务，帮助其优化业务流程，提高工作效率和医疗质量，实现以患者为中心，方便患者，缩短就诊流程，减少患者来回奔波，从而有效缓解看病难、住院难的问题。

（2）保障医院人、财、物和资金的安全性，控制医疗缺陷，降低医疗安全生产隐患。利用物联网技术，可达到对医院人、财、物和资金流转的全程可追溯，实现闭环监控管理；若遇到特殊情况，还可发出警示信息，提高了医疗生产的安全性和可控性。

（3）为医院决策及时提供真实、可靠的数据，使医院管理迈向精细化。物联网技术的引入，支持医院内部各类信息的实时传输与存储，从而方便医院决策层对各类数据的动态掌握，达到合理分配资源，改革和完善医院组织结构、运营机制和管理机制，实现医院精细化管理。

（4）实现医疗信息共享，提升医疗服务现代化水平。利用物联网技术，实现患者信息共享，可有效管理、分析患者诊疗信息，减轻患者医疗负担，降低患者就医成本，提高患者满意度，使医疗资源得到有效利用，实现人性化的服务。

（单琳琳）

参考文献

[1] 刘效仿. 医院6S管理实战攻略 [M]. 北京：中国中医药出版社，2017.

[2] 何晓俐，赵淑珍. 现代综合医院门诊管理手册 [M]. 北京：人民卫生出版社，2016.

[3] 许崇伟，郭石林，邓光璞，等. 景惠医院管理书系：中国医院投资与运营实务 [M]. 广州：广东人民出版社，2014.

[4] 王玉琦. 医院管理学 [M]：教学科研管理分册. 北京：人民卫生出版社，2011.

[5] 曹荣桂. 医院管理学 [M]：概论分册. 北京：人民卫生出版社，2011.

[6] 徐元元，田立启，侯常敏，操礼庆. 医院经济运行精细化管理 [M]. 北京：企业管理出版社，2014.

[7] 韦铁民. 医院精细化管理实践 [M]. 2版. 北京：中国医药科技出版社，2017.

[8] 黄洁夫. 中国医院协会医院管理指南（2016年版）[M]. 北京：人民卫生出版社，2016.

[9] 高兴花. 医院感染管理知识精讲精练 [M]. 上海：上海交通大学出版社，2014.

[10] 刘晓勤. 医院管理学：后勤管理分册 [M]. 2版. 北京：人民卫生出版社，2013.

[11] 周俊峰，孙凯. 医院管理手册 [M]. 北京：人民卫生出版社，2016.

[12] 刘爱民. 病案信息学 [M]. 北京：人民卫生出版社，2016.

[13] 克瑞莎·泰勒. 医疗革命：大数据与分析如何改变医疗模式 [M]. 刘雁，译. 北京：机械工业出版社，2016.

[14] 易利华. 医院管理精粹 [M]. 北京：人民卫生出版社，2016.

[15] 范关荣. 医院质量管理：制度与规程 [M]. 北京：世界图书出版公司，2014.

[16] 许崇伟. 超越竞争：医院经营管理案例启示 [M]. 广州：广东人民出版社，2016.

[17] 荣惠英. 医院医疗保险管理 [M]. 北京：人民卫生出版社，2015.

[18] 许玉华. 医院医疗质量标准化管理手册 [M]. 北京：人民卫生出版社，2017.

[19] 魏晋才. 医院绩效管理 [M]. 2版. 北京：人民卫生出版社，2017.

[20] 李晓松. 卫生统计学 [M]. 8版. 北京：人民卫生出版社，2017.

[21] 王韬. 医院信息化建设 [M]. 北京：电子工业出版社，2017.